全国高等院校健康服务与管理专业规划教材

U0289439

健康企业管理

（供健康服务与管理、公共卫生与预防医学类等专业用）

主 编　何　强　张英杰

中国中医药出版社

·北　京·

图书在版编目（CIP）数据

健康企业管理 / 何强 , 张英杰主编 . -- 北京 : 中国中医药出版社 , 2024.7

全国高等院校健康服务与管理专业规划教材

ISBN 978-7-5132-8786-9

Ⅰ . ①健… Ⅱ . ①何… ②张… Ⅲ . ①保健—服务业—企业管理—高等学校—教材 Ⅳ . ① F719.9

中国国家版本馆 CIP 数据核字 (2024) 第 097830 号

融合出版数字化资源服务说明

全国高等院校健康服务与管理专业规划教材为融合教材，各教材相关数字化资源（电子教材、PPT 课件、视频、复习思考题等）在全国中医药行业教育云平台"医开讲"发布。

资源访问说明

扫描右方二维码下载"医开讲 APP"或到"医开讲网站"（网址：www.e-lesson.cn）注册登录，输入封底"序列号"进行账号绑定后即可访问相关数字化资源（注意：序列号只可绑定一个账号，为避免不必要的损失，请您刮开序列号立即进行账号绑定激活）。

资源下载说明

本书有配套 PPT 课件，供教师下载使用，请到"医开讲网站"（网址：www.e-lesson.cn）认证教师身份后，搜索书名进入具体图书页面实现下载。

中国中医药出版社出版

北京经济技术开发区科创十三街 31 号院二区 8 号楼

邮政编码　100176

传真　010-64405721

北京盛通印刷股份有限公司印刷

各地新华书店经销

开本 850×1168　1/16　印张 16　字数 390 千字

2024 年 7 月第 1 版　2024 年 7 月第 1 次印刷

书号　ISBN 978 - 7 - 5132 - 8786 - 9

定价　69.00 元

网址　www.cptcm.com

服 务 热 线　010-64405510　　　　微信服务号　zgzyycbs

购 书 热 线　010-89535836　　　　微商城网址　https://kdt.im/LIdUGr

维 权 打 假　010-64405753　　　　官 方 微 博　http://e.weibo.com/cptcm

天猫旗舰店网址　https://zgzyycbs.tmall.com

如有印装质量问题请与本社出版部联系（010-64405510）

全国高等院校健康服务与管理专业规划教材

《健康企业管理》编委会

主　编

何　强（天津中医药大学）　　　　　张英杰（山东中医药大学）

副主编

王　力（江西中医药大学）　　　　　张文安（湖南中医药大学）

荣　超（浙江中医药大学）　　　　　沙　莎（成都中医药大学）

张　慧（河南中医药大学）　　　　　张文龙（广州中医药大学）

张立万（福建省妇幼保健院 / 福建省健康管理师协会）

编　委（以姓氏笔画为序）

王　锐（辽宁中医药大学）　　　　　王辰峙（福州理工学院）

刘大旭（黑龙江中医药大学）　　　　狄　晶（河北中医药大学）

曹　雁（北京中医药大学）　　　　　梁丽军（天津中医药大学）

梁蕊缨（山西中医药大学）　　　　　鲁志鸿（山东中医药大学）

学术秘书

梁丽军（天津中医药大学）　　　　　亓英姿（山东中医药大学）

全国高等院校健康服务与管理专业规划教材

专家指导委员会

田小英（湖南医药学院教授）

史哲新（天津中医药大学教授）

朱燕波（北京中医药大学教授）

安　辉（福州理工学院教授）

孙贵香（湖南中医药大学教授）

阳吉长［谷医堂（湖南）健康科技有限公司董事长］

严小军（江西中医药大学教授）

苏　鑫（长春中医药大学教授）

李荣源（广西中医药大学教授）

李艳玲（天津中医药大学教授）

杨　芳（浙江中医药大学教授）

杨巧菊（河南中医药大学教授）

肖　炜（广东药科大学教授）

何　强（天津中医药大学教授）

沈敬国（广州柔嘉生物科技有限公司董事长）

张丽青（河南中医药大学教授）

张英杰（山东中医药大学教授）

张持晨（南方医科大学教授）

张俊杰（浙江中医药大学教授）

陈志恒（中南大学教授）

邵玉萍（湖北中医药大学教授）

尚　东（大连医科大学教授）

罗铁清（湖南中医药大学副教授）

金荣疆（成都中医药大学教授）

周尚成（广州中医药大学教授）

胡宗仁（湖南医药学院副教授）

饶利兵（湖南医药学院教授）

施洪飞（南京中医药大学教授）

骆　敏（湖南医药学院教授）

郭　清（浙江中医药大学教授）

唐春桥（湖南云医链生物科技有限公司董事长）

唐炳华（北京中医药大学教授）

曹　煜（贵州医科大学教授）

温红娟（长春中医药大学副研究员）

樊　旭（辽宁中医药大学教授）

鞠宝兆（辽宁中医药大学教授）

学术秘书

胡宗仁（湖南医药学院中西协同 5G 健康管理研究所副所长、副教授）

前 言

    2016 年 8 月，习近平总书记在全国卫生与健康大会上指出："没有全民健康，就没有全面小康。要把人民健康放在优先发展的战略地位，以普及健康生活、优化健康服务、完善健康保障、建设健康环境、发展健康产业为重点，加快推进健康中国建设，努力全方位、全周期保障人民健康。"根据习近平总书记的指示精神，中共中央、国务院于 2016 年 10 月 25 日印发并实施的《"健康中国 2030"规划纲要》指出："积极促进健康与养老、旅游、互联网、健身休闲、食品融合，催生健康新产业、新业态、新模式。"应将健康融入人民衣食住行的各个产业，从而全方位、全周期地保障人民健康。

    目前，医学模式已经由传统的疾病医学向健康医学转变。健康医学包含诊前、诊中、诊后的线上、线下一体化医疗服务模式。随着国民经济高质量发展，人民对健康的关注程度越来越高。加之人口老龄化加剧，慢性病发病率突增，医疗资源严重不足，目前急需从事健康服务与管理的人才。根据《"健康中国 2030"规划纲要》的要求，到 2030 年我国每千个常住人口会有医师 3 人，但即便是这个医师人数，也远不能满足人民群众对健康服务的需求。在健康医学模式下，未来需要大量的健康管理师来协助临床医师进行健康服务与管理。到 2030 年，我国健康服务业总规模将达 16 万亿元，这势必要求数量众多的具有一定医学专业知识的人才从事健康服务与管理。目前，社会对从事健康服务与管理工作的应用型人才需求急迫。

    2016 年 2 月 16 日，教育部发布《教育部关于公布 2015 年度普通高等学校本科专业备案和审批结果的通知》，正式批准设立健康服务与管理专业，专业代码为 120410T，学位授予门类是管理学，修业年限为 4 年。这标志着我国健康服务与管理专业正式作为独立设置专业进入本科院校，健康服务与管理专业将成为支撑健康管理产业的核心专业之一。2016—2023 年，教育部已批准全国 147 所本科院校开设健康服务与管理专业。

    《"健康中国 2030"规划纲要》指出："到 2030 年，中医药在治未病中的主导作用、在重大疾病治疗中的协同作用、在疾病康复中的核心作用得到充分发挥。""实施中医治未病健康工程，将中医药优势与健康管理结合，探索融健康文化、健康管理、健康保险为一体的中医健康保障模式。鼓励社会力量举办规范的中医养生保健机构，加快养生保健服务发展。"中医药在治未病、养生与慢病调理等方面有独到的优势，国家对中医药在健康管理中的作用高度重视。健康服务与管理一定要与中医药融合，才能更好地为人民的健康服务。2021 年 5 月，习近平总书记在河南南阳考察时发表了重要讲话："中医药学包含着中华民族几千年的健康养生理念及其实践经验，是中华民族的伟大创造和中国古代科学的瑰宝。要做好守正创新、传承发展工作，积极推进中医药科研和创新，注重用现代科学解读中医药学原理，推动传统中医药和现代科学相结合、相促进，推动中西医药相互补充、协调发展，为人民群众提供更加优质的健康服务。"总书记充分肯定了中医健康养生的作用，并强调要中西医协同，为人民群众提供更加优质的健康服务。

目前，对于健康服务与管理专业，还没有贯彻中西医协同理念的规划教材，这不能满足中国健康管理行业以及医疗卫生事业发展的要求。因此，很有必要组织全国各大高校、医院的相关专家学者编写具有中西医结合特色的健康服务与管理专业的规划教材。截至 2023 年，已有 147 所院校被批准设立健康服务与管理专业，未来将会有越来越多的高校开办本专业。因此，本套教材的编写适应时代要求，以推进健康中国建设为使命，将成为全国高等院校健康服务与管理专业规划教材。本套教材将体现医与管协同、中西医协同的思想，在推动我国健康服务与管理专业的发展和学科建设、规范健康服务与管理专业的教学模式、培养新时代健康服务与管理专业人才等方面起到重要作用。

健康服务与管理专业培养具备健康监测、健康评估、健康干预、健康教育、健康管理等技能，能够胜任互联网医院、医疗服务机构、社区卫生服务机构、健康保险机构、社会福利机构、健康体检和管理中心、养生保健中心、康养中心、功能食品和保健产品生产销售等企事业单位工作的复合型专业人才。因此，本专业的教材建设应以健康监测、评估、干预的核心技能为中心，坚持中西医协同理念。在此原则下，要做到科学性、实用性、先进性、系统性与协同性的结合。

本套教材包括《基础医学概论》《临床医学概论》《中医学概论》《中医临床辨治》《健康养生学》《健康管理学》《健康心理学》《健康营养学》《健康运动学》《康复医学》《健康服务与管理技能》《互联网健康服务与管理技术》《老年照护学》《健康药膳学》《社区健康服务与管理》《健康企业管理》《内经选读》《健康教育与健康促进》共 18 本，在国家中医药管理局的指导下进行编纂，由中国中医药出版社负责组织出版，依托中国中西医结合学会教育工作委员会、世界中医药联合会慢病管理专业委员会、中华中医药学会治未病专业委员会等学术团体，邀请湖南医药学院、湖南中医药大学、浙江中医药大学、南方医科大学、北京中医药大学、上海中医药大学、山东中医药大学、广州中医药大学、广东药科大学、广西中医药大学、辽宁中医药大学、大连医科大学、福建中医药大学、南京中医药大学、长春中医药大学、天津中医药大学、河南中医药大学、江西中医药大学、湖北中医药大学、贵州医科大学、成都中医药大学等全国各大高校以及谷医堂（湖南）健康科技有限公司、湖南云医链生物科技集团、广州柔嘉生物科技有限公司等健康管理企业的相关专家学者进行编写。由于时间仓促，本套教材难免有不足之处，请业界同道多提宝贵意见，以便再版时修订完善。

何清湖

2023 年 8 月

编写说明

　　《健康企业管理》是以我国的健康企业为研究对象的一门学科，是全国高等院校健康服务与管理专业规划教材之一，主要供健康服务与管理、公共卫生与预防医学类等专业用。

　　本教材的编写适应时代要求，以"推进健康中国建设"为使命，坚持"三基五性三特定"的原则，体现专业学科特点，体现"以学生为中心"的思想，体现整套教材的系统性，坚持以"根植卫生健康、服务健康中国"为引领，服务医药卫生文化事业产业创新发展，力求打造一套适应健康管理人才培养需求的精品教材；在教材中融入课程思政元素，推进思政课程、课程思政与社会医学人文的融合，体现教材服务教育"立德树人"的根本任务；立足专业需求，强调基本理论、基本知识和基本技能的结合，贴近教学实际，注重学生能力、素质的培养。本教材编写力求避繁就简，重点突出，前后呼应，逻辑严密；概念规范，文句流畅精练；图文并茂，文字、图表衔接合理。

　　本教材共 12 章，阐述了健康企业和健康企业管理的基础和原理、健康企业战略、经营决策和计划、企业文化，涉及企业创新、企业运营、供应链管理及企业发展等重要领域。每章前面写明了学习要求，并配有案例导入，重要知识点配有拓展资料或拓展阅读内容，便于学生树立学习目标，掌握学习重点；每章后面列出了思考题，便于课后复习与测试。

　　本教材凝聚了全国 16 所高等医学院校专家、教授的智慧和心血。第一章健康与健康企业由张英杰编写，第二章健康企业管理的理论基础由沙莎编写，第三章健康企业的社会责任由荣超编写，第四章健康企业战略管理由何强、梁丽军编写，第五章健康企业组织与文化由张文龙、张慧编写，第六章健康企业创新经营由张文安编写，第七章健康企业人力资源管理由王力、王锐编写，第八章健康企业财务管理由梁蕊缨编写，第九章健康企业信息管理由曹雁编写，第十章健康企业市场营销管理由鲁志鸿、刘大旭编写，第十一章健康企业运营管理由张立万、王辰峙编写，第十二章健康企业供应链管理由狄晶编写。最后由主编、副主编统稿定稿。

　　本教材的数字化工作主要包括课程介绍、与教材配套的电子课件、复习思考题等，由何强和张英杰教授负责，全体编委共同参与。

　　本教材历经编委互审、副主编审核、主编内容统筹和审读，并通过定稿会议、线上教材群讨论而定稿。衷心感谢各参编人员所付出的辛勤劳动，感谢中国中医药出版社编辑老师对编写工作的大力支持和帮助。

　　由于编者水平有限，不足之处敬请广大师生提出，以便再版时修订提高，共同打造精品教材。

《健康企业管理》编委会

2024 年 5 月

目录

扫一扫，查阅
本书数字资源

第一章　健康与健康企业

扫一扫，查阅本章数字资源，含PPT等

> 【学习要求】
>
> 1.掌握健康企业的特征及健康企业的分类。
>
> 2.熟悉中医药发展与健康企业发展的现状与策略。
>
> 3.了解健康企业的变迁与发展。

党的二十大报告提出，推进健康中国建设，把保障人民健康放在优先发展的战略位置，完善人民健康促进政策。健康连着千家万户的幸福，关系国家民族的未来。党的十八大以来，我国积极推动健康政策从以治病为中心向以人民健康为中心转变，着力解决群众"看病难、看病贵"问题，成效持续显现，彰显了中国特色基本医疗卫生制度的优势和活力。

第一节　健康、健康服务业、健康产业相关概念及内涵

一、健康的内涵及特征

（一）健康的内涵

中医学对健康的内涵认识深刻，一言以蔽之，即"形与神俱"，形体强健而无病，精神健旺而心态平和，同时，精神与形体之间和谐相济，配合正常，具体则有形体、心理、社会、道德四个维度。

现代社会对健康的认知，随着时代的发展而逐步深入。1948 年世界卫生组织宪章中首次提出三维的健康概念："健康不仅仅是没有疾病和虚弱，而是一种身体、心理和社会的完好状态。"1984 年，健康概念进一步表述为"健康不仅仅是没有疾病和虚弱，而是包括身体、心理和社会适应能力的完好状态"。1989 年，健康概念又进一步完善，提出健康应是"生理、心理、社会适应和道德方面的良好状态"。

具体而言，中医学和西医学对健康的认识都不仅局限于身体没有疾病，还涉及形体、心理、社会和道德四个维度。

（二）健康的特征

健康的四个特征包括生理健康、心理健康、社会适应和道德健康。

1. 生理健康　生理健康指人体的结构完整和生理功能正常，生理健康是低层次的自然人的健康状态。中医学认为，"人生有形，不离阴阳"，健康的人当如《素问·调经论》所言："阴阳匀平，以充其形，九候若一，命曰平人。"

2. 心理健康　心理健康是指个体在适应环境的过程中，生理、心理和社会性方面达到协调一致，保持一种良好的心理功能状态。中医学强调的"志意和"，情志以"恬愉为务""和喜怒而安居处"，以及精神"恬惔虚无"等，都是身心和谐、心理健康的基本特征与要求。

3. 社会适应　社会适应健康包括较强的社会交往能力、角色转换能力、环境适应能力、抗御挫折与自我调节能力、竞争与合作能力、文化认同能力，通过与社会保持良好的互动关系，实现自我主张与价值，并最终实现对社会的创造性贡献。中医学也强调实现人与社会的和谐而保持健康长寿，正如《素问·上古天真论》所言："故美其食，任其服，乐其俗，高下不相慕……所以能年皆度百岁，而动作不衰者，以其德全不危也。"

4. 道德健康　道德健康是生理健康、心理健康、社会适应健康的发展与升华，道德健康是最高层次的健康。中医学认为，保持道德健康是健康长寿的第一要旨。唐代孙思邈在《备急千金要方·养性序》中云："德行不充，纵服玉液金丹，未能延寿。""道德日全，不祈善而有福，不求寿而自延，此养生之大旨也。"

二、健康服务业概述

（一）健康服务业的概念

健康服务业是以维护和促进健康为宗旨，以全方位全生命周期为目标，以医学知识与技术为基础，向人民群众提供所有与健康相关服务的产业链和产业体系。

（二）健康服务业的特征

1. 具有服务业的一般属性　健康服务业提供全方位健康服务，和其他服务产品均具有为人民群众提供服务的属性。

2. 具有超长产业链　健康服务业的产品和服务涵盖每个人从出生到死亡的全生命周期，包含医疗服务、健康管理与促进、健康保险，以及相关支撑产业等多个与人类健康相关的领域，其覆盖面广，产业链长。

3. 技术含量高　健康服务业为学科交叉、融合、渗透的产物，与相关学科高新技术息息相关。如保健食品、诊疗技术、危险因素检测、评估手段等均是相关学科最新研究成果的运用。

4. 具有经济和社会双重效益　健康服务业为消费者提供医疗、预防保健、康复等多方面服务及产品，同时使公民享有基本医疗服务的权利。健康产品和服务的提供不仅关系人群的健康状况，更与社会稳定和经济可持续发展息息相关。

5. 具有公共物品与私人物品双重属性　一方面，医疗卫生机构为公民提供基本医疗服务，这些服务多由政府举办的公立医疗卫生机构提供，代为履行政府义务，可视为公共服务的组成部分，即公共属性；另一方面，随着社会发展，人民群众的医疗服务需求不断增加，为获得更高的生活质量，出现了美容美体、养生养老等健康服务，这些服务是公共产品无法完全满足的，使健康服务业又具有了私人物品属性。

三、健康产业概述

（一）健康产业的概念

健康产业是与人民群众身心健康相关的所有产业的统称，是全社会从事健康服务提供、相关产品生产经营等活动的合集。国家统计局在《健康产业统计分类（2019）》中，将健康产业定义为以医疗卫生和生物技术、生命科学为基础，以维护、改善和促进人民群众健康为目的，为社会公众提供与健康直接或密切相关的产品（货物和服务）的生产活动集合。

（二）健康产业的特点

健康产业属于服务性产业，除了具备健康服务业科技含量高、产业链长、具有经济和社会双重效应的特点，还具备以下特点。

1. 具有市场特殊性　健康产业受到人群疾病谱及死亡谱、文化及生活习惯、国家医疗卫生制度等因素的影响，其竞争具有特殊性。健康产业关系国计民生，易产生市场失灵、信息不对称等问题，需要政府加强监管，推进社会信用体系建设，保障市场的稳定。

2. 具有产业融合性　健康产业是一个覆盖面广、受众面大、需求多种多样的复合型产业，其为消费者提供的产品是多学科交叉和融合的产物。

3. 可持续性强　随着我国老龄化的加剧，健康产业将越来越多地延伸到健康护理、居家养老、医养结合多业态方向，具有较强的可持续性。

第二节　健康企业的概念、特征及分类

一、健康企业的概念与特征

（一）健康企业的概念

健康企业是指依法履行职业病防治等相关法定责任和义务，全面承担企业社会责任，工作环境健康、安全、和谐、可持续发展，劳动者健康和福祉得到有效保障的企业。

健康企业的内涵与范围应与大健康及大健康产业的内涵相匹配，涵盖人全生命周期的健康相关产品或服务的生产与提供，大健康产业各子行业所涉及的企业都应该归为健康企业的范畴。

（二）健康企业的特征

健康企业除了具备一般企业的特征，还具有健康制度健全、产业结构多样化、科技技术含量高、可持续发展潜力强的特征。

二、健康企业的分类

根据国家统计局2019年发布的《健康产业统计分类（2019）》，本教材将健康企业具体分类如下。

（一）中药材种植与养殖企业

中药材种植与养殖企业包括用于中药配制及中成药加工的动植物与非动植物药材原料的种植、养殖和采集，无公害农产品、有机绿色食品等农业栽培与种植企业。

（二）健康制造企业

健康制造企业主要为医药工业生产与食品加工企业，包括药品（西药、中药）、医疗器械（医疗设备、休闲娱乐用品设备、体育健身设备及器材）、新医药衍生品（保健品、药食同源、功能性产品等）与健康食品的加工与生产。

（三）健康服务企业或机构

健康服务企业或机构主要包括医疗卫生、健康养老、康复疗养、休闲养生、健康管理等以满足群众健康需求为目的的服务企业、机构或组织。

1. 医疗机构　是指依法定程序设立的从事疾病诊断、治疗活动的卫生机构的总称，包括医院、卫生院、疗养院、门诊部、诊所、卫生所（室），以及急救站等。

2. 健康保障与投资机构　主要包括健康保险服务、健康保障服务、健康资金和投资管理服务。

3. 健康养老机构　积极推动健康养老服务高质量发展，事关国家发展和民生福祉。健康养老内涵包括通过提供便捷智能的养老服务以积极应对老龄化，融合传统文化与现代艺术以滋养精神，塑造可持续发展的养老生态环境等。

4. 健康旅游机构　健康旅游服务机构是指依托良好的生态环境，为满足人们治疗与改善身心健康需求，通过利用自然、人文资源，提供有益于健康的活动、设施、场所和服务，促使旅游者强身健体和身心愉悦的机构。可分为高端医疗服务机构、中医药特色服务机构、康复疗养服务机构、休闲养生服务机构四种。

5. 健康养生企业　狭义的健康养生产业仅指与人身体健康有关的、与医药及医疗服务直接相关的产业活动。广义的健康养生产业不仅包括与人身健康有关的医药、医疗产业活动，还包括除医药、医疗产业活动之外的、与人身健康有关的边缘产业，如休闲娱乐、保健服务等产业活动。

6. 康体运动企业　康体运动企业指基于打造社区运动、体育旅游运动、山体户外休闲运动等大健康医体结合服务，是优化市场资源配置，达到为人民谋福祉的一系列企业集合。

7. 健康管理机构　健康管理机构是以预防和控制疾病发生与发展、降低医疗费用、提高生命质量为目的，针对个体及群体进行健康教育，提高自我管理意识和水平，并对其生活方式相关的健康危险因素，通过健康信息采集、健康检测、健康评估、个性化健康管理方案、健康干预等手段持续加以改善的机构。

8. 其他相关支撑企业　包括医药批发企业、医药零售行业、医疗机构建设企业、健康大数据等企业。

NOTE

第三节 健康企业的变迁与发展

一、食药材种植与养殖企业的变迁与发展

自 20 世纪 50 年代以来，我国大力发展中药材种植与养殖企业来供应市场需求。在社会经济体制不断变革的当下，中药材种植规模不断扩大，种植技术也随着信息化技术的普及而不断创新，现已能够实现标准化种植，在保障产量的同时，还能最大限度保护其药用价值。目前，我国食药材种植与养殖企业的发展在培育相关技术支持人员方面，有待进一步发展，以弥补技术短板。

二、健康制造企业的变迁和发展

在西方发达国家，健康制造企业在 20 世纪 30 年代到 60 年代迅速发展。20 年代 50 年代初期我国健康制造企业十分薄弱，随着国家政策的支持、科技的创新、国民健康意识的提高，以及人口老龄化问题的显现，我国健康制造企业迅速发展。2021 年，中国相继发布《"十四五"医药工业发展规划》《全力做大做强医药产业行动计划（2021—2023 年）》等一系列规划和政策文件，不仅进一步明确了产业发展方向，而且提出深化产业国际合作、引导全球创新药品和医疗器械率先在中国注册、支持境外新药和医疗器械在境内同步上市等政策举措，拓展外资药企在中国发展的市场空间。

三、健康服务企业或机构的变迁与发展

我国的健康服务企业在中华人民共和国成立以后开始萌芽并不断发展，随着社会经济的快速发展，各项体系逐渐完善，具有起步较晚、发展迅速、可持续发展、潜力大的特点。健康服务企业在不断满足人们健康需求的过程中，也体现出了中国特色。

（一）医疗机构

自 20 世纪 50 年代初至今，国家对医疗机构进行了不断地规划与探索，由单纯福利性事业和计划经济管理模式，逐步实现了向突破旧的和传统的医疗机构管理模式的转变，出现了跨越不同部门、不同地区联合创办医疗机构的新思路，使医疗机构得到快速发展。

（二）健康保障与投资机构

国外在医疗保障的管理上起步最早，目前已经形成较为完善的体系。从 20 世纪 80 年代开始，我国保险行业恢复经营。从 20 世纪 90 年代发展至今，我国商业健康保险开始实现专业化经营，越来越多的大病保险由商业保险公司承办。党的十八大以来，"健康中国"上升为国家战略，明确提出健全以基本医疗保障为主体、其他多种形式的商业健康保险为补充的多层次医疗保障体系，为健康保障企业提供了政策支持。

（三）健康养老机构

西方主要发达国家社会人口老龄化问题较早出现，其国家政府逐步建立和完善相关法律制度体系。在为养老服务发展提供制度保障的基础上，政府充分调动和利用私人资本、企业和

其他社会资源投资养老服务市场，以促进非营利组织的发展壮大，进而形成一个可持续的医疗养老服务体系。

我国老龄化的不断发展促使养老事业不断推进，但在规范养老机构管理、改善机构服务能力、拓展机构服务内容、提升机构内专业人员数量和质量等多方面仍需长足发展。

（四）健康旅游机构

随着全球化的发展和人类健康多元化的需求，健康旅游业不断发展。西方主要发达国家于 20 世纪 60 年代兴起了健康旅游项目。我国多部门也联合发布《关于促进健康旅游发展的指导意见》，指出健康旅游是健康服务和旅游融合发展的新业态，要保障、支持健康旅游相关产业发展，推动健康旅游业蓬勃发展。

（五）健康养生企业

我国传统养生观念已经有几千年的历史，自 21 世纪以来，随着《"健康中国 2030"规划纲要》和国家中医药管理局印发的《关于促进中医养生保健服务发展的指导意见》等一系列指导性文件出台，健康养生企业蓬勃发展。

（六）康体运动企业或机构

20 世纪 60 年代以来，康体休闲行业不断发展，并逐步发展成为时代潮流，其中比较有代表性的国家有美国、德国、日本。我国对于康体休闲运动的研究要追溯到 20 世纪末，前期主要依托酒店发展康体休闲运动，随后在城市建立以俱乐部为名、吸引上层客源的康体休闲中心，后期以城市周边为辐射圈发展康体运动。

（七）健康管理机构

伴随社会经济的飞速发展与人民生活水平的不断提高，并受医疗费用提高、慢性病频发、人口老龄化发展的影响，人们对健康问题的重视进一步提高。健康管理行业最早出现在 20 世纪 50 年代的美国。在我国，健康管理机构在 21 世纪初期不断发展，目前已经形成比较完善的体系。

第四节　中医药发展与健康企业发展

中医药是我国民族医学科学的特色和优势，是中华民族优秀文化的重要组成部分。党的二十大报告提出"推进健康中国建设"，健康中国建设是中国式现代化建设的基础，积极推进健康中国行动，不断提高中医药防病治病能力与传承创新能力，践行养生保健以中医药为主导、重大疾病中西医协同、疾病康复以中医药为核心的人人享有中医药服务的格局，注重从健全完善中医药服务体系，向全过程、全方位、高质量生命健康服务发展。相关部门对中医药在健康企业发展中的作用给予了高度重视，国家的相关政策为企业提供了良好的生产经营环境，有利于充分发挥中医药在健康服务中的作用。

一、推动我国健康企业创新发展的措施

（一）建立完善的基本医疗服务体系

建立健全"以全科医生为枢纽的分级诊疗体系、现代医院管理制度、城乡统一的全民医

疗保障体系、与国际接轨的药品供应保障制度、医疗卫生行业综合监管制度"这五项基本医疗卫生制度和医疗服务体系。以强基层为重点，促进医疗卫生工作重心下移，推动医疗卫生资源自上而下流动，提升基层医疗卫生的职业吸引力和服务能力。

（二）大力提升医药科技创新能力

加大重大创新药物投入。以严重危害我国人民健康的重大疾病为重点，围绕新药研发的核心关键技术，提高新药创新水平，提升我国创新药物的国际竞争力。

（三）支持发展多样化健康服务

1. 加快发展健康管理服务 引导体检机构提高服务水平，开展连锁经营，打造具有市场影响力的服务品牌。

2. 完善健康养老服务 推进医疗机构与机构养老、社区养老和居家养老的协同合作，鼓励医疗机构将护理服务延伸至社区和家庭；鼓励发展日间照料、全托、半托等多种形式的老年人照料服务，建立完善健康养老服务标准化体系。

3. 发展健康文化旅游 支持健康知识传播机构发展，建设一批健康文化和健康旅游示范基地，培育健康文化和旅游产业，尤其是养生、体育和医疗健康旅游。

（四）推动智慧健康服务发展

通过制定相关信息数据标准，加强医院、医疗保障等健康信息大数据的系统建设，有助于尽快实现医疗保障、医疗服务、健康管理等信息的共享，促进建设健康领域云服务体系，为城乡居民提供更为优质的健康服务。

（五）完善中医药健康服务

第一，规范发展中医养生保健服务。支持社会力量举办规范的中医养生保健机构，培育一批技术成熟、信誉良好的知名中医养生保健服务集团或连锁机构。第二，支持发展中医特色康复服务。促进中医特色康复服务机构发展，设立中医特色康复医院和疗养院。建立完善中医特色康复服务标准及规范。第三，积极发展中医药健康养老服务。鼓励二级以上中医医院开展老年病、慢性病防治和康复护理。鼓励新建以中医药健康养老为主的护理院、疗养院。第四，培育发展中医药文化和健康旅游产业。发掘中医药文化资源，创作中医药文化科普创意产品和文化精品，逐步形成中医药文化产业链。积极开发中医药特色旅游路线和旅游商品，打造中医药健康旅游品牌。

（六）扩大健康服务对外开放

提高医疗机构对外开放水平。放宽医疗健康服务领域的准入限制，简化诊所审批程序。大力发展医疗和健康服务贸易。贯彻落实"一带一路"倡议，加强健康产业国际合作与宣传推介，打造具有国际竞争力的健康服务贸易机构及健康旅游目的地。

二、健康企业发展现状及策略

（一）中医药发展相关政策为健康企业赋能

2016 年 2 月，国务院颁布了《中医药发展战略规划纲要（2016—2030 年）》，明确指出中国医疗行业要中西并重，遵循中医药发展规律，提高中医药发展水平。2022 年 1 月 15 日，国家中医药管理局发布《推进中医药高质量融入共建"一带一路"发展规划（2021—2025 年）》，强调深化科技创新合作，着力塑造中医药发展新优势；深化健康产业合作，着力扩大中医药发展规模；深化区域国际合作，着力推进中医药开放发展。2022年3月，国务院办公厅印发《"十四五"中医药发展规划》，提出到2025年，中医药健康服务能力明显增强，中医药高质量发展政策和体系进一步完善，中医药振兴发展取得积极成效，在健康中国建设中的独特优势得到充分发挥。在不久的将来，随着国家对中医药产业扶持力度的进一步加大，健康企业将迎来更多的发展机遇。

（二）健康企业发展所面临的问题

1.缺乏顶层设计和区域规划　目前，健康企业尚处于发展初期，虽然国家出台了健康服务业发展规划，但缺乏对健康产业链的统一规划，各地区尚未形成区域优势，存在较突出的低水平重复建设问题。

2.健康产品种植业发展受限　中药材产量和产值受气候、市场等多因素的影响，呈现有降有升的波动走势。一方面，种植面积难以逐步扩大，将制约健康产品种植业发展；另一方面，种植方式多数为粗放式生产，产量、产值难以有稳定的保障。

3.健康企业产品科技薄弱，低质发展　目前，健康企业相关服务无法满足人们日益增长的需求，相关技术不够完善，设施数量难以满足市场所需，限制了消费市场扩大，阻碍了健康平台发展。

4.平台不规范，缺乏统一标准　目前部分企业推出相关产品、制定策略时只追求利益，不考虑后果，这可能会造成企业之间无序竞争，不利于企业树立良好形象，也不利于维护健康管理市场秩序的稳定，甚至影响国民身体健康。

（三）健康企业发展策略

1.完善用户数据库　在大数据背景下，应完善数据管理系统，保证数据高效储存，安全备份，建立用户身体健康数据的数据库，对用户的身体健康状况进行专业分析，为用户提供科学合理的健康指导及可行的健康管理规划方案，科学有据地满足用户改善自身身体状况的个性化消费需求。

2.尽快建立健全相关法律法规体系，规范市场秩序　加大立法保障工作力度，出台并完善行业相关政策和法律法规，建立健全市场监管机制。

3.线上线下双渠道服务　平台通过线上及线下双渠道为用户提供多元化的产品服务，建立完善的产品服务体系。

4.健康企业技术共享模式　通过产业集群技术创新模式，大型健康企业合作形成战略联盟，与科研院所、高校等共同参与产品的创新。

本章小结

本章节重点阐述了健康企业的特征与内容，介绍了健康的内涵与特征和健康服务业的变迁与发展，分析了推进健康企业创新发展的必要性，阐述了健康企业面临的问题和发展措施。

思考题

1.企业及健康企业的内涵是什么？两者之间的联系与区别是什么？

2.健康企业的特征及分类是什么？

3.如何在健康产业发展中融入中医药内容或特色？

第二章 健康企业管理的理论基础

扫一扫，查阅本章数字资源，含PPT等

【学习要求】

1. 掌握企业管理系统的概念、构成要素、特征、体系与功能。
2. 了解企业管理的相关理论知识；企业管理系统的概念、内容与职能。
3. 熟悉各学派代表人物的主要思想；管理理论的发展演进过程。

【案例导入】

某医药企业的管理机制

1992年，某医药企业正式诞生，现今已发展成为拥有10家公司（包括两家上市公司）、两个生产基地、两院（研究院、中医医院）、两中心（信息中心、培训中心）的大型国企，横跨现代制药业、零售药业和医疗服务三大版块，员工超过2万人。在员工构成较为复杂的现状下，该企业抓住"人尽其才"这一主线，落实"用人机制不同，但发展机会、管理标准、考核机制相同"的人才"海选"机制，执行"干部任用不看出身"的干部管理标准、职工岗位要求与管理制度标准统一的用人原则，执行新老用人机制并存、薪酬待遇差等的人才管理策略，逐步缩小两种体制员工在工资增长方面的差距。

在解决制度问题的同时，该企业深知品牌文化是企业之魂，是打造合格员工的重中之重，通过强调文化认同入手，将资历背景各异、行业分工不同的数万员工紧密团结在一起。凡是走进该企业的员工，必须统一接受集团公司对企业文化、企业发展史等基本知识的培训，使之尽快融入企业中来。此外，该企业积极为员工建立一个明确的上升通道，放手向认同企业文化、工作积极努力的年轻员工授权。如今，健康药业管理层平均年龄不足35岁，而且80%是由公司内部培养的，现有门店经理的平均年龄不足30岁，最年轻的店长仅23岁，100%通过内部选拔任命。

2008年，该医药企业建立了中医医院，在面向全国进行招聘时，招聘效果较好，报名人数接近3000人，先后有70多名国家级、省市级的知名中医专家欣然受聘，充分体现了该企业品牌在社会上的影响力和企业文化在行业内的认同度。

综上所述，该医药企业充分利用了管理学人才引入和管理的经典理论，契合企业实际情况，提升了企业的管理效能。

资料来源：同仁堂品牌百科。

第一节　企业管理理论的演变

18 世纪下半叶，英国爆发了工业革命，工厂制度由此诞生，经过 200 多年的演变，以劳动分工、专业化协作为基础的企业管理理论与实践逐步发展成为涵盖众多学科分支和理论构成的知识体系。通常而言，管理学在形成之前可分成两个阶段：即早期的管理实践与管理思想阶段（出现人类集体劳动开始至 18 世纪）和管理理论产生的萌芽阶段（从 18 世纪至 19 世纪末）。管理学形成以后又可以划分为三个阶段：古典管理理论阶段（20 世纪初至 20 世纪 30 年代，行为科学学派出现之前）、现代管理理论阶段（20 世纪 30 年代至 20 世纪 80 年代，主要指行为科学学派及管理理论丛林阶段）和当代管理理论阶段（20 世纪 80 年代至今）。

一、早期管理实践与管理思想阶段

自人类社会产生至 18 世纪，人类为谋求生存而进行着自觉、不自觉的管理活动与管理实践，涉猎范围广泛，那时的管理活动仅凭借自身经验，并未对经验进行科学和抽象的总结概括，也未形成科学的管理理论。早期一些著名的管理实践和管理思想理论散见于埃及、中国、希腊、罗马和意大利等国的史籍资料和宗教类文献之中。

二、管理理论产生的萌芽阶段

18 ～ 19 世纪的工业革命促使以机器为主的现代意义上的工厂产生，工厂及公司的管理问题越来越多，逐渐引起社会各界人士的关注，并对此开展了大胆的理论探讨，管理学相关理论开始萌芽。此时期，代表人物主要有亚当·斯密（Adam Smith，1723—1790）、大卫·李嘉图（David Ricardo，1772—1823）等。英国资产阶级古典政治经济学派创始人亚当·斯密著有《国富论》一书，他发现分工可以使劳动者从事某种专项操作，便于提高技术熟练程度，有利于推动生产工具的改革和技术进步，还可以减少工种的变换，有利于节约劳动时间，从而提出分工理论。大卫·李嘉图（David Ricardo）是英国资产阶级金融家，古典政治经济学的杰出代表者和完成者，1817 年他撰写的《政治经济学及赋税原理》一书出版，在资产阶级经济学界产生了非常深远的影响。

三、古典管理理论阶段

古典管理理论阶段是管理理论最初形成阶段，此阶段的管理理论侧重于从管理职能、组织方式等方面研究企业的效率问题，但是较少关注和考虑人的心理因素。此时期，美国、法国、德国的管理界分别活跃着具有奠基人地位的管理大师，例如，科学管理之父泰勒（Frederick Winslow Taylor，1856—1915）、管理理论之父法约尔（Henri Fayol，1841—1925），以及组织理论之父马克斯·韦伯（Max Weber，1864—1920）。古典管理学派的管理理论为人类思想史上管理理论的形成奠定了良好基础（图 2-1）。

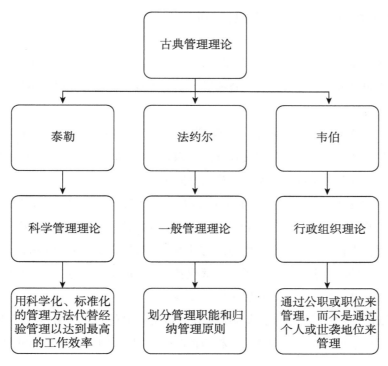

图 2-1 古典管理理论的构成

（一）泰勒的科学管理理论

被誉为西方管理界"科学管理之父"的是美国著名管理学家、经济学家弗雷德里克·温斯洛·泰勒（Frederick Winslow Taylor，1856—1915），其在代表作《科学管理原理》中指出："人们可以看和感觉到物质方面的直接浪费，但是却看不到也摸不着由于人们不熟练、低效率或是指挥不当而造成的浪费，所有不注意效率的行为的日常活动皆会使整个国家的资源遭受巨大损失，而补救低效能的办法不在于寻求某些出众或是非凡的人，而在于科学的管理。"泰勒科学管理的根本目的在于谋求最高效率。组织最高的工作效率是雇主和雇员达到共同富裕的基础，使较高工资和较低的劳动成本统一起来，从而促进扩大再生产的发展。

泰勒的科学管理理论最具代表性的观点即制造业的成本会计与控制，其将成本作为计划和控制管理环节中一个不可或缺的重要组成部分，为那些仍存在高成本、高能耗、低质量、低效率的企业管理改革提供了理论借鉴。泰勒认为科学管理的实质是劳资双方一次完全的思想革命，科学管理的根本目的在于谋求最高的工作效率，中心问题是如何提高劳动生产率，手段是科学的管理方法。为此，泰勒提出了一些具体的管理思想。

1. 工作定额 组织应教授员工科学的操作方法，以便有效利用工时，提高工作效率。研究工人工作时动作的合理性，去掉多余的动作，改善必要动作，并规定出完成每一个单位操作的标准时间，以此制订出合理的劳动时间定额。

2. 挑选合适的头等工人 泰勒指出，健全的人事管理原则是尽量使工人的能力与工作相适应，企业管理者的责任在于为雇员找到最合适的工作岗位，并通过培训促使其成为第一流的工人，从而激励工人发挥最大潜能努力工作。任何一项工作都必须要挑选出"第一流的工人"，即头等工人。工作中依据作业原理与时间原理优化第一流工人的生产动作，使其劳动达到最高的工作效率。

3. 标准化原理   制订科学的工艺规程，使工具、机器、材料标准化，对作业环境进行标准化，并用文件形式固定下来。

4. 差别计件工资制   差别计件工资制度是一种具有激励性的计件工资报酬制度。对完成和超额完成工作定额的工人以较高的工资率计件支付工资，对没有完成定额的工人，则按较低的工资率支付工资。

5. 劳资双方的密切合作   泰勒在《科学管理原理》一书中指出："资方和工人的紧密、组织和个人之间的合作，是现代科学或责任管理的精髓。"他认为，若没有劳资双方的密切合作，任何科学管理的制度和方法都难以实施，难以发挥作用。

6. 建立专门计划层   泰勒认为："在老体制下，所有工作程序都是由工人凭其个人或师傅的经验去干，工作效率主要由工人自己决定。"这并不是工作的最高效率，必须用科学的方法来改变。要确保管理任务的完成，应由专门的计划部门来制订工作的相关标准。因此，泰勒把计划的职能与执行的职能分开，改变了以往管理者仅凭经验工作的方法，以科学的工作方法取而代之，即找出标准，制订标准，然后按标准办事。

7. 例外原则   例外原则指企业的高级管理人员把一般的日常事务授权给下属管理人员，而自己保留对例外事项和重要事项的决策权与控制权。例外原则至今仍是管理实践中极为重要的原则之一。

科学管理的许多思想和做法至今仍被许多国家参照采用，企业要提高工作效率必然要使用科学化、标准化的管理方法或手段代替经验管理。泰勒的科学管理理论是适应时代发展所产生的重要理论，它继承和发扬了前代如亚当·斯密的思想，采用现代的非人格化管理方式改变了几千年来依靠经验管理的人格化管理方法，客观上促进了管理理论发展，成为管理学上一座重要的里程碑。

泰勒科学管理思想的广泛应用，大大提高了工人的劳动生产力，促使工人的生活条件得到了改善，刺激工人产生了向更高层次发展的需求，进而催生了"霍桑实验"，催生了行为科学理论的产生，推动了资本主义经济的发展。可见，以泰勒为代表的科学管理思想对推动当时的政治、经济和社会发展发挥着举足轻重的作用。

（二）法约尔的一般管理理论

古典管理理论的主要代表人亨利·法约尔（Henri Fayol，1841—1925），法国人，管理实践家、管理学家、地质学家、国务活动家，被后人尊称为"管理理论之父"，被视为管理过程学派的创始人。法约尔认为，组织与管理的概念密切相关，管理目的就是形成健全的组织、维持组织、促进组织发挥功能。法约尔的一般管理理论是论述组织有效形成和维持的相关理论。法约尔对管理的贡献主要体现在他对管理职能的划分与管理原则的归纳。法约尔提出了管理活动的五种要素，即管理的五种职能，这五要素恰好形成一个完整的管理过程。

1. 计划   计划即预测未来，并制订行动计划。预测未来是对预期事物发展状况的客观估计，以及为未来做准备，制订行动计划需要明确行动路线、流程阶段、使用手段和预期目标。

通常而言，良好的计划应具备以下特征：①统一性，即每一单项活动的专门计划或每一部门的专门计划，要与全面计划互相联系、结为一体。②连续性，即短期计划和长期计划相互配合，前后计划相互衔接，使计划具有持续不断的指导作用。

③灵活性，指计划必须能根据环境的变化做出适应调整。④精确性，即计划应该在影响企业的未知因素所能允许的范围内力求准确。

2. 组织　即企业在物质资源和人力资源方面的结构设计和确立。管理的任务在于建立起一种组织，使其能够以最有效的方式从事基本的生产活动。良好的组织结构能使企业的计划得以顺利制订和实施。

3. 指挥　即企业应通过指挥的规划和安排，充分促使企业人员发挥最大潜能，做出最大贡献。

4. 协调　即促使企业人员团结一致，让企业中的所有活动与努力都得到统一与和谐。企业的协调应做到尽量使每个部门的工作与其他部门步调一致，各个部门内部的各分部及所属单位对自己应承担的任务和相互之间应提供的协调都应有明确了解，以及考虑所制订的计划因现状的改变而需做出的调整预案。

5. 控制　即检验企业中发生或执行的事务是否与所拟订的计划、发出的指示和确定的原则相符合，目的是发现错误、改正错误和防止重犯错误。为了实现对组织内部全体活动的有效控制，管理部门应迅速及时地发挥控制的作用，并实施恰当的奖惩。

知识拓展

法约尔的十四条管理原则

法约尔主张从业务部门分离出来一个独立、公正的检验部门，他凭借自身的管理经验，总结了 14 条管理原则。

1. 劳动分工　指劳动专业化，这种劳动分工不只限于技术工作，也适用于管理工作。劳动分工的目的是提高效率。

2. 权力与责任　权力是指挥和要求别人服从的权利和力量。责任和权力互为因果关系，凡有权力行使的地方，也就应有责任。

3. 纪律　纪律是以企业同其下属人员之间的协定为依据的服从、勤勉、积极、规矩和尊重的表示。纪律的基础是尊重而不是恐惧。决定纪律的形式就是协定，由于协定方式的多样，纪律也可以有不同的表现方式。

4. 统一指挥　对于任何一种工作来说，一名下属人员应接受一名领导人的命令，即"统一指挥"原则。若两位领导人同时对一个人或一件事行使权力，必然会产生混乱，所以一定要撤销其中一个领导人，停止双重领导才能使企业兴旺。

5. 统一领导　企业对于力求达到同一目的的全部活动，仅能有一个领导和一项计划。该原则要求在某个计划中从事同一类活动的组织成员拥有相同的目标。

6. 个人利益服从整体利益　这一管理原则要求管理人员保证，在企业组织中，企业的总目标永远享有至高无上的地位。

7. 人员的报酬　报酬是为企业组织所掌握的一个重要动机诱导因素，人员的报酬应该拥有合理的价格，企业应尽量使报酬能满足企业中所有人（雇主和雇员）的需求，完善的报酬制度能够使职工更有价值感，激发员工热情。

8. 集权　集权和分权在任何企业组织中都是一个程度问题。企业组织所面临的环境、具备的条件、企业人员的素质，决定了集权与分权的最佳程度。

9. 等级制度　即企业最高的领导至最基层的上下级系列。它显示出权力执行的路线和信息传递的渠道，尤其在大企业中或政府机关中，等级制度对于保证统一指挥必不可少。

10. 秩序　物品的秩序能使物品的损失和时间的浪费减小到最低程度，秩序意味着每个人或每件事物都应有一个恰当的位置。尤其应注意必须按照事物内在的联系选择恰当的位置。社会组织的秩序使每个人都在能够发挥出自己最大能力的岗位上任职。

11. 公平　公平是由善意和公道产生的，是处理企业同雇员之间关系的一条原则。

12. 人员的稳定　指有秩序地安排人员并补充人力资源。培养一个出色的管理人员，需要付出一定的时间和代价。成功的企业通常会尽量保持管理人员的稳定。

13. 首创精神　对于企业组织来说，其成员的首创精神是一种力量的源泉，这就要求企业的所有人员应以某种方式显示其首创精神。

14. 团结精神　企业巨大力量的源泉即要努力在内部建立和谐团结的气氛，企业组织要求管理人员应协调企业内部的各种力量，激发起企业人员的工作热情，发挥每个人的才能，营造团结和谐的环境氛围。

资料来源：周三多，陈传明. 管理学原理［M］. 南京：南京大学出版社，2011.

上述管理要素和管理原则构成了法约尔一般管理理论的主要理论观点。由于时代的局限，法约尔在论述组织和管理中，仅考虑了组织的内在因素，并未考虑组织同它周围环境的关系，有一定的不足之处。总体而言，法约尔的经营管理思想、管理原则和管理要素等理论观点，对随后西方管理理论的产生有深远影响。

（三）韦伯的行政组织理论

德国著名社会学家、哲学家马克斯·韦伯（Max Weber，1864—1920）被称为"组织理论之父"，他与泰勒、法约尔处在同一历史时期，对西方古典管理理论的确立做出了杰出贡献。马克斯·韦伯（Max Weber）于20世纪初提出了官僚制理论韦伯管理理论（又称行政组织理论、科层组织论、官僚模式理论）。该理论是指通过公职或职位来管理，而不是通过个人或世袭地位来管理的一种管理理论。

韦伯是现代社会学的奠基人之一，他与卡尔·马克思（Karl Heinrich Marx）、埃米尔·杜尔凯姆（Émile Durkheim）并称为社会学的三大奠基人。韦伯在组织管理方面提出的相关行政组织的观点对社会学和政治学有着深远影响。首先，他考察了组织具体的行政管理；其次，他广泛分析了社会、经济和政治结构；最后，他深入研究了工业化对组织结构的影响，并在此基础上提出了理想的行政组织体系理论。该理论的核心是组织活动要通过职务或职位而不是通过个人或世袭地位来管理。韦伯的组织管理理论作为泰勒科学管理理论和法约尔经营管理理论的一种补充，对后世的管理学家，尤其是组织理论学家产生了重要影响，因而，韦伯在管理思想发展史上被人们称为"组织理论之父"。

韦伯的行政组织理论主要有以下观点。

1. 明确分工 韦伯的行政组织理论主张应该明确规定企业中每位成员的权力与责任，并让此类权力和责任合法化。

2. 权利体系 组织中应按照不同的人员职务、职级及权力等级安排明确职责范围，形成一个自上而下的等级严密的指挥系统，使每个职务均有对应的、明确的职权范围。

3. 规范录用 人员的任用完全根据职务要求，通过正式的考评和教育、训练来实现。每个职位上的人员必须称职，同时，不能随意免职。

4. 管理职业化 管理人员有固定的薪金和明文规定的晋升制度，是一种职业管理人员，而不是组织的所有者。

5. 公私有别 管理人员在组织中的职务活动应当与私人事务区分开，公私事务之间应有明确的界限。管理人员没有组织财产的所有权，并且不能滥用职权。

6. 遵守规则和纪律 组织中包括管理人员在内的所有成员必须严格遵守组织的规则和纪律，以确保统一性。

韦伯明确了理想的行政组织建立制度化的发展路径。韦伯认为，人类社会存在三种为社会所接受的权力：传统权力（传统惯例或世袭得来）、超凡权力（来源于别人的崇拜与追随）、法定权力（理性——法律规定的权力）。其中，只有法定权力才能作为行政组织体系的基础。

韦伯在行政组织体系的法定权力基础上勾画出理想的官僚组织模式的特征，即组织应依据一套完整的法规制度组织和规范成员的行为，以期有效地追求与达到组织的目标。组织的结构是层级间控制的体系，应该按照地位的高低规定成员间的命令与服从关系，成员之间的关系只有对事的关系而无对人的关系，每一职位根据其资格限制（资历或学历），按自由契约原则，经公开考试合格予以使用，务求人尽其才。同时，还应对成员进行合理分工，明确每人的工作范围及权责，然后通过技术培训来提高工作效率，并且还应按职位支付薪金，建立奖励与升迁制度，使成员安心工作，培养事业心。韦伯认为，凡具有上述 6 项特征的组织才是高度理性化并能顺利实现组织预期目标的理想行政组织。

四、现代管理理论阶段

现代管理理论阶段主要指行为科学学派及管理理论丛林阶段，行为科学学派阶段主要研究个体行为、团体行为与组织行为，重视研究人的心理、行为等对高效率地实现组织目标的影响作用。行为科学的主要成果有梅奥（George Elton Mayo，1880—1949）的人际关系理论、马斯洛（Abraham H.Maslow，1908—1970）的需求层次理论、赫茨伯格（Frederick Herzberg）的双因素理论、麦格雷戈（Douglas M·Mc Gregor，1906—1960）的"X 理论和 Y 理论"等。

20 世纪 40～ 80 年代，除行为科学学派得到长足发展以外，许多管理学者从各自角度发表了自己对管理学的见解。其中，代表学派有管理过程学派、管理科学学派、社会系统学派、决策理论学派、系统理论学派、经验主义学派、经理角色学派和权变理论学派等。这些管理学派研究方法众多，管理理论不统一，各学派均有其代表人物，并建立了自己的管理学理论、概念与方法，孔茨（Harold Koontz，1908—1984）称其为"管理理论丛林"（图 2-2）。

NOTE

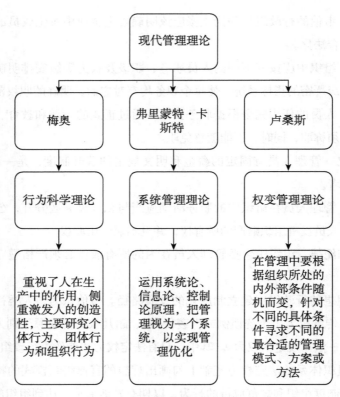

图 2-2　现代管理理论的构成

（一）行为科学理论

1. 概念　行为科学理论具体研究人的行为产生、发展和相互转化的规律，以便预测和控制人的行为，是一种综合应用心理学、社会学、社会心理学、人类学、经济学、政治学、历史学、法律学、教育学、精神病学及管理理论方法探讨人的行为的交叉学科。目前，行为科学已在管理实践中得到广泛应用，并取得了明显的成效。行为科学成功改变了管理者的思想观念和行为方式，它把以"事"为中心的管理，改变为以"人"为中心的管理，由原来对"规章制度"的研究发展到对"人的行为"研究，由原来的专制型管理向民主型管理过渡。

2. 主要的理论观点

（1）把人的因素作为管理的首要因素，强调以人为中心的管理，重视职工多种需要的满足。

（2）综合利用多学科的成果，采用定性和定量相结合的方法探讨人的行为之间的因果关系及改进行为策略。

（3）重视组织的整体性和整体发展，把正式组织和非正式组织、管理者和被管理者视为一个整体来把握。

（4）重视组织内部的信息流通和反馈，用沟通代替指挥监督，注重参与式管理和职工的自我管理。

（5）重视内部管理，忽视市场需求、社会状况、科技发展、经济变化、工会组织等外部因素的影响。

（6）强调人的感情和社会因素，弱化正式组织的职能及理性和经济因素在管理中的作用。

3. 行为科学对企业管理的影响　行为科学主张从社会学、心理学的角度来研究企业管理，强调企业管理中人这一因素的重要性，非常重视人在生产中的作用，激发人的创造性。行为科学理论认为行为是人的思想、感情、欲望在行动上的表现，管理的作用就在于使人们因措施的刺激而产生一种行为动机，因此，行为科学也较为重视社会环境和人与人之间的相互关系对劳动效率的影响。

马斯洛的需求层次理论是行为科学学派较有代表性的理论，马斯洛将人的需要分为生理需要、安全需要、感情需要、尊重需要、自我实现需要五个层级。他认为，通过企业管理可通过满足人的不同需要从而激励员工发挥作用。美国心理学家弗雷德里克·赫茨伯格（Frederick Herzberg，1923—2000）提出的双因素理论（激励因素和保健因素，1959 年），对需求层次理论做了补充，他划分了激励因素和保健因素的界限，为企业管理的激励工作指明了方向。

知识拓展

行为科学管理理论

行为科学管理理论始于 20 世纪 20 年代中期至 30 年代初期梅奥的霍桑实验。1924 年，梅奥和哈佛大学的同事应邀参加了美国国家科学院全国科学委员会赞助的霍桑实验，目的是弄清照明的质量对生产效率的影响，霍桑实验在西方电气公司所属的霍桑工厂进行，该项研究的结果表明，工人的工作动机与行为并非仅为金钱收入等物质利益所驱使，工人不是"经济人"而是"社会人"，有社会性的需要，梅奥对霍桑实验进行了总结，建立了人际关系理论。《工业文明中人的问题》一书中指出调动人的内在积极性才是管理的最佳办法，并提出如下见解：

1. 以前的管理把人假设为"经济人"，认为金钱是刺激积极性的唯一动力。霍桑实验证明人是"社会人"，是复杂的社会关系的成员，因此，要调动工人的生产积极性，还必须从社会、心理方面去努力。

2. 以前的管理认为生产效率主要受工作方法和工作条件的制约，霍桑实验证实了工作效率主要取决于职工的积极性，取决于职工的家庭和社会生活及组织中人与人的关系。

3. 以前的管理只注意组织机构、职权划分、规章制度等，"霍桑实验"发现除了正式组织外还存在着非正式团体，这种无形组织有它的特殊情感和倾向，左右着成员的行为，对生产效率的提高有举足轻重的作用。

4. 以前的管理把物质刺激作为唯一的激励手段，而"霍桑实验"发现工人所要满足的需要中，金钱只是其中的一部分，大部分的需要是感情上的慰藉、安全感、和谐、归属感。因此，新型的领导者应能提高职工的满足感，善于倾听职工的意见，使正式团体的经济需要与非正式团体的社会需要取得平衡。

5. 以前的管理对工人的思想感情漠不关心，管理人员仅凭自己个人的复杂性与喜好进行工作。而"霍桑实验"证明，管理人员应像霍桑实验人员那样重视人际关系，设身处地地关心下属，通过积极的意见交流，达到感情的上下沟通。

（二）系统管理理论

1. 概念　系统管理理论是由弗里蒙特·卡斯特（Fremont E.Kast）、罗森茨韦克（James

E.Rosenzweig）和约翰逊（R.A Johnson）等美国管理学家在一般系统论之基础上建立的，运用系统论、信息论、控制论原理将管理视为一个系统以实现管理优化的理论。系统管理理论是20世纪70年代的产物，西方称之为最新管理理论，主要应用系统理论的范畴、原理，全面分析和研究企业和其他组织的管理活动和管理过程，重视对组织结构和模式的分析，并建立起系统模型以便于分析。

系统管理理论最初表现为"两因素论"，即企业是由"人"和"物"两因素组成的系统，后来发展为"三因素论"，即管理系统由"人、物、环境"三因素构成，要进行全面系统分析，建立开放的管理系统。系统管理理论向社会提出了整体优化、合理组合、规划库存等管理新概念和新方法，因而，系统管理理论被认为是20世纪最伟大的成就之一，是人类认识史上的一次飞跃。

2. 主要的理论观点　系统管理理论的核心是用系统方法分析管理系统，系统管理理论认为组织是一个由目标与价值分系统、技术分系统、社会心理分系统、组织结构分系统组成的社会技术系统。这四个分系统之间既相互独立，又相互作用，不可分割，从而构成了一个整体。这些系统还可以继续分为更小的子系统。

系统管理理论中，三种影响较大的管理思想有：

（1）切斯特·巴纳德（Chester I.Barnard）的管理思想，他认为任何组织都是一个系统，一个组织中，经理是关键人物，并且只有当其权利得到职工的接受时才是有效的，职工也需要积极参加组织活动。

（2）管理就是决策，强调决策的重要性。

（3）权变理论，要求决策者随机制宜地进行管理。

知识拓展

系统理论学派的重要代表人物是弗里蒙特·卡斯特（Fremont E. Kast）。弗里蒙特·卡斯特是美国系统管理理论的重要代表人物、著名的管理学家，主要著作有《系统理论与管理》（与约翰逊、詹姆斯·罗森茨韦克合著）、《组织与管理：系统与权变方法》（与詹姆斯·罗森茨韦克合著）等。

3. 系统管理理论对企业管理的影响　系统管理理论认为企业是一个由许多子系统组成的、开放的社会技术系统。企业是社会这个大系统中的一个子系统，是由人、物资、机器和其他资源在一定目标下组成的一体化系统，企业的发展既会受到周围环境（顾客、竞争者、供货者、政府等）的影响，同时也会影响环境。在这些影响要素的相互关系中，人是主体，其他要素则是被动的客体，管理人员需力求保持各部分之间的动态平衡、相对稳定、一定的连续性，以便适应情况的变化，达到预期目标。同时，企业还是社会这个大系统中的一个子系统，企业预定目标的实现，不仅取决于内部条件，还取决于企业的外部条件，如资源、市场、社会技术水平、法律制度等，只有适应了外部条件，企业才能达到动态平衡。

运用系统观点来考察管理的基本职能，可以把企业看作一个投入－产出系统，投入的是物资、劳动力和各种信息，产出的是各种产品（或服务），也能使管理人员不至于只重视某些与自己有关的特殊职能而忽视了大目标，进而提高组织的整体效率。

（三）权变管理理论

1. 概念　权变管理理论（contingency theory）又称情境理论，是 20 世纪 70 年代在美国形成的一种主要探讨领导有效性的管理理论。权变管理理论认为，领导的有效性不是取决于领导者不变的品质和行为，而是取决于领导者、被领导者和情境条件三者的配合关系，即领导有效性是领导者、被领导者和领导情境三个变量的函数。

权变管理理论的核心是研究组织的各子系统之间和各子系统内部的相互关系，以及组织和它所处的环境之间的相互联系，以此来确定各种变数的关系类型和结构类型。权变管理理论强调在管理中要根据组织所处的内外部条件做出应对与改变，针对不同的具体条件寻求不同的最合适的管理模式、方案或方法。权变管理理论代表人物有卢桑斯（Fred Luthans，1939—）、菲德勒（F.E.Fiedler，1922—）、豪斯（Robert J. House，1936—）等，卢桑斯在 1976 年出版了《管理导论：一种权变学》一书，成为系统论述权变管理的代表著作。

2. 主要的理论观点　权变理论认为每个组织的内在要素和外在环境条件皆不相同，因而在管理活动中不存在适用于任何情景的原则和方法，即在管理实践中要根据组织所处的环境和内部条件的发展变化随机应变、顺势而为，没有一成不变的、普适的管理方法。成功管理的关键在于对组织内外状况进行充分了解，并提出适应环境的有效应变策略。权变理论强调管理中组织应根据所处的具体条件，采取较为合适的管理模式、方案或方法。

由于研究条件、观察视角及研究方法的不同，在现代管理理论中形成了多种彼此相互独立的管理理论。这些理论的核心目标都指向了如何使管理更为合理化，更好地提高企业业绩，从而促进了管理思想由"封闭系统"向"开放系统"转变，由"定性分析"向"定性、定量"分析转变，更将现代科学技术与方法引入管理决策中。

3. 权变管理理论对企业管理的影响　权变理论认为根本没有所谓的最好办法去组织企业、领导团队或者制定决策。这种组织形式（领导风格、决策方式）依赖于组织内部或外部的约束（因素）。权变管理理论对企业管理的启示主要有以下几点。

（1）权变管理理论认为，企业组织是社会大系统中的一个开放型的子系统，受环境的影响。因此，必须根据企业组织在社会大系统中的处境和作用，采取相应的组织管理措施，从而保持对环境的最佳适应。

（2）组织的活动是在不断变动的条件下以反馈形式趋向组织目标的过程。因此，必须根据组织的近远期目标及当时的条件，采取依势而行的管理方式。

（3）管理的功效体现在管理活动和组织的各要素相互作用的过程中。因此，必须根据组织各要素的关系类型及各要素与管理活动之间相互作用时的一定函数关系来确定不同的管理方式。

五、当代管理理论阶段

20 世纪 70 年代，国际环境剧变，石油危机对国际环境产生了重要影响。此时的管理理论以战略管理为主，研究企业组织与环境关系，重点研究企业如何适应充满危机和动荡的环境的不断变化。迈克尔·波特（Michael E.Porter）所著的《竞争战略》把战略管理的理论推向了高峰，他认为通过对产业演进的说明和对各种基本产业环境的分析，可以得出不同的战略决策。20 世纪 80 年代为企业再造时代，该理论的创始人是美国迈克尔·哈默（Michael Hammer）教授与詹姆斯·钱皮（James A.Champy）。他们认为，企业应以工作流程为中心，重新设计企业的经营、管理及运作方式，进行所谓的"再造工程"。美国的企业从 20 世纪 80 年代起开始了大规模的企业重组革命，日本企业也于 20 世纪 90 年代起进行所谓第二次管理革命，在此期间，企业管理经历着前所未有的、类似脱胎换骨的变革。

20 世纪 80 年代末以来，信息化和全球化浪潮迅速席卷全球，顾客个性化与多元化的消费需求逐渐凸显，企业必须不断地调整和适应，才能更精准地满足消费者的需求，在全球市场上赢得顾客的信任，才有生存和发展的可能。这一时代，管理理论研究主要针对学习型组织而展开。彼得·圣吉（Peter M.Senge）在所著的《第五项修炼》中更是明确指出企业唯一持久的竞争优势源于比竞争对手学得更快更好的能力，学习型组织正是人们从工作中获得生命意义、实现共同愿景和获取竞争优势的组织蓝图。

世界在发展，时代在变迁，知识在更新，企业没有一劳永逸的成功管理模式，更不会有可以解决企业所有问题的企业管理理论。企业管理理论是来源于实践、应用于实践并在运用中需要不断修正的一种理论。目前，随着网络信息技术的普及，全球采购、全球制造资源的集成已经成为现实，企业之间的竞争已经更多地表现为企业网络之间的竞争、供应链之间的竞争。随着虚拟组织的出现，企业管理理论的发展过程、企业的边界及组织结构将发生根本性的变化；随着知识经济时代的到来，企业原有传统的法人治理结构也将会随之产生改变。这预示着企业管理正在经历着一场持久而深刻的变革。

党的二十大精神对企业管理理论的发展有着积极的推动作用，其在领导力、战略规划、适应性与灵活性、风险管理和社会责任等方面明确了具体要求，如今的企业管理思想理论应融入党的二十大精神，不断追求持续改进，以适应市场变化和提升竞争力，为实现中国特色社会主义现代化国家的建设贡献力量。

第二节　企业管理系统

1938 年，现代管理理论之父巴纳德（Chester I.Barnard）首次提出应该将企业视作一个由物理的、生物的、个人的和社会的等几方面要素组成的"协作系统"，从而开创了系统管理学说。系统管理理论从系统观点出发，认为企业是为达到一定目标，由相互联系、共同工作的不同要素所组成的整体系统。同时，企业又是一个开放的系统，它与周围环境（顾客、竞争对手、供应商、政府部门等）之间存在着动态的相互影响，也存在着内部与外部的信息反馈网络，能够不间断地进行自我调节，以适应周围环境与发展的需要。任何企业都是一个有机整体，而企业管理活动本身亦可被视为一个系统。管理者可以运用系统管理的相关理论来构建企业管理系统、分析企业管理过程。

党的二十大报告强调了创新精神，鼓励企业在系统管理中不断追求新的管理理念和方法。在党的二十大精神的引领下，企业管理者可以运用系统管理的理论和方法来构建协作系统，实现优化资源配置、协调内外部关系的目标。党的二十大精神强调了坚持和加强党的全面领导，企业管理系统需要在党的领导下，坚持中国特色社会主义制度，推动全面深化改革，以党的指导思想为引领，确保企业管理活动与国家发展目标相一致。同时，党的二十大精神提出了加强风险管理和推动构建人类命运共同体的要求，这为企业管理系统提供了重要的指导。在系统管理中，企业需要有效管理风险，并通过与内外部利益相关方的交流与合作，建立良好的合作关系，为实现共同发展与繁荣做出贡献。

一、企业管理

（一）企业管理的概念

企业管理指对企业的生产经营活动进行计划、组织、指挥、协调和控制等一系列活动的总称。企业管理是尽量利用企业的人力、物力、财力、信息等资源，实现多、快、好、省的目标，以最小的投入获得最大的产出的过程。企业管理一方面能让企业有明确的发展方向，促进每个员工的潜能发挥，提高生产效率，增强企业的运作效率；另一方面向顾客提供满意的产品和服务，树立良好的企业形象，为社会做出应有贡献。

（二）企业管理的内容

企业管理的内容可以按照五个层次进行划分，即管理对象、成长流程、业务功能、经营层次、资源要素。按照管理对象划分，主要涵盖人力资源、项目、资金、技术、市场、信息、设备与工艺、作业与流程、文化制度与机制、经营环境等。按照成长流程划分，主要包括项目调研、项目设计、项目建设、项目投产、项目运营、项目更新、项目二次运营、三次更新等周而复始的多个循环。按照业务功能划分，内容涉及计划管理、生产管理、采购管理、销售管理、质量管理、仓库管理、财务管理、项目管理、人力资源管理、统计管理、信息管理等。按照经营层次划分，可以分为经营管理、业务管理、决策管理、执行管理等内容。按照资源要素划分，内容主要包括人力资源、物料资源、技术资源、资金、市场与客户、政策与政府资源等。

（三）企业管理的职能

1. 计划职能　计划职能指企业根据外部市场环境和内部资源条件，制定企业未来发展的目标和行动计划，同时企业在制定目标的过程中，通过分析企业内外部环境，明确自身优劣势，总结环境的变化规律，更好地发现市场中的机遇和应对挑战。

2. 组织职能　组织职能指企业通过计划职能确定目标以后，围绕决策目标的实现，依托于企业本身的组织形式，将运行过程中的各项工作进行合理分配。组织是企业实现决策目标的基础和保证，能确保企业计划得以有效、彻底地贯彻实施，使企业的各项工作活动得以顺利开展，从而以最佳的效率实现企业计划目标。

3. 指挥职能　指挥职能指任何组织为有效地开展生产活动都需要建立一个权威、高效的指挥系统，领导者在工作过程中发挥自身影响力，调动被领导者的工作积极性，运用合适的激励手段与鼓舞方式，确保企业组织有效地完成企业决策目标。

4. 协调职能　企业的协调职能通常分为对内协调和对外协调。对内协调能保证企业在运行过程中各项工作活动不发生矛盾冲突，并能建立默契的配合关系，保持组织工作的整体平衡，进而更有效地实现企业的决策目标。对外协调需要企业处理与外部环境的关系，保证企业在行业与社会中保持较好的生产条件和环境。任何一家企业只有协调好内外关系，才能保证企业维持正常的经营活动，促进企业实现决策目标。

5. 控制职能　企业为了实现目标、持续推进各项经营决策的贯彻执行，在运行过程中应对各项工作内容进行监督、检查和调整,确保每一项工作和活动都能按企业的既定标准实施和执行。通过企业的控制职能及时发现运行过程中的实际情况与决策偏差,及时纠正企业在各个环节的运行低能低效问题,促使企业的各项计划与标准得以贯彻实施。

6. 创新职能　企业为获得更高的经济利润,实现良好的社会效益,对自身的组织结构、运行流程、经营理念、工作制度和各项活动的标准进行创新调整,并建立起新的组合方式。创新是企业管理过程中非常重要的环节,企业只有通过创新,才能在激烈的市场环境中保证生存、不断成长,才能使管理更加高效,工艺和产品得到优化,实现企业的效益。

二、企业管理系统

(一)概念

企业管理系统指能为企业管理者在企业的管理中(决策、计划、组织、领导、监控、分析)提供实时、相关、准确、完整决策依据的一种组织系统。以模块划分,企业管理系统可分为企业资料管理、财务管理、车间管理、进销存管理(ERP)、资产管理、成本管理、设备管理、质量管理、分销资源计划管理、人力资源管理(HR)、供应链管理(SCM)、客户关系管理(CRM)等类型。

(二)特征

1. 目标性　企业是为实现某一目的或完成某一任务,由系统内的各个单元要素集合在一起而形成的一个有机整体,企业在总体目标的指导和协调下能层层分解责任目标,实现资源的优化配置,从而达到预期的目的。因此,企业的管理系统具有目标性特征。

2. 集合性　企业管理系统有集合性特征,具体表现为系统的整体功能,即系统内诸多单元要素功能的集合并非为简单的叠加(1+1=2),而是整体的功能大于所有单元要素的功能总和(即1+1>2)。因此,系统集合性表现出的整体功能是系统所有单元要素相互作用和协同一致的结果。

3. 相关性　企业管理系统内的各单元要素是相互作用、相互联系、相互制约的。若系统内任何一个单元要素发生改变,那么整个过程中的对应单元要素也必须做出相应变化与调整,确保企业管理系统整体的最佳优化。

4. 层次性　企业管理系统的层次性指系统结构功能的等级次序排列。任何系统都具有一定的层次性,通常可分为宏观管理层次、中观管理层次、微观管理层次,据此,企业管理系统也可分为决策层、管理层、执行层三个层次。若执行层的执行力不到位且问题无法得到解决,势必会影响企业目标的实现。管理系统的层次性要求管理工作必须建立合理、适度的管理层次和幅度,每一个层次都应有各自的功能,而且责、权、利分明,逐级指挥,逐级负责。

(三)体系

1. 计划管理　企业计划管理(enterprise planning management)指企业管理者在特定时间段内为实现特定目标体系,对要完成的特定目标体系所展开的经营活动做出的统筹性策划安排。"计"是指在特定时期段内,为完成特定目标体系而对展开的经营活动所处综合环境、企业内外影响因素,以及企业自身发展历史性对比等因素的归纳总结和科学分析。"划"是依据"归纳总结和科学分析"所得出的结论,制订相应的措施、办法及执行原则和标准。"计"侧重于战略性,"划"侧重于战术性,"计划"两字本身就具备全面性、系统性和统筹性特征。凡事

"预则立"，企业的任何经营活动都离不开计划管理。

2. 流程管理　流程管理是一种以持续规范化地提高组织业务绩效为目的的系统化管理方法。流程管理强调规范化、持续性和系统化。在企业管理中，流程分为战略性流程、经营性流程和辅助性流程。战略性流程指企业为未来发展而进行规划的流程，主要包括战略规划、产品或服务开发等流程。经营性流程是指组织实施常规职能的流程，例如市场开发（赢得顾客）、服务实施流程（让顾客满意）、售后服务（顾客支持）、现金与财产管理流程等。辅助性流程是指那些辅助战略性流程和经营性流程实施的流程，例如人力资源管理、信息系统管理等流程。流程管理在企业中扮演着重要的角色，渗透了企业管理的每一个环节，任何一项业务战略的实施都有相应的操作流程。

3. 组织管理　指为有效地配置企业内部的有限资源，实现企业的预期目标而按照一定的规则和程序构成的一种责权结构安排和人事安排，目的在于确保以最高的效率，实现组织目标。企业管理的组织是企业从事管理活动以实现企业目标的一个协作系统。哈罗德·孔茨（Harold Koontz）认为，为促使员工能实现企业目标而进行有效的工作，必须按任务或职位制定一套合适的职位结构，这套职位结构的设置就是组织。企业的管理功能就是要设计和维持一套良好的职位系统，以使人们能很好地分工协作。企业组织管理是人们为实现共同的目标而形成的一个协作系统，管理的内容通常涉及组织设计、组织运作、组织调整三个方面。

知识拓展

企业组织管理的主要内容有以下三个方面。

第一，确定领导体制，设立管理组织机构。体制是一种机构设置、职责权限和领导关系、管理方式的结构体系。确定领导体制，设立管理组织机构，即要解决领导权的权力结构问题，包括权力划分、职责分工及其相互之间的关系。

第二，对组织中的全体人员指定职位、明确职责及相互划分，使组织中的每一个人明白自己在组织中所处的位置和工作的内容。

第三，设计有效的工作程序，包括工作流程及要求。任何企业都应按照某种程序开展生产经营活动，必须建立明确的责任制与良好的操作规程。

4. 制度管理　企业制度管理指企业的一切管理活动都应有相应的制度安排，以保证企业的生产经营活动，即企业在生产经营活动中通过采用一系列相应的规章制度与准则来实施企业管理活动。企业制度管理范围涵盖企业的组织管理、经营目标、战略实施，以及各业务职能领域等环节。企业制度管理的表现形式包括企业组织机构设计，职能部门划分及职能分工，岗位职责工作说明，专业管理制度、工作或流程，管理表单等。基于企业管理者角度而言，制度对员工的约束不能过紧，必须在执行规范管理制度下，充分发挥其主观能动性。基于员工角度而言，制度管理就是一个无形的约束，制度执行好会给日常工作带来便利，反之则会带来负面影响。

5. 文化建设　企业文化建设是在科学理论的指导下，通过管理思想的发展与创新，确立具有自己企业特性的、符合人性发展规律和企业运作规律的价值理念，并把这种理念转化为具体工作行为和管理措施，引导员工的行为朝着有利于实现企业目标的方向发展，最终提高企业效益，增强企业实力的管理举措。企业文化建设涉及企业的战略、组织、人力、流程、营销等职能层面，也涉及企业决策层、执行层等环节，还涉及企业各地分支机构等地域管理层面。企业文化建设应清晰体现企业的价值观与行为准则规范，充分考虑各层面的复杂性与差异性，尽量实现企业整体价值的协同提升。

三、企业管理系统的结构

（一）企业管理系统的静态结构

1. 计划子系统 计划是经营管理者在特定时间段内为实现特定目标对要完成经营活动做出的统筹性策划安排。计划子系统的内容具体包括：一是根据有关指令和信息组织人员编制各种计划，组织实施，协助和督促计划任务的落实，从而保证计划的完成；二是利用各种生产统计信息和方法检查考核计划执行情况，据此评定生产经营成果；三是在执行计划过程中因时制宜地调整原计划，使其具有指导和组织生产经营活动的作用；四是通过对计划的制订、执行、检查、调整的全过程，合理地利用人力、物力和财力等资源，有效地推进企业内外各方面的生产经营活动，提高企业效益。

计划子系统可划分为事前、事中、事后三个管理阶段（图2-3）。事前管理是对"计划"的审核。企业依据各项基础性条件，编制各项、各类企业经营活动计划书，对计划书的可行性、可靠性形成审核体系，保证审核的效果，从而确保计划的实施。事中管理是对"计划"执行体系工作效率的管理。对计划执行过程中出现的各类偏差，要做到超前预测、措施有效、跟踪效果，从而确保计划执行的效率。事后管理是对"计划"实施完毕后的绩效考核、总结经验、吸取教训、汇编材料、归档备案。

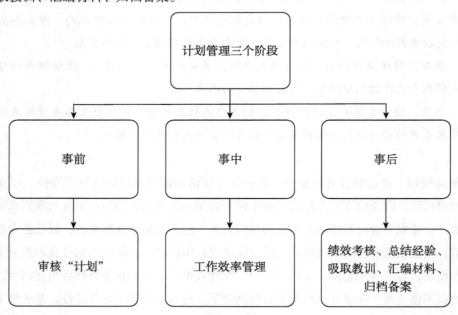

图2-3 企业管理的三个阶段

2. 生产子系统 是企业生产计划的制订、实施和控制的综合系统。生产子系统通常由人和机器构成，基本功能是将一定的输入转化为特定输出的有机整体，并在转化过程中实现增值。生产子系统的构成要素较多，大致可分为结构化要素和非结构化要素两类。结构化要素是指生产系统中的硬件及其组合关系，是构成生产系统主体框架的要素，主要包含生产技术、生产设施、生产能力和生产系统的集成（即"技术"要素）。非结构化要素指在生产系统中支持和控制系统运行的软件性要素，主要包含人员组织、生产计划、库存和质量管理（即"管理"要素）。生产子系统按照不同的功能，可以划分成若干个子系统以实现递阶控制和分散控制，例如生产组织系统、质量控制系统、设备管理系统皆属于生产子系统。

3. 销售子系统　指企业进行销售和推销的全部管理活动，也是对所有销售活动的综合管理。销售子系统会根据人口、购买力和技术发展等因素，使用顾客分析、竞争者分析、顾客评价、收入预测、人口预测和技术预测等方法获取信息，进而分析和研究市场销售环境。企业通常会根据顾客、竞争者、竞争产品和销售能力要求等信息，对总的销售成果、销售市场和竞争对手等方面进行分析和评价，以确保完成销售计划。营销学权威菲利普·科特勒（Philip Kotler）认为，销售管理就是对销售队伍的目标、战略、结构、规模和报酬等进行设计和控制。

销售子系统管理的内容具体包括四个方面：①销售计划管理，即销售目标在各个具有重要意义方面的合理分解。②业务员行动过程管理，即围绕销售工作管理，监控业务员的行动，使业务员的工作集中在有价值的项目上。③客户管理，即调动销售市场中客户的热情与积极性，有效控制和降低市场风险。④结果管理，即对业务员的行动结果进行业绩评价和市场信息研究。

4. 财务子系统　指保证企业在资金使用方面的财务要求，尽可能地减少其花费，以确保财务的长远计划、资金筹措计划、减少税收影响的长期计划，以及成本会计和预算系统的计划实施，并以此制定财务政策的系统管理。财务子系统包括企业在一定目标下关于资产的购置（投资）、资本的融通（筹资）、经营中现金流量（营运资金）和利润分配的管理。

5. 人事子系统　指企业根据发展战略的要求，有计划地对人员的雇用、培训、考核记录、工资和解雇等整个过程的系统管理。人事子系统的内容是对人力资源进行合理配置，具体涉及招聘、工资、培训、福利、留用人员的战略和方案的评价分析。人事子系统的管理控制重点包括三个方面：一是人员的录用和解雇、招募费用、技术库存成本、培训费用，以及工资率的变动等情况；二是对录用人员数量、应支付的工资和培训费用等情况的分析处理；三是人员的雇用标准说明、工作岗位责任说明、培训考核记录、人员情况档案处理、激励机制、工资变化情况处理，以及工作时间和离职说明等。

6. 物资供应子系统　物资供应管理，是指为保障企业物资供应而对企业采购、仓储活动进行的管理，是对企业采购、仓储活动的计划、组织、协调、控制等活动。其职能是供应、管理、服务、经营。目标是以最低的成本、最优的服务为企业提供物资和服务。

7. 技术子系统　企业技术管理是整个企业管理系统的一个子系统，是对企业的技术开发、产品开发、技术改造、技术合作，以及技术转让等进行计划、组织、指挥、协调和控制等一系列管理活动的总称。企业技术管理的目的，是按照科学技术工作的规律性，建立科学的工作程序，有计划地、合理地利用企业技术力量和资源，把最新的科技成果尽快地转化为现实的生产力，以推动企业技术进步和经济效益的实现。

企业技术管理的任务主要是推动科学技术进步，不断提高企业的劳动生产力和经济效益。技术子系统的管理内容主要有：

（1）进行科学技术预测，制定规划并组织实施。

（2）改进产品设计，试制新产品。

（3）制定和执行技术标准，进行产品质量的监督检验。

（4）组织信息交流。

（5）建立健全技术操作规程。

（6）技术改造、技术引进和设备更新。

（7）做好生产技术准备和日常技术管理。

（8）做好技术经济的论证工作。

（二）企业管理系统的动态结构

企业管理系统的动态结构指引入时间因素后，企业管理系统所展示出来的结构状态。众所周知，任何一个正常生产经营的企业并非静止状态，会随着时间的推移而产生实时的变化。企业生命周期理论认为，每个企业都可能会经历初创、发展、成熟、衰退等阶段。企业由于受工艺流程、产品特征、市场需求等因素影响，会形成一定的生产周期。对于不同的行业、不同的产品而言，其生产周期的长短会有所不同。现实生活中，管理是一个周而复始、循环不断的过程，在企业管理的每个阶段，其管理职能都有着不同的体现，企业在周而复始的管理过程中逐渐得以发展和壮大。企业的每个生产周期、每个环节、每个阶段中都体现着动态管理的作用，伴随着企业的持续发展，自然就形成了企业管理系统的动态结构。

四、企业管理系统的功能

（一）计划功能

计划功能指为实现企业的目标通过对企业内各种资源实施配置的行动方案和规划。计划一直被视为管理的重要功能，计划功能中又包括计划的制订、预测和决策功能。

（二）组织功能

组织功能指为实现企业的目标，执行企业的决策，对企业内外的各种资源进行制度化安排的功能。具体功能包括建立组织机构、管理各岗位人员选任等功能。

（三）指挥功能

指挥功能指企业领导者通过运用各种资源充分调动企业成员努力向目标迈进的行为和力量。指挥功能包括领导者在领导进程中发挥影响力的带领和指挥功能；在领导过程中，领导者为调动被领导者实现组织目标的积极性，必须与被领导者充分沟通，并采用合适的激励手段和方法，发挥激励功能。

（四）控制功能

控制功能是管理的重要功能，指为保证企业目标得以实现、决策得以执行，对组织行为过程进行监督、检查、调整的管理功能。管理者必须重视控制功能，及时发现可控偏差并查究责任、予以纠正，同时，还应对不可控的偏差采取相应措施，使其符合实际工作需要。

（五）协调功能

协调功能指使企业内部的每一部分或每一成员的个别行动都能服从于整个集体目标，是管理过程中带有综合性、整体性的一种功能。协调功能具有保证各项活动不发生矛盾、冲突和重叠，建立默契配合关系，保持整体平衡的重要作用。

（六）整合功能

整合功能指将企业拥有的各类资源要素通过整合，使其共同发挥作用。资源整合对于提高企业的经营效率、改善经营质量、提升企业决策意义重大。企业可通过整合知识资源，提高对市场变化的感应、适应和促进能力；通过整合市场资源，强化企业核心竞争力的形成，保持、提升能力；整合营销资源，提升网络构建、营销扩张和系统完善的能力。

（七）创新功能

创新功能是企业管理的一项重要内容，具体指企业根据一定的目标任务，运用一切已知条件产生出新颖、有价值的成果（精神的、社会的、物质的）和行为活动。创新功能是决定企业发展方向、发展规模、发展速度的关键要素。企业的创新功能涉及组织创新、技术创新、管理创新、战略创新等方面。从整个公司的经营管理到具体业务的运行，创新功能贯穿在企业的每一个部门、每一个细节中。创新是企业员工追求卓越、积极进取的过程，也是激励和鼓励全体成员将愿望变成现实的能力。

创新功能是企业赖以生存、实现可持续发展的根本要素。党的二十大报告指出："我们要以科学的态度对待科学、以真理的精神追求真理，坚持马克思主义基本原理不动摇，坚持党的全面领导不动摇，坚持中国特色社会主义不动摇，紧跟时代步伐，顺应实践发展，以满腔热忱对待一切新生事物，不断拓展认识的广度和深度，敢于说前人没有说过的新话，敢于干前人没有干过的事情，以新的理论指导新的实践。"党的二十大精神强调的创新精神，为企业管理系统提供了重要的思想指导。在党的二十大精神引领下，企业应积极探索利于自身发展的创新管理理念和方法，推动全面深化改革，充分发挥企业的创新功能，确保企业管理活动与国家发展目标相一致，为实现共同发展与繁荣做出贡献。

本章小结

本章聚焦于健康企业管理的理论基础，介绍了企业管理理论的演变及企业管理系统相关内容。从早期的管理实践与管理思想阶段、管理理论产生的萌芽阶段，到古典管理理论阶段、现代管理理论阶段和当代管理理论阶段，各阶段反映了企业管理理论与实践的发展过程，它们相互关联且随着时间的推移不断进化。任何企业或组织都可以被视为一个系统，运用系统观点管理组织，可以提高组织整体效率。企业管理者应运用系统管理的理论和方法，构建协作系统，以优化资源配置、协调内外部关系，提升企业整体运营效率。

思考题

1. 简述古典管理阶段不同学者的管理理论精髓。
2. 简述行为科学理论的主要观点和具体体现。
3. 详述不同阶段管理思想的形成、发展和演进的逻辑脉络。
4. 简述企业管理系统的主要组成子系统构成。
5. 简述企业管理系统的功能。

NOTE

扫一扫，查阅本章数字资源，含 PPT 等

第三章　健康企业的社会责任

【学习要求】

1. 掌握健康企业社会责任的含义和内容。

2. 了解健康企业承担社会责任的制度保障；了解健康企业社会责任的背景与发展脉络。

3. 熟悉健康企业承担社会责任的必要性及制度保障。

【案例导入】

KLY 医药集团荣获"2022 中国制造业上市公司社会责任五星金奖"

KLY 医药集团董事长洪博士在致辞说："截至 2021 年底，我们已发展成为全球 CDMO（医药合同定制研发生产）行业领先企业，拥有二十家研发、分析、生产、销售分公司和办事处，全球员工总数超过 7000 人。"

KLY 股份荣获"2022 中国制造业上市公司社会责任五星金奖（2022ESG Gold Medal）"，获得此奖项是对 KLY 作为践行共同富裕发展理念典范的高度认可。《2022 中国制造业上市公司社会责任五星金奖榜单》是由时代责任四十人论坛智库以独立第三方评议并发布的年度社会责任与 ESG 大奖。本奖项因其独立分析公开数据，具有显著的客观性而更具有公正性和权威性。一同获得"2022 中国制造业上市公司社会责任五星金奖（2022ESG Gold Medal）"的包括 BG 股份、中国 ZC、SYZG、SQ 集团、GQ 集团、HRW 电子、ZX 国际、中国 JS、CC 汽车、ND 时代等积极承担社会责任的制造业上市公司，这广泛引起了新闻媒体和社会的高度关注。

资料来源：网络。

党的二十大报告提出："推进健康中国建设。把保障人民健康放在优先发展的战略位置，完善人民健康促进政策。"企业社会责任在当今社会显得格外重要，担负着人民身体健康重大使命的健康企业则更应担负起社会责任。新型冠状病毒引起的疫情曾对人们的生产生活、企业的正常运转产生了深刻影响。疫情防控期间，健康企业作为社会的一分子，作为参与市场经济运行的主体，不仅履行经济义务，还主动承担社会责任。疫情发生之后，一些健康企业高举人道主义旗帜，积极抗疫，阻止病毒扩散，承担起了生产抗疫物资，研发、生产新药的责任，同

时也在物资紧缺时做出了大量的无偿捐赠。齐鲁医药、中国国药、复星医药等都在抗疫过程中积极参与疫情防控，为及时阻止疫情扩散做出了较大贡献。企业履行社会责任可以完善自身治理结构，提高社会声望，增长企业长期价值。

第一节　健康企业社会责任的含义与内容

一、健康企业社会责任的含义

健康企业社会责任（health corporate social responsibility），是指在一定社会条件和发展阶段，从事健康产品研发、生产、流通、销售或服务提供的相关企业，要立足于本产业特点，在保证健康产品或服务质量与安全的前提下，在企业能力范围内，在对股东和员工承担法律责任的同时，还要承担对消费者、社区和环境的责任，健康企业的社会责任要求企业必须超越把利润作为唯一目标的传统理念，强调对人的价值的关注，强调对环境、消费者和社会的贡献。

二、健康企业社会责任的内容

一个健康企业的成功，必须承担起社会和环境所赋予的责任，不能把利润作为成功与否的唯一标准。企业在创造利润、对股东利益负责的同时，还要承担对政府、对员工、对消费者、对社区、对环境等的社会责任。社会责任感是企业决策者对企业性质、目标、经营方式的取向所做出的选择，并为社会民众所接受的共同观念。企业的健康可持续发展，不能仅仅追求自身利益，还需要体现对企业员工和社会群体等的责任担当。

（一）对健康产品及服务质量安全的责任

在健康产品的生产、流通、销售或服务提供过程中，健康企业应该建立符合国家规定的产品或服务质量管理监督制度及质量标准，保证健康产品或服务的质量，提供安全有效的健康产品或服务，满足消费者的健康需求，不能为了降低成本而降低产品或服务质量。健康企业必须承担起对健康产品或服务负责的社会责任，健康产品或服务关乎人体生命健康，一旦发生质量问题，会直接影响公众的生命安全，造成严重的社会影响。

（二）对消费者与患者的责任

1. 不能对消费者（患者）进行虚假的宣传或者其他欺诈行为。为了促进产品或服务的销售推广，大打虚假广告，误导和欺骗消费者，是严重损害消费者利益的行为。

2. 由于健康产品及服务的特殊性，普通消费者缺乏相关的健康知识，难以对产品及服务质量进行鉴别，健康企业具有对消费者进行健康知识传播和健康教育的义务，教育患者科学使用健康产品和服务，切不可误导和欺骗消费者。

3. 对于健康产品的不良反应，患者拥有知情权。企业对于所有预知的不良反应，应该在产品说明书上详细说明并加以指导。一旦发生难以预料的不良反应，应及时通报，按照相关上报和召回规定执行，尽量降低患者的痛苦和不必要的损失。

4. 健康企业应该控制成本，提供更实惠的产品或服务，不可为了降低成本而降低质量。

5. 敢于向消费者承认错误，承担消费者消费损失的责任。由于消费者健康知识的缺乏，健康产品的许多性质往往在消费后才发现，但可能已经给消费者造成了严重的后果，企业要勇于承认错误，承担相应的责任。

6. 由于消费者对健康需求的不断提高，企业应该积极投入产品或服务的创新研发，以满足人类治疗和健康的要求，承担发展人类健康事业的责任。例如，沃尔玛向低收入居民提供能负担得起的营养食品，以此帮助解决越贫穷健康状况越差的恶性循环问题；美国凯撒医疗集团连同传媒公司家庭影院频道（HOB）通过制作播放纪录片《举国之"重"》，以此引起消费者对肥胖问题严重性的重视；迪士尼通过设计卡通故事情节，采用娱乐的方式将健康信息传递给青少年；高通同某医学网站合作，开发综合性的数字健康资源和工具，便于客户使用健身、健康设备来处理自己的无线网络健康信息。

（三）对股东及债权人的责任

现代社会，股东队伍越来越庞大，遍及社会生活的各个领域，企业与股东的关系逐渐具有了企业与社会的关系的性质，企业对股东的责任也具有了社会性。首先，企业应严格遵守有关法律规定，对股东的资金安全和收益负责，力争给股东以丰厚的投资回报。其次，企业有责任向股东提供真实、可靠的经营和投资方面的信息，不得欺骗投资者。此外，对企业的债权人，企业有按时、按合同还本付息的责任，企业要讲信用，保证企业经营的偿债能力，注重偿债风险的预防，降低债权人的风险，维护债权人的权益。

（四）对员工的责任

美国管理大师卡耐基曾说过："拿走我的工厂，把我的员工留下，不久我又会有更好的工厂。"现代企业的发展离不开"以人为本"的管理理念，健康企业的管理者同样应深刻体会到人才对企业发展的重要作用。应该出台更多充分授权、高薪聘请、人才持股、居住专家楼、带薪休假等激励政策。企业对员工的责任属于内部利益相关者问题。企业必须以相当大的注意力来考虑员工的地位、待遇和满足感。在全球化背景下，劳动者的权利问题得到了世界各国政府及各社会团体的普遍重视。20 世纪 90 年代，美国著名的牛仔裤制造商 Levi-Strauss 在类似监狱一般的工作条件下使用年轻女工的事实被曝光后，为了挽救其形象，推出了第一份公司社会责任守则，随之一些跨国公司为了应对激烈的全球化竞争，也纷纷效仿。1997 年，长期从事社会与环境保护的非政府组织经济优先委员会（CEP）成立认可委员会（CE2PA），2001 年更名为社会责任国际（SAI），根据《国际劳工组织公约》《世界人权宣言》《联合国儿童权利公约》等国际公约，制定了全球第一个企业社会责任的国际标准，即 SA8000 标准及其认证体系（2001 年修订）。

健康企业员工素质的高低对企业的发展起着决定性的作用。企业用好人、留住人、发展人，是企业对员工的义务，也是企业提高竞争力的重要途径之一。企业应该树立"以人为本"的理念，尊重员工，关爱员工，重视员工的成长和发展，发挥职工代表大会和工会的作用，增加员工参与企业管理的机会，实现员工的体面就业，保障员工劳动权益。随着我国现代企业制度的建立，企业所有权和经营权逐渐分离，企业管理者逐步转为职业管理人员。如何加强对企业高层管理人员的激励和监督，是企业发展的重要问题。企业的发展，归根结底是人的问题，企业之间的竞争，最重要的是人才的竞争。

（五）对上下游产业链的社会责任

上下游产业链是围绕核心企业，通过对信息流、物流、资金流的控制，从采购原材料开始，到制作中间产品，形成最终产品，最终通过一定的渠道将产品销售到消费者手中。健康企业应履行对健康产品及服务供应链的社会责任，应该打造与各供应商互信、互惠、共赢的战略合作伙伴关系。健康企业应当制定系列规范的制度文件来规范与上下游产业链的往来行为，确保健康企业严格依据各项制度与各供应商进行交易。同时，应对产业链各方进行细致全面的审计，考虑产品或服务质量，特别是社会责任方面的声誉。

（六）对政府的责任

在现代社会，政府越来越演变为社会的服务机构，扮演着为公民和各类社会组织服务和实施社会公正的角色。在这种制度框架下，健康企业应扮演好社会公民的角色，自觉按照政府有关法律、法规的规定，合法经营、照章纳税，承担政府规定的其他责任和义务，并接受政府的监督和依法干预。享用基本医疗卫生服务是公众健康权的重要组成部分。健康服务救死扶伤的特性，决定了健康企业应把保障公众获得基本医疗卫生服务作为一项公共服务职能，从而促进公众健康，实现社会和谐和政治稳定。我国一些大型健康企业承担了国家战略应急储备的特殊任务，体现了健康企业社会责任的特殊性。目前，健康产品应急储备已经上升到国家战略层面。承担国家应急储备工作，是健康企业需要承担对国家和社会公众的特殊社会责任。

（七）对资源环境和可持续发展的责任

工业文明在给人类社会带来前所未有的繁荣的同时，也给我们赖以生存的自然环境造成了灾害性的影响。某些企业行为对自然环境的污染和消耗起了主要的作用。近半个世纪以来的环境革命改变了企业对待环境的态度——从矢口否认对环境的破坏转为承担起不再危害环境的责任，进而希望对环境施加积极的影响。我国一些健康企业尚处于一种能耗高、产出低、收益小、污染大、环境保护意识弱和能力差的状态，比如一些从事化学原料药生产的企业，能否及时有效地解决环境污染问题，是健康企业能否可持续发展的重要影响因素。因此，健康企业要合理利用资源和保护环境，加强对环境污染的治理，尽可能提高生产和环保技术水平及标准。

（八）对社区的责任

健康企业是社会的组成部分，更是所在社区的组成部分，与所在社区建立和谐融洽的相互关系是企业的一项重要社会责任。健康企业与社区的关系较为密切，发挥着促进社区经济发展、帮助解决社区就业、创建良好人文气息、维护社区安定团结、参与社区公益事业、保护社区生态环境等作用。有社会责任的企业通常会意识到通过适当的方式把利润中的一部分回报给所在社区是其应尽的义务。世界著名的管理大师孔茨和韦里克认为，企业必须同其所在的社会环境进行联系，对社会环境的变化做出及时反应，成为社区活动的积极参与者。

第二节　健康企业社会责任的背景与发展脉络

一、企业社会责任在国际上的发展

1924 年，美国学者谢尔顿（Oliver Sheldon，1894—1951）在其著作《管理的哲学》中提出了"公司社会责任"的概念。从可查阅的资料获知，这是迄今为止对"公司社会责任"的最早描述。他把公司社会责任与公司经营者满足产业内外各种人类需要的责任联系起来，并认为公司社会责任含有道德因素。

20 世纪 30 年代，学术界开始探讨企业社会责任这一主题。哈佛大学多德（Dodd，1900—1976）教授与哥伦比亚大学伯利（Berle，1895—1971）教授有过一场激烈的学术争论，公司究竟应该只为股东负责还是同时应为其他利害关系人负责？多德教授指出，公司对雇员、消费者和公众负有社会责任，尽管这些社会责任未必见诸法律而为公司的法定义务，但应当成为公司管理人恪守的职业道德。贝利教授发表异议：商业公司存在的唯一目的就是为股东营利，公司管理人只对股东有相当于受托人的责任，如果要求管理人对股东之外的其他人负责，那么，所有者控制公司，管理人应对所有者承担受托人义务，积极参与公司的经营管理活动，否则就会被削弱乃至颠覆。在公司承担社会责任的名义下，各种各样的利益群落都会向公司提出财产要求，作为市场经济基础的财产私有制就会被动摇，结果将导致一场类似经济内战的社会财富再分配。这次争论最终以多德教授的公司社会责任理论为优胜而告终。

1953 年，被称为"企业社会责任之父"的伯文（Howard R.Bowen，1908—1989）出版了《商人的社会责任》一书，关于企业社会责任的现代辩论才真正开启。伯文在文中对企业社会责任定义为商人按照社会的目标和价值，向有关政策靠拢，做出相应的决策，采取理想的具体行动的义务。这个定义提出了企业及经营者必须承担企业社会责任的观点，开创了企业社会责任的研究领域。后来卡罗尔（Carol，1939—）等学者都对伯文提出的企业社会责任概念给予了很高的评价，其理念为企业社会责任的发展奠定了思想上的基础。

1961 年，伊尔斯（Eells）和沃尔顿（Walton，1921—2009）进一步更新了企业社会责任的观念，他们认为："当人们谈论有关企业社会责任时，他们正在考虑的是公司、企业给社会带来的负面影响，以及处理公司与社会之间关系应当遵循的伦理准则。"1963 年，麦圭尔（Me Guire）将企业社会责任概念延伸，认为企业不仅承担经济和法律责任，还须关注政治、福利、教育等方面。

1975 年，戴维斯（Davis）和布卢姆斯特朗（Blomstrom）在《经济与社会：环境与责任》一书中，给社会责任下了一个更为明确的定义，他们声称："社会责任是指决策制定者在促进自身利益的同时，采取措施保护和增进社会整体利益的义务。"

将企业社会责任纳入经济、法律义务环境中去理解的是麦圭尔（Me Guire），他在 1963 年提出了一种新观点："社会责任的思想认为企业不仅具有经济和法律的义务，而且还具有超出这些义务之上对社会的义务。"然而这个定义并没有明确说明超出经济和法律以外的义务是什么。塞西（Sethi）在 1975 年关于社会责任的定义则对此是一个补充，他认为社会责任"指的是与社会主流规范价值期望相一致时的企业行为层次"。

1979 年，著名学者卡罗尔给出了一个综合性的定义，似乎对这一阶段企业社会责任概念的争论做了一个总结，他认为企业社会责任是指在给定的时间内，社会对组织所具有的经济、法律、伦理、慈善方面期望的总和。卡罗尔的社会责任金字塔模型在之后很长一段时间得到了广泛认可。

埃德温·M. 爱泼斯坦（Edwin M.Epstein）认为，企业社会责任就是努力使企业决策结果对利益相关者产生有利的而不是有害的影响。企业行为的结果是否正当是企业社会责任关注的焦点。

NOTE   在学者们努力建立一个较为明确的企业社会责任概念的同时，一些非政府机构也在积极探讨企业社会责任的概念，这不仅推动了企业社会责任的实践，也对企业社会责任理论做出了贡献。1971年6月，美国经济开发委员会发表的一篇报告中，列举的企业社会责任行为范围广泛，有以下10个方面：①经济增长与效率。②教育。③用工与培训。④公民权与机会均等。⑤城市改建与开发。⑥污染防治。⑦资源保护与再生。⑧文化与艺术。⑨医疗服务。⑩对政府的支持。这是一种通过对企业社会责任概念的外延式描述方法所做的界定。

世界银行定义企业社会责任（corporate social responsibility，CSR）为企业与关键利益相关者的关系、价值观、遵纪守法，以及与社区和环境有关的政策和实践的集合，它是企业为改善利益相关者的生活质量而贡献于可持续发展的一种承诺。

总部设在美国的企业责任国际（social accountability international，SAI）所确立的概念为企业社会责任不同于商业责任，是指除对股东负责，即创造财富之外，还必须对全体社会承担责任，包括遵守商业道德、保护劳工权利、保护环境、发展慈善事业、捐赠公益事业、保护弱势群体等。

二、企业社会责任在中国的发展

纵观近十几年中国企业社会责任建设工作的发展，大致经历了以下三个阶段。

（一）第一个阶段

企业社会责任思想其实早就存在，在我国，先秦时就有"君子爱财，取之有道""穷则独善其身，达则兼济天下"的古训。20世纪90年代中期到21世纪初，在国际销售商、品牌商的推动下，社会责任问题逐步得到重视，中国企业建立了在国际采购中实施社会责任方面的准则、标准或体系，开始接受跨国公司实施的社会责任方面的工厂审核。王齐、庄志毅（1990）认为，企业对有关各种社会集团所承担的特定的责任，称为企业的社会责任。这种责任，既包含了经济性责任，又包含了非经济性责任；既有法律上的责任，又有道义上的责任。他们将企业社会责任的内容分为三个层次：企业的基本经济责任；关心和影响社会价值观念的责任；改善社会环境的责任。刘俊海（1999）指出，公司社会责任是指公司不能仅以最大限度地为股东们赚钱作为唯一存在的目的，还应当最大限度地增进股东利益之外的其他所有社会利益。

（二）第二个阶段

从21世纪初到2006年，企业社会责任开始得到广泛关注。中国的学术机构、非政府组织和在华国际组织开始对社会责任进行系统介绍和广泛研究、讨论。政府部门开始关注企业社会责任建设工作。劳动部、商务部也开始调查中国企业社会责任建设情况。李洪彦（2006）指出，企业社会责任是指一个企业将社会基本价值与日常商业实践、运作和政策相整合的行为方式。因此，一个优秀的企业会全面考虑企业对所有利益相关人的影响，包括员工、客户、社区、供应商和自然环境等。

（三）第三个阶段

2007年以来，企业逐渐落实社会责任，实现企业经济责任、社会责任和环境责任的动态平衡，这些举措可以提升企业的竞争力，为企业树立良好的声誉和形象，从而提升公司的品牌形象，获得所有利益相关者对企业的良好印象，增强投资者信心，更加容易地吸引到企业所需要的优秀人才，并且留住人才。

《中华人民共和国公司法》第五条："公司从事经营活动，必须遵守法律、行政法规，遵守社会公德、商业道德，诚实守信，接受政府和社会公众的监督，承担社会责任。公司的合法权益受法律保护，不受侵犯。"第二百一十八条："本法自 2006 年 1 月 1 日起施行。"

举办企业社会责任案例评选，获奖案例均是在社会公益、公益传播和环境保护方面做出突出贡献的企业。例如，美年健康开展公益"三部曲"活动，并联合健康领域上下游合作伙伴共同发力，辐射公益影响力，践行"健康中国"战略。2020 年是美年健康与中国残联、中国肢残人协会连续第四年合作，也是与上海市残疾人福利基金会第九个合作年，已经累计服务了两万余人次的残障人士。2020 年，美年健康联合全国 150 余座核心城市体检分院，共同为当地残疾人提供"爱无疆"公益助残行动，服务人数约 1.2 万人次。美年健康还将在天猫、京东、美年健康官方商城等电商平台首度发起公益募捐活动，凡在美年健康上述电商平台购买产品的消费者，企业会从收入中提取一定比例金额作为善款捐献给上海宋庆龄基金会，用于因病致贫或医疗条件落后地区的妇女、儿童的健康筛查，并捐助医疗物资等。"糖尿病"的预防工作成为重点推进项目之一，作为 2016"美年健康·全民控糖登月计划"、2019 年新华社"健康中国·体检大数据糖尿病地图"的延续，2020 年下半年"糖尿病"公益计划是项目具体落地的举措。

三、国内外企业社会责任的发展历程

从国内外企业社会责任的发展脉络来看，对企业社会责任的研究可以归纳为以下几个阶段。

（一）兴起与思辨阶段

20 世纪 50 年代至 70 年代后期是 CSR 的提出与初步发展阶段，研究内容主要围绕 CSR 是什么、企业是否应当承担社会责任，以及其对企业和社会的重要性展开，被称为狭义企业社会责任（CSR）。因而这一阶段是 CSR 的兴起与思辨时代，由早期关注利润最大化及托管管理向生活质量管理转变，并且这一阶段的另一特征是没有涉及社会责任与财务绩效的任何关系。在这一时期，学者们仍存在较多的讨论，争论的焦点在于企业是否应该承担经济之外的责任，以及企业社会责任是什么？对前者而言，学术史存在两次非常著名的论战，一次是 20 世纪 30～40 年代，伯利与多德的论战，另一次是 20 世纪 60 年代伯利与曼尼（Manne，1928—2015）的论战。第一次论战源于企业经营者的职能问题，伯利认为企业的管理者只能是企业股东的受托人，其唯一目的是为股东赚取利润，股东利益始终优于其他潜在利益者的利益，而多德则认为企业是既有社会服务功能又有营利功能的经济机构，因而"个体经营者应树立自己对职工、消费者和社会大众负有社会责任的态度"。作为第一次论战的延续，伯利与曼尼的争论则是关于社会责任之争的另一引人注目的事情（田祖海，2005），论战的结果是曼尼最后有条件地接受了企业履行社会责任的观点。对于后者，仍然存在相互对立的具有代表性的两种观点。以弗里德曼（Friedman，1962）（1912—2006）、哈耶克（Hayek，1969）（1899—1992）和戴维斯（Davis，1973）为代表，他们反对 CSR 的观点，以传统经济学为基础，以代理理论为视角，认为管理者的唯一目的就是为企业所有者或股东实现利润最大化（Friedman，1962；Hayek，1969）。企业社会责任是对企业主要目的稀释（Hayek，1969），是强加给股东的不平等成本负担（Friedman，1962），并且企业并不是用于处理社会问题的，而管理者以财务和运营为导向也不具备必要的专长（社会技能）来做出社会导向的决策（Davis，1973）。这一观

点很快受到企业社会责任的社会契约论及伦理道德论在宏观层面的抨击，产生了艾布拉姆斯（Abrarns，1951）、弗雷德里克（Frederick，1960）（1926—）、阿克曼（Ackman，1973）、斯泰纳（Steiner，1974、1975）（1912—2019）等支持 CSR 的观点。

（二）拓展与发散阶段

20 世纪 70 年代后期至 90 年代中期，是 CSR 思想进一步扩展和延伸阶段，企业社会响应（corporate social responsiveness，CSR）、公共责任（public responsibility）和企业社会绩效（corporate social performance，CSP）等相关概念被相继提出，实现了从 CSR 向 CSP 的转变（Frederick，1978），属于广义的企业社会责任思想。本阶段研究者聚焦于对社会响应或摆出响应姿态的具体行为，从强调社会义务向强调响应的过程转移，强调社会责任活动的结果和产出。特别是企业社会绩效模型的提出，将责任、响应能力及社会问题以"原则 - 过程 - 策略"的方式整合在一起，进一步扩展了社会责任思想。其中最具里程碑意义的文献是卡罗尔（1979）（1939—）在《管理学评论》中提出的 CSP 三维模型，该模型的要旨在于将企业社会绩效（也就是广义上的企业社会责任）的三个维度、社会问题与企业响应能力整合在同一主题之下。该模型最重要的贡献在于，其认为企业的经济与社会目标并不是互不相容的，两者可以被同时整合为包含经济、法律、伦理道德和自由裁量四类社会责任在内的企业总社会责任，对于每一类社会责任而言，分别有不同的重要量级和四种可能的行动战略选择（被动反应、防御、适应和积极主动）。可以说，卡罗尔写这篇文章时思想中带有非常实用的目的，因而对于研究者而言，该模型提供了理解各式各样 CSP 思想的综合性框架；对管理者来说，则为其提供了有助于管理者系统思考企业面临主要社会问题的工具。

（三）工具化与操作化阶段

从 20 世纪 90 年代开始，利益相关者理论被引入企业社会责任研究中，产生了 CSR 利益相关者模型，该模型更精确地识别参与者并对各利益相关者在模型中的定位、功能进行定义，解决了 CSR 的测量和检验问题，从而把企业社会责任的研究推向了一个新的高度。其中克拉克森（Clarkson，1995）在其实证研究的基础上强调，为使 CSR 的利益相关者模型更具适用性，首先必须对利益相关者的问题与社会问题进行区分，并指出社会问题是足够重大的公共问题，以至于必须立法或建立规章制度，如果法规没有出现，便有可能是利益相关者问题而不是社会问题，一旦问题的实质被识别，就有必要界定分析层次，只有这样，才能有效地分析和评价企业和管理者的社会绩效。

（四）细化与推广阶段

21 世纪以来，在政府从一些公共事务管理上有所后退的背景下，企业接管了部分公民权，使企业公民概念又引起了学者的关注。如迈尼昂和费雷尔将企业公民区分为经济、法律、伦理和自由裁量公民四维模型，并开发了相应的量表；米尔维斯和古金斯提出了企业作为公民在发展过程中所经历的五个阶段：初级阶段、参与阶段、创新阶段、整合阶段和变革阶段。除企业公民的研究外，近年来关于企业社会责任的研究更加深入、细致。麦克威康斯和西格尔提出了一个企业社会责任的供需模型，该模型可以做出企业社会责任成本收益分析，以及企业社会责任与财务绩效的联系。巴苏和帕拉佐在总结了现有 CSR 研究三种途径的基础上，认为很多CSR 研究都过分强调了内容，这会导致对最首要的引起或形成企业社会责任行为的内在深层意识因素、企业核心文化、制度因素的忽略。企业社会责任不仅是外部压力的结果，更是组织内在本质的体现，否则难以解释面对竞争，政府、社会为什么与企业反应不一样，以及为什么有的企业对利益相关者的社会责任做得更好。

（五）引入与本土化阶段

20世纪90年代末，随着我国改革开放的不断深入，中国企业开始走上世界贸易的平台，在西方世界已广泛流行的社会责任运动进入中国企业家的管理视野，出口企业在接受订单时必须满足ISO质量标准、SA8000等要求，在实践及外在需求的压力下，开始接受并实施社会责任管理。而国内学者也在21世纪初开始关注这一主题，直到2006年2月"首届中国企业社会责任国际论坛"才在政府、企业、科研机构和媒体的共同努力下举办，同年7月"中国企业社会责任调查"展开，深圳市领导与企业家举行名为"社会责任是企业家应有的使命"恳谈会等，而2008年的汶川地震则将社会责任提高到更高的高度，被学者称为中国社会责任"元年"。

仲景宛西制药股份有限公司（简称"仲景宛西制药"）荣获"2022中国医药社会责任媒体观察·公益柱石奖"。我国的医药企业从最初的跟跑者逐步变成并跑者，甚至引领者。仲景宛西制药践行传承与创新，推出"三分钟讲透经典""仲景健康节"等特色项目，让中医药文化、中医药故事、中医药知识走进寻常百姓家。该公司坚持"传承、创新、责任、诚信"的价值观，秉承"让老中医放心，让老百姓放心，让老祖宗放心"的社会承诺和"药材好，药才好"的制药理念，最终实现了产业化经营和规模化发展。如今，仲景宛西制药已经形成了仲景工业、仲景农业、仲景商业等七大版块联动发展的新格局，其"药材好，药才好"的口号更是成为行业标杆。作为张仲景中医药文化的传承者与创新者，企业以丰富多彩的中医药文化主题活动为载体促进中医药热的形成，成为中医药经典文化的引领者。40多年来，仲景宛西制药先后拿出上亿元，不遗余力地参与社会公益活动：以标准化中药材基地为依托，仲景宛西制药带动三省六地近百万名药农、菇农走上致富之路；仲景宛西制药累计为10多万陕西高考学子捐送益智保健类药品，助力山区孩子圆梦高考；在抗击疫情的关键时刻，仲景宛西制药主动捐款捐药超过千万元；2021年7月，郑州出现大暴雨，仲景宛西制药第一时间捐款捐药超千万元。

第三节　健康企业承担社会责任的必要性及制度保障

一、健康企业承担社会责任的必要性

中国特色社会主义进入了新时代，健康企业在保障人民健康和促进和谐发展方面肩负着更为重要的社会责任。"没有全民健康，就没有全面小康"，习近平总书记关于健康中国建设的这一重要论述，赢得全社会强烈共鸣。回应民生期盼，把握时代脉搏。从印发《"健康中国2030"规划纲要》，到发布《健康中国行动（2019—2030年）》，党的十八大以来，以习近平同志为核心的党中央作出推进健康中国建设的重大决策部署，着力解决看病难看病贵问题，努力实现让人民群众"病有所医"的民生承诺。习近平总书记强调："药品安全责任重于泰山……每家制药企业都必须认真履行社会责任，使每一种药、每一粒药都安全、可靠、放心。"健康不仅是治病，更是"治未病"，从事生命健康行业的企业，有责任普及生命科学，把健康知识传播给社会，助力社会树立健康文明观念。健康企业有责任通过改善产业链员工、企业员工、社区民众或普通消费者的健康，来获得企业和社会的双赢。健康企业承担社会责任，在一定程度上可以帮助企业降低医疗成本，塑造品牌形象，降低员工离职率。同时，可以提升员工生产率，塑造优质的健康企业文化。飞利浦医疗一直专注于"健康舒适，优质生活"的经营理念，不仅建立了员工专属的员工俱乐部，为员工提供业余休闲活动和自愿健身活动，每年还会举行一次全公司参与的大型运动会，帮助员工提升健康水平。健康企业作为与生命息息相关的行业，安全与质量应该是置于企业行动与理念首位的因素。健康企业的社会责任与其可持续发展是相辅相成的，现今很多企业正在用承担社会责任、履行社会责任等方式，提高盈利能力和可持续发展能力。一个突出表现就是创造共享价值，比如社会责任投资、社会影响力投资、社会价值投资等，在创造社会效益的同时，也创造经济效益。

（一）健康企业承担社会责任是和谐医患关系建设的要求

健康企业作为健康行业的重要主体之一，应当承担构建和谐医患关系的责任。一个具有高度责任感的健康企业是构建和谐医患关系的基石。健康企业承担社会责任有利于企业的可持续发展，同时为和谐医患关系构建奠定基础，有利于公众健康和社会稳定的维护。因此，健康企业必须主动承担社会责任，与构建和谐医患关系的要求紧密结合起来。

（二）健康企业承担社会责任是维护社会稳定的主要环节

健康企业承担社会责任可以促进社会稳定。第一，健康企业在保持企业不断发展的前提下，通过赞助公益、慈善事业来帮助社会各类弱势群体，缩小贫富差距，维护社会公平与和谐。第二，健康企业通过扩大企业规模，公平合理地为社会提供更多的就业岗位，进而有效维护社会稳定。第三，一些健康企业重大事件的发生，其中非常重要的原因之一是健康企业社会责任感的缺失。健康企业积极承担社会责任，有利于减少负性健康事件的发生，减少健康企业与消费者、政府之间的信任危机，维护社会和谐。

（三）健康企业承担社会责任是企业实现其社会性的组织作用需要

健康企业与其他任何企业一样，是具有社会性的组织，与社会有着千丝万缕的联系。健康企业的生存和发展离不开稳定的宏观社会环境支持。一个公正、公平、稳定的社会环境是企业生存和发展的必要条件。社会赋予了健康企业生存和发展的条件，健康企业也必须承担为人类生活水平不断提高而提供所需要的健康产品和服务的义务，否则，健康企业就失去了存在的价值和理由。总之，健康企业应社会需要而存在，社会又为其健康发展提供了足够的生存空间。企业来自社会，也需要还原于社会。企业和社会是一种共存共荣的关系。

（四）健康企业承担社会责任是其保持与各利益相关者之间契约关系的需要

健康企业不仅是一个独立的法人，而且涉及诸多上下游产业链，需要各利益相关者的参与。利益相关方包括消费者与患者、股东及债权人、员工、上下游产业链各方、社区、政府等。在市场经济体制中，这些利益相关者彼此之间是一种平等交易的契约关系，正是这种相互依存的关系，促进了健康企业的成长与发展。因此，健康企业必须维护这种相互依存关系，才能维持健康企业的生存与发展，而健康企业承担社会责任，正是对契约关系各方利益最大的维护。

（五）健康企业承担社会责任是企业伦理道德的要求

以伦理道德为主要内容的企业文化的形成和发展，是一个健康企业成熟的标志。健康企业在为股东赚取更多利润的时候，必须遵守一定的是非准则，使企业、市场和社会获得共同繁荣和发展，使健康企业成为社会良心的维护者。健康企业的生存和发展，只有在它拥有为社会，至少是为大多数人所接受的道德上的正当性时，才能被大众认为是正义的。

（六）健康企业承担社会责任是与国际经济接轨的需要

健康企业承担社会责任是一种国际性的发展趋势，强调企业的社会责任已成为世界性的趋势。《财富》和《福布斯》杂志在企业排名评比上，都含有"社会责任"标准。一个健康企业若要跻身于世界企业前列，承担社会责任是不可回避的担当和义不容辞的作为。

二、健康企业承担社会责任的制度保障

健全完善健康企业社会责任的法律，加大执法力度。健康企业社会责任的履行需要有完善、系统的法律法规作为保障。在涉及健康企业经营管理的地方性规章中，应补充完善健康企业履行社会责任的相关规章条文，逐步完善切实可行的地方性法律规章，可促使健康企业承担社会责任纳入法治化、规范化管理的轨道。加大对药品安全生产、环境污染等违法违纪行为的处罚力度，提高违法者的成本和代价，减少发生罚而再犯的悲剧。

党的十九大报告提出"实施健康中国战略"，是坚持和发展习近平新时代中国特色社会主义的一项重大战略部署。党的二十大报告指出，人民健康是民族昌盛和国家强盛的重要标志，把保障人民健康放在优先发展的战略位置，完善人民健康促进政策。习近平总书记高度重视企业社会责任工作，指出"一个企业既有经济责任、法律责任，也有社会责任、道德责任"，强调"只有真诚回报社会、切实履行社会责任的企业家，才能真正得到社会认可，才是符合时代要求的企业家"，为企业履行社会责任指明了方向，提出了明确要求。《中华人民共和国基本医疗卫生与健康促进法》提出，国家和社会尊重、保护公民的健康权。国家实施健康中国战略，普及健康生活，优化健康服务，完善健康保障，建设健康环境，发展健康产业，提升公民全生命周期健康水平。国家建立健康教育制度，保障公民获得健康教育的权利，提高公民的健康素养。《中华人民共和国药品管理法》规定医药企业应该生产出安全、有效、质量可控的合格药品。医药企业应树立"第一责任人"意识，坚持质量第一，从源头上履行好企业的社会责任，才能赢得消费者的满意，从而促进企业持续健康发展。

此外，还有下列相关法律：《中华人民共和国食品安全法》《中华人民共和国国境卫生检疫法》《中华人民共和国传染病防治法》《中华人民共和国红十字会法》《中华人民共和国母婴保健法》《中华人民共和国献血法》《中华人民共和国医师法》《中华人民共和国职业病防治法》《中华人民共和国人口与计划生育法》等；行政法规：《医疗事故处理条例》《医疗机构管理条例》《血液制品管理条例》《中华人民共和国母婴保健法实施办法》《中华人民共和国传染病防治法实施办法》等。

随着人们生活水平的不断提高，公众对健康的需求越来越高，健康企业在保障人民健康和促进社会稳定等方面担负着更为重要的社会责任。只有政府、企业、社会多方协作，共同为健康企业社会责任建设添砖加瓦，才能逐渐建立起规范有序的健康市场秩序，促进健康事业和产业又快又好地发展。

案例分析

YZJ 药业集团切实履行社会责任

　　YZJ 药业集团作为医药行业的领军企业，在这几十年能够得以健康长久地发展，不仅是依靠大经济环境的发展，还因为 YZJ 药业集团始终牢牢地把握国内外的动态局势，牢牢关注党和国家的新政策，牢牢树立四个意识等坚定信念，主动承担企业社会责任。纵观 YZJ 药业集团的发展足迹，从当年长江畔一家名不见经传的镇办小厂起步，到成长为中国制药行业头部企业并开启国际化发展步伐，50 多年来，YZJ 药业不忘初心，坚持不懈地实干和创新，视质量为生命，目的只有一个：让患者用上质量更好、性价比更高的放心药。在这一过程中，扬子江药业确立了"任何困难都不能把我们打倒，唯有质量"的质量精神，塑造了"为父母制药、为亲人制药"的质量文化，成为制药行业追求质量卓越的标杆。

　　资料来源：网络。

本章小结

　　本章重点阐述了健康企业社会责任的含义与内容，介绍了企业社会责任在国内外的发展、企业社会责任思想的演进、国内外企业社会责任的发展历程，具体分析了健康企业承担社会责任的必要性，阐述了健康企业承担社会责任的制度保障。

思考题

1. 健康企业社会责任的内容有哪些？
2. 简述国内外企业社会责任的发展历程。
3. 简述健康企业承担社会责任的必要性。

NOTE

扫一扫，查阅本章数字资源，含PPT等

第四章　健康企业战略管理

【学习要求】

1. 掌握健康企业战略管理的相关概念和战略规划的过程。掌握如何进行健康企业环境分析和健康企业资源与能力分析技术。

2. 了解健康企业战略实施与控制过程，以及相关的评价与控制方法。

3. 熟悉健康企业战略目标的设定与选择，了解健康企业使命、愿景和实现战略目标的可持续增长战略，以及规划业务组合方法。

【案例导入】

推进 TSL 医药产业化发展，健全中医药健康产业体系

2022 年 6 月 24 日，TSL "现代中药智能制造"案例获得 "WIC 智能科技创新应用优秀案例"评选十优榜单之一，其凭借的是躬耕中药智造二十载的创新作为：TSL 以现代科学解读中医药密码，打造以 "质量数字化"为核心的中药智能制造系统，实现了中药生产全流程的数字化、智能化。TSL 医药集团股份有限公司是现代中药国际化领军企业，致力于发展成为中国领先、具有全球影响力的医药及健康服务集成方案提供者。"以人为本，精准创新"，不断推动医药健康事业的进步，让每个人尽享生命的美好和希望。

创新研发，以数字科技深度融合中医药产业。TSL 造就现代中药智造全产业链从中药数智化研发做起，打造了具有自主知识产权的人工智能大数据平台。突破关键智造技术，打造中药滴丸生产数字化工厂。TSL 构建的 "中药滴丸生产数字化工厂"，通过智能制造关键技术的突破和应用，融合了安全可控、标准规范的工艺设计、智能装备、过程分析检测、数据分析建模等功能。实施全产业链数字化闭环管理，打造中药智造典范。为了实施全产业链数字化管理，TSL 开发了覆盖药材、制造、质量、仓储、物流等全环节的数字化系统，利用工业互联网实现了系统的互通互联，形成了全产业链闭环管理。

在国家 "十四五"规划中，推动智能制造发展是重要内容。TSL 作为生物医药行业的重点企业，面临着良好的发展机遇。TSL 控股集团董事局主席说，TSL 将用守正创新的思路，强化顶层设计，整合装备、数字化、生产工艺、质控等方面专家，

融合 5G、数字孪生等新兴技术，下大力气促进全产业链标准化、数字化，推动产业模式的智能升级，为生物医药产业的振兴发展做出更大的贡献。

材料来源：网络。

众所周知，大健康产业已经逐渐发展为国民经济的支柱性产业，健康企业的可持续性发展对社会经济发展起着重大作用，党的二十大也明确指出"人民健康是民族昌盛和国家强盛的重要标志"。"凡事预则立，不预则废"，企业战略观念是关乎企业往哪里走、如何走的生死攸关的因素，企业的战略制定决定着企业的生存与发展，强有力地执行一个科学、缜密的战略是健康管理企业竞争制胜、经营成功的重要保证。战略管理对健康企业的未来发展有着越来越重要的作用，在健康企业管理中越来越重要。

第一节　健康企业战略管理概述

一、战略的含义

在我国，"战略"一词自古有之，"战"是指战斗和战争，"略"是指筹略、策略、计谋。在西方，战略一词来源于希腊文 strategos，其意是将军指挥军队的艺术和科学。随着企业竞争的日益激烈，很多人感觉到商场如战场，"战略"一词也就被广泛应用到企业管理中来。

在企业管理中，战略是指贯穿于一个系统在一定历史时期内决策或活动中的指导思想，以及在这种指导思想下做出的关系系统全局发展的重大谋划。企业管理层制定"重大谋划"，企业依此确立在其市场领域中的位置，同其竞争对手竞争，以满足顾客的需要，最终获得卓越的业绩。

二、健康企业战略管理的概念及特征

健康企业战略管理是指在宏观层次通过分析、预测、规划、控制等手段，实现充分利用健康企业的人、财、物等资源，以达到优化管理、提高经济效益的目的。健康企业战略管理是对企业战略的设计、选择、实施和控制，直至达到健康企业战略总目标的全过程。

健康企业战略管理具有以下特征。

（一）全局性

战略是一个企业的发展蓝图，是企业进行经营管理活动的基础。企业战略也是对企业的未来发展目标和经营方向的规划和设计，它规定了企业的所有行为，并追求企业的整体效果，对企业的总体活动有着全局性、整体性的指导意义。总之，所谓的全局性，就是根据企业的整体状况来规定企业总的发展目标和发展规划。健康企业主要针对人民健康，而人民健康已上升到战略高度，党的二十大报告指出："把保障人民健康放在优先发展的战略位置，完善人民健康促进政策。"我国大健康行业将迎来全方位发展，健康企业能否抓住这一发展契机，关键就看健康企业能否以企业全局为研究对象，按照健康企业总体发展的需要，规定企业的总体目标，确定企业的总体行动方向，实现企业的总体效果。

（二）长远性

战略问题刻画的是企业在未来相当长的一段时间内如何生存和发展的问题。所谓长远性，是指企业战略的着眼点是企业的未来而不是现在，是为了谋求企业的长远利益而不是眼前利益。因此，健康企业家要有长远发展的目光，以战略慧眼洞察和形成健康企业的远期发展战略，制定能够发挥企业管理优势、技术优势和健康产业优势的长远战略目标，从而保证企业长期利益的最大化。

（三）竞争性

企业战略制定的目的是在激烈的市场竞争中能够克敌制胜，同时为了更好地面对来自各方面压力、困难和冲击而制定的行动方案。随着党的十八届五中全会公报将建设"健康中国"上升为国家战略，"大健康"概念正融入各级政府的执政理念之中。在政策红利的不断释放下，"大健康"产业引领新一轮经济发展浪潮，各方面资本积极涌入，市场竞争更加激烈。健康企业战略的制定需要明确竞争对手和竞争目的，才能够在激烈竞争中保持独特的优势。因此，健康企业战略具有很强的竞争性，而绝不是在"和平"状态下的企业计划。

（四）纲领性

企业战略规定了企业的长远目标、发展方向和基本方针，以及企业所采取的基本措施和手段，这些一般都是原则性、概括性的规定，具有行动纲领的指导作用和意义。健康企业将战略付诸行动，需要对战略进行进一步分解、展开和落实才能实现。

（五）风险性

企业战略是对未来发展的规划，然而环境总是处于不确定的和变幻莫测的趋势中，任何企业战略都伴随风险，如财务风险、经营风险，而对健康企业来说还面临着巨大的行业风险，例如，医药产品总有毒副作用等不测事件发生。健康企业管理者必须习惯于管理各种不确定性，正确地认识、化解乃至创造并利用不确定性。健康企业战略规划的流程一般从战略分析、战略选择、战略实施到战略控制，是一个渐进螺旋式调整上升的过程，整个过程都存在各种各样的不确定性风险。

（六）创新性

由于健康企业的战略具有一定的风险性，创新则是健康企业防范风险的最好途径。所谓创新性，是指健康企业在制定战略时必须从自身条件和外界环境出发，勇于创新、敢于冒险，制定出适合本企业发展的独特战略。健康企业战略的创新是使健康企业取得良好收益和获得发展的必由之路。企业家在制定战略时要在思想观念上适应健康产业高科技发展的趋势，应用先进科学技术开发新的医药产品，加速健康产品的更新换代，创新服务，提高健康企业的客户服务水平。创新是企业的灵魂所在，健康企业只有全方位创新，才能面向世界大健康产业市场，才能求得健康产业的大发展。

三、健康企业战略管理过程

健康企业战略管理过程由四个相互关联的步骤组成，如图 4-1 所示。

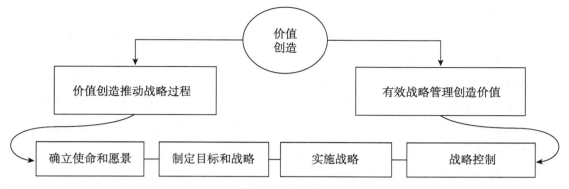

图 4-1 健康企业战略管理过程框架

（一）确立健康企业的使命和愿景

明确企业为什么要这样做，以及本企业立志要成为什么样的企业。

（二）制定健康企业的目标和战略

根据企业的使命和战略形势的分析，确定未来企业的发展方向，以及如何实现使命和愿景。

（三）实施战略

实施战略以一种高效率和高效果的方式执行选定的战略。

（四）战略控制

对战略实施进行检查，评估该战略是否成功，是否为主要的利益相关者创造了价值，并提供反馈意见，及时调整战略和采取改进措施。

战略管理既起始又归结于价值创造，过程中的每一步都集中于一个目的，即创造价值。

案例分析

"互联网医疗" 大时代中的 ALJK

ALJK 是 AL 企业于医疗服务产业领域的主打运营平台，是 AL 企业基于 "Double H" 双战略下，在大健康领域的互联平台。其当下发展阶段中的核心服务与核心产品主要包括：数字基建服务与医疗电商服务，产品追溯服务和其他创新类服务等。

医药电商业务：ALJK 医药电商业务以用户为核心，积极运用互联网技术、物联网技术，全渠道推进医药自营业务、天猫医药平台，以及新零售业务相结合运营模式，继续积极拓展与上游优质品牌商的合作，进一步加强与医药、滋补保健、医疗器械厂商和国内大型医药经销商的业务合作，为有健康需求的用户，建立线上线下一体化的综合医药服务平台。

医疗健康服务业务：ALJK 为更好地满足用户在线就医需求，于 2020 年 9 月推出独立的医疗健康服务 App 医鹿。以技术和模式创新为手段，建立包括儿科中心、直播科普、社群互助等多元化、多维度的医疗工具及服务能力，使用户可以获得一站式便捷的在线医疗健康服务。除此之外，医鹿自建 "鹿苗" 疫苗服务平台，提供一站式数字化疫苗预约服务，让用户享受包括儿童疫苗、成人疫苗、流感疫苗等疫苗登记、预约、智能规划、提醒在内的全流程服务，同时也可以享受专业的疫苗科普和咨询服务。

　　数字基建业务：ALJK 平台自主研发的"码上放心"能够为企业用户、各层级政府部门提供产品生命周期的基本追溯服务。凭借着互联网与实体相融合的模式，ALJK 大力提供增值服务与基本服务，主要包含医保控制费用服务与渠道治理服务、病患教育服务与药品追溯服务等。截至 2021 年 3 月 31 日，AL 集团在国家重点要求追溯品种（集中采购中标品种、血液制品、麻醉药品、精神药品）企业的覆盖率已超过 98%，其中疫苗生产企业的覆盖率已达到 100%。

　　材料来源：网络。

第二节　健康企业战略环境分析

　　任何一个组织都不是孤立存在的，总是要受到这样或者那样的环境影响。换言之，企业的发展离不开环境的作用，尤其是健康企业，其业务涉及医药产品、医疗器械、保健用品、营养食品、休闲健身、健康管理等多个与人类健康紧密相关的生产和服务领域，其发展与信息技术、生命科学、材料科学等众多学科和技术发展密切相关，是社会、经济发展的必然要求，与提高国民健康素质、促进其全面发展、构建和谐社会都有着非常紧密的联系。因此，分析健康企业外部环境和内部环境，把握健康企业外部和内部的优势与劣势，对健康企业战略的设定、选择、实施和控制影响深远。

一、健康企业外部环境分析

　　健康企业外部环境分析是指对健康企业所处的一般（宏观）环境和产业（行业）环境的非可控因素进行现状与趋势分析，明确所带来的机会和面临的威胁，通过战略的制定，充分利用机会，尽量减轻或避开威胁。

　　（一）健康企业一般外部环境分析

　　健康企业一般外部环境分析主要采用 PEST 方法分析企业所处的政治（political）、经济（economic）、社会文化（social cultural）、科技（technological）等因素对健康企业战略目标和战略选择的影响。

　　1. 政治环境因素　政治环境因素是指对企业经营活动具有现实的作用与影响的政治体制、政治制度、方针政策、政治力量，同时也包括对企业经营活动加以限制和要求的法律和法规等。2013 年 9 月，国务院印发的《关于促进健康服务业发展的若干意见》是指引中国大健康产业发展的向导。习近平总书记在十九大报告中提出实施"健康中国"战略，在党的二十大报告中提出推进"健康中国"建设，体现了国家对人民健康的价值和作用的高度重视，从而也进一步将大健康产业的发展推向新的高潮。这些政策的出台直接影响了健康企业的经营行为，尤其是健康企业未来长期的投资行为。

　　2. 经济环境因素　经济环境因素是指一个国家或地区的经济制度、经济结构、经济类型、经济发展水平、消费结构与消费水平，以及未来的发展趋势等。从全球来看，发达经济体医药市场增速回升，新兴医药市场需求旺盛，生物技术药物和化学仿制药在用药结构中比重提高，为我国健康企业医药出口带来了新的机遇；从国内来看，国民经济保持中高速增长，居民可支配收入增加和消费结构升级，健康中国建设稳步推进，这些都将推动健康产业的快速发展。

3. 社会文化环境因素　社会文化环境包括一个国家或地区的社会性质、人们共享的价值观、文化传统、生活方式、人口统计特征、教育程度、风俗习惯、宗教信仰等各个方面。变化中的社会文化因素影响社会对企业产品或服务的需求，也能改变企业战略的选择。全球大健康产业正面临着良好的发展环境，经济全球化、人口老龄化、各国医疗体系改革，以及人们越来越重视健康等，都为健康产业创造了良好的发展机会。

4. 科技环境因素　企业的科技环境指的是企业所处的社会环境中的科技要素及与该要素直接相关的各种社会现象的集合，包括国家科技体制、科技制度、科技水平和科技发展趋势等。例如，精准医疗、转化医学为新药开发和疾病诊疗提供了全新方向，基于新靶点、新机制和突破性技术的创新药不断出现，肿瘤免疫治疗、细胞治疗等新技术转化步伐加快，5G 技术、人工智能促进互联网医疗发展。随着科学技术的发展，新能源、新材料、新技术和新工艺等相继出现，投入使用，健康企业在战略管理上要做出相应的战略决策，以获得新的竞争优势。

一般环境因素或力量对任何经济组织都是客观现实的存在，因此仅对一般环境的分析还是不够的，还必须对健康企业所在的或想进入的产业环境进行深入分析。

案例分析

HRHNYY 全力确保重点药品配送至基层

自 2022 年 12 月 7 日新型冠状病毒疫情防控工作进一步优化调整后，群众用药需求增多，尤其是在农村地区，布洛芬一粒难求。HRHNYY 积极践行央企担当，加强医疗物资准备，稳定药物市场秩序，畅通药物购买渠道，全省线上线下零售门店紧急行动，通过自营零售连锁药店，面向社会进行紧缺退烧药布洛芬的免费发放，线上 O2O 门店平价供应布洛芬片，双向发力。同时，HRHNYY 各分公司、子公司送治疗药品及防疫物资到乡、村、镇卫生院，保障群众平价、畅通购买退热、止咳、抗病毒、治感冒等非处方药物，着重加大对农村地区治疗药品和抗原检测试剂的供应力度，确保群众能够买得到、用得上，稳量足价供应市场，全力保障群众健康。同时，HRHNYY 已引进奈玛特韦等重点治疗药物，用于中重症新冠病毒感染患者及高危人群的救治，切实保障人民群众的生命健康。

材料来源：网络。

（二）5F 产业环境分析

著名战略管理理论专家迈克尔·波特（Michael E.Porter，1947—）教授为产业竞争分析提供了一个清晰的思路。按照波特的"五力"模型，健康产业中也存在着五种基本竞争力量，即产业内现有健康企业之间的竞争、供应商的讨价还价能力、顾客的讨价还价能力、潜在的进入者，以及健康产业替代品生产者的威胁（图 4-2）。这五种基本的竞争力量也影响着健康企业行业内的产品价格、成本和所需的投资，这五种力量结合在一起，就决定了健康产业中竞争的程度，同时也决定着该产业的盈利潜力。

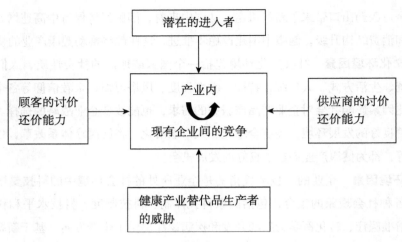

图 4-2　波特的"五力"模型

1. 现有健康企业之间的竞争　现有健康企业之间的竞争是健康企业直接对手之间针锋相对的争斗，是一种最明显的竞争力量。例如，截至 2021 年年底，单就无锡一个市就约有 168 家养老机构，其中无锡市滨湖区太湖养老服务中心、滨湖区百禾怡养院、滨湖区金夕延年乐颐养老院三家机构入选五级养老机构，江阴市夕阳红老年康乐中心、无锡市梁溪区广益养老中心等 18 家养老机构入选无锡首批四级养老机构，其他养老机构也分别评定了一至三级的等级。健康产业面临着较好的发展机遇，健康产业内的企业不可避免地存在竞争，并且形式多样，价格竞争、产品或服务的差异性、产品或服务的革新和广告战是常见的竞争手段。竞争对手的数量和实力、行业增长速度、产品或服务的特点、固定成本的高低、生产能力过剩或不足、退出行业的壁垒等，决定了健康行业内健康企业之间竞争的激烈程度。

2. 供应商的讨价还价能力　物资供应商是健康企业在从事健康服务及产品活动中所需投入品的提供者，供应商通过提高价格，或通过降低货物的质量或数量影响健康企业盈利的能力。实力强大的供应商对于购买方是一种威胁，威胁的强度取决于供应者的数量、有无替代品或服务、购买者的重要性、购买者的转换成本、供应商的前向一体化。

3. 顾客的讨价还价能力　顾客的力量能够影响销售的条款和条件。当该能力强时，他们可以通过要求更低的价格或在同样价格下更好的质量或额外的服务等方式，得到行业所创造价值的更多部分。顾客购买量、产品差异性、更换供应商的成本、后向一体化的可能性、医改方案、药品挂网招标措施等，都将影响健康企业产品的销量及价格。

案例分析

2022 年新冠病毒感染治疗药品参与医保药品目录谈判情况

　　2022 年国家医保药品目录谈判工作于 2023 年 1 月 8 日正式结束。新冠病毒感染治疗药品共有阿兹夫定片、奈玛特韦片 / 利托那韦片组合包装（下文简称"Paxlovid"）、清肺排毒颗粒三种新冠病毒感染治疗药品通过企业自主申报、形式审查、专家评审等程序，参与了谈判。其中，阿兹夫定片、清肺排毒颗粒谈判成功，Paxlovid 因生产企业 HRTZ 有限公司报价高未能成功。阿兹夫定片、清肺排毒颗粒经过本次谈判纳入国家医保药品目录后，国家医保药品目录内治疗发热、咳嗽等新冠病毒感染症状的药品已达 600 余种。同时，为满足各地新冠病毒感染患者治疗的需要，近期各地医保部门结合当地医保基金运行情况，又将一批新冠病毒感染对症治疗药物临时纳入本地区医保支付范围。总体来看，医保报销的新冠病毒感染治疗用药品种丰富。

材料来源：网络。

4. 潜在进入者的威胁　潜在竞争进入者是指不在健康产品或服务企业，但有能力进入健康产业的资本和力量，能给健康产业带来新的生产能力，在市场份额、重要资源和增加多元化方面引起新的竞争，从而会破坏已有的竞争态势。潜在进入者对健康产业有较大的威胁，其威胁大小取决于该行业中企业所建立的进入壁垒，以及该行业的有利可图性。例如，BJ 是一个以研发多发性硬化症药品见长的公司，业务十分倚重多发性硬化症，但自 2020 年以来，LS 的奥瑞珠单抗超越 BJ 的产品富马酸二甲酯，成为多发性硬化症领域新一代最畅销单品，迫使富马酸二甲酯销量开始转头下跌，首次跌 13%，自此 LS 的多发性硬化症药品业务开始进入长期的阴跌。由于健康产业的特殊性决定了不是什么企业都能进入该行业，进入门槛相对较高，潜在进入者的威胁相对较小。

5. 健康产品或服务的替代品　替代品是指具有同样功能或用途的其他产品。与很多产业一样，健康产业同样面临着相近替代产品或服务的替代竞争，不过由于健康产品，尤其是医药产品，要求对疾病具有治疗作用，替代品相对较少，因此，健康产业的替代品威胁相对较小，但健康企业必须充分意识到替代品的威胁，并在制定企业发展战略过程中充分考虑。一方面，健康产品或服务的替代品可能是来自本企业外其他企业生产的健康产品或服务，他们具有的作用与现有企业产品相似。另一方面，随着社会文明程度的提高，以及医药卫生体制改革的进一步深化，药品的替代品可能包括保健品、医疗器械和运动健身等。

根据上述竞争结构分析模型，战略管理者应当通过竞争力量的来源分析，弄清企业的优劣势，把战略重点放在三个方面：一是在健康产业中确定企业最恰当和可防卫的战略定位；二是选择在本企业参与竞争的健康产业里保持和改善其竞争地位的战略；三是考虑采用多元化战略时选择进入新的健康产业领域。

二、健康企业内部环境分析

健康企业的战略选择是建立在许多考虑之上的，除了前述的外部环境分析，还需要了解自己的优势和劣势，而这一理解来源于对健康企业内部环境的分析。

案例分析

医疗设备研发制造厂商——MR

MR 公司是中国领先的高科技医疗设备研发制造厂商，同时也是全球医用诊断设备的创新领导者之一。自 1991 年成立以来，MR 公司始终致力于面向临床医疗设备的研发和制造，产品涵盖生命信息监护、临床检验及试剂、数字医学超声成像、临床麻醉系统四大领域，将性能与价格完美平衡的医疗电子产品带到世界每一个角落。MR 在中国很多城市设有分公司，在境外拥有 39 家子公司，在全球设有 9 个研发中心。全球员工过万人，其中研发人员占比近 26%，外籍员工超过 12%，来自全球 30 多个国家及地区，形成了庞大的全球研发、营销和服务网络。MR 的主营业务覆盖生命信息与支持、体外诊断、医学影像三大领域，通过前沿技术创新，提供更完善的产品解决方案，助力改善医疗条件、提高诊疗效率。

材料来源：网络。

（一）健康企业资源分析

健康企业的生产活动必须建立在自身的资源禀赋之上。所谓资源，是指企业所控制或拥有的有效要素的总和。企业资源分析旨在弄清楚企业资源状态、资源上表现出的优势和劣势，以及对未来发展目标存在的资源缺口等。企业的成功源于对健康产业相关资源的开发、整合和利用。

资源分析主要包括四个方面：一是分析现有资源。分析企业目前拥有的资源和可能获得的资源量，列出资源清单。二是分析资源的利用情况。原则上运用投入产出比率进行分析，评价企业资源是否实现了集中、有效、弹性利用。三是分析资源的应变力。分析战略环境发生变化，企业资源对环境变化的适应程度，尤其是重点分析那些对环境变化特别敏感的资源。四是资源的平衡分析。根据企业经营现状和发展趋势，分析企业各项业务对资源的需求、余缺及可能采取的调节措施。

（二）健康企业能力与核心能力分析

健康企业能力是指健康企业整合内外部资源，使价值创造不断增加的技能。一般而言，资源本身并不能产生竞争能力，竞争能力源于对多种资源的特殊整合。企业能力主要包括企业融资投资能力、技术研发能力、生产管理能力、市场营销能力、组织管理能力和企业文化力等。能力分析就是分析这些能力对构成企业竞争力要素（时间、质量、成本、服务、品种）的贡献程度。

从企业本质上来看，核心能力就是企业发展独特技术、开发独特产品和创造独特营销手段的能力。核心能力具有三个明显的特征：一是能够为客户和企业带来巨大的价值；二是能够支撑多种核心产品；三是竞争者难以复制或模仿。分析企业核心能力，就是分析企业哪些能力的构成要素能产生持久性竞争优势（一直领先于竞争对手的经营业绩）。判断产生持久性竞争优势能力的标准包括价值性、独特性、难模仿性和不可替代性。

（三）健康企业价值链分析

价值链是由迈克尔·波特（Michael E.Porter，1947— ）提出的，是指企业内部所有相互不同但又相互关联的增值活动所构成的集合体，如图 4-3 所示。价值链中的价值活动分为两大类，即基本活动和支持性活动。健康企业基本活动涉及研发健康产品、采购原材料、生产健康产品、销售健康产品给购买者及提供售后服务等活动。而支持性活动是以提供生产要素投入、技术人力资源及企业范围内的各种职能等来支持企业基本活动的。

价值链分析及其意义：

一是对价值链每项活动进行分析，以发现企业存在的优势和劣势。例如，某医药企业根据自身优势，落实党中央关于发展中医药事业的决策部署，坚持以中医中药为主攻方向，构建了集种植（养殖）、制造、销售、医疗、康养、研发于一体的大健康产业链条，不仅保证了企业的快速发展，而且推动了中医药事业和产业的高质量发展。

二是分析价值链中各项活动的内在联系，优化跨部门活动的连接，产生协同效应。例如，TSL 致力于建造生命健康全价值链一体化平台，将企业战略定为立足和把握价值链构建要素，打造产品研发创新体系、技术创新体系，打造数字智能化大健康服务体系，全面开启"两转一升"战略转型，向创新创造型企业转型，向智慧服务型企业转型，从"以产品制造为核心"向"以产品集群化、产业链体系化的智能制造为核心"升级。

三是通过分析财务来了解每项活动的相关成本，以及它的利润来源，抓住关键，甚至有所取舍，实行有效的业务外包。

四是分析比较竞争对手的价值链，扬长避短，重构企业价值链，实施差异化竞争。

五是把企业价值链嵌入诸如供应商、销售商、客户或合作伙伴等范围更广泛的价值链系统中进行分析，以实现供应管理。例如，上海 FXYY 股份有限公司业务领域策略性布局医药健康产业链，直接运营的业务包括制药、医疗器械与医学诊断、医疗服务，通过与 GYJT 共同建立 GYKG，涵盖医药商业领域，药品、医疗保健产品零售门店总数近 9000 家。

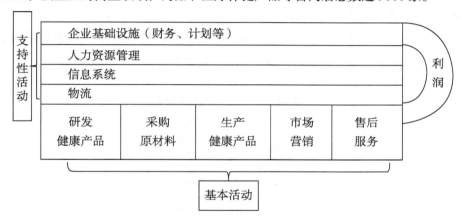

图 4-3　健康企业价值链

（四）健康企业业务组合分析

价值链分析比较有利于分析单一产品或单一生产线的健康企业，但对于多元化经营的健康企业就有局限性了。然而，越来越多的健康企业采用多元化经营，这就需要对健康企业的业务组合进行分析。业务单位战略主要优化企业的资源配置，使企业创造更大的价值，这是在业务组合分析中用得较多的方法，称为波士顿矩阵法。

波士顿矩阵（BCG Matrix），又称市场增长率-相对市场份额矩阵、四象限分析法等，是由美国著名的管理学家、波士顿咨询公司创始人布鲁斯·亨德森（Bruce Henderson，1915—1992）于 1970 年首创的一种用来分析和规划企业产品组合的方法。其基本思路是大部分企业都有两个以上具有明显差别的战略经营单位，根据战略环境分析的结果，确定每个战略经营单位的相对市场占有率和其所在行业的增长率，将其标在特定的矩阵上，然后进行比较分析，通过寻求企业现金资源的最佳使用方法来形成战略方案。

1. 划分战略经营单位　战略经营单位简称 SBU（strategic business unit），是指企业内部具有自己特定产品和市场的经营单位。例如，国内某航空公司的全部业务包括国内、外旅客和货物运输，航空配餐业务，地面代理业务，旅游代理业务，另外还有一些通用航空的业务，因

NOTE

此，可以将这家航空公司的业务划分为 6 个战略经营单位，分别是国际空运、国内空运、通用航空、航空配餐、地面代理、旅游服务。

2. 确定每个战略经营单位的相对市场占有率和所在行业的行业增长率

$$相对市场占有率 = \frac{业务单位的市场占有率}{最大竞争对手的市场占有率}$$

它反映了战略经营单位的竞争地位和获取现金的能力。

行业增长率：一般以行业的年度销售增长率表示，它反映了行业的发展前景和企业的扩展机会。

3. 构造波士顿矩阵　矩阵的水平方向为相对市场占有率，以 1.0 为高低界限，左边较高，右边较低。

垂直方向为行业年度增长率，以 10% 为界，上部较高，下部较低。

根据每个战略经营单位的相对市场占有率和所在行业的行业增长率，以圆圈的形式标明其在矩阵中的位置。圆圈的大小表示其销售收益。

4. 业务单位分类及评估　根据"波士顿公司法"（BCG 增长 – 份额矩阵）能够对企业的各个业务单位加以分类和评估。波士顿矩阵取市场增长率和相对市场份额两个指标分别作为矩阵的纵、横坐标，它对于企业产品所处的四个象限具有不同的定义，如图 4–4 所示。

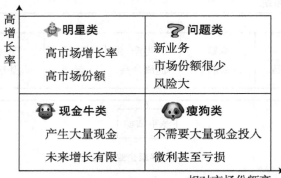

图 4–4　BCG 增长 – 份额矩阵

（1）明星类（指高增长、高市场份额）。这类产品当前经营状况较好，处于市场领先地位，其销售增长较快，且本企业在该业务上的优势较为明显。若想维持领先地位，需要对其加大投资，以支持其迅速发展，才有可能成为企业的现金牛产品。从短期来看，明星类产品并非现金创造者，而是资金消耗者，但它未来可能是企业的"财源"。其发展战略：积极扩大经济规模和市场机会，以长期发展的眼光制定目标，加强其竞争地位，提高其市场占有率。2022年上半年，HR 就凭借新冠疫苗和新冠药物以优越的成绩稳居前列，仅新冠疫苗复必泰一个产品的上半年收入就已经超过了一家跨国药企上半年的收入总和。

（2）现金牛类（指低增长、高市场份额）。这类产品销售量大，产品利润率高，市场占有率高，可以为企业提供资金，表明其处于领导者地位，已进入成熟期，而且其增长率低，不用增大投资。例如，在 2020 年，SNF 业绩中最亮眼的是度普利尤单抗，销售额大增，同比增长 70%，达 35 亿欧元。按照这个增长速度，度普利尤单抗销售额很快便可以突破百亿美元。结合产品生命周期，现金牛类产品可采用收获战略，即所投入资源以达到短期收益最大化为限。一方面，采用压榨式方法，争取在短时间内获取更多利润，为其他产品提供资金；另一方面，尽量压缩设备投资和其他投资。此外，通过进一步细分市场，维持现存市场增长率或延缓其下降速度。

（3）问题类 （指高增长、低市场份额）。这类产品利润率较低，所需资金不足，负债比率高。大多数业务都是从问题类开始，对问题产品应采取选择性投资战略。即判断这类产品是否具有发展潜力，重点投资那些经过改进可能会成为明星的产品，可选择发展战略，提高其市场占有率，使之转变成"明星产品"；而对于没有持续的成长性的产品，则应选择放弃战略。例如，MSD 也在开拓新治疗领域，但在新冠病毒感染治疗产品的开发上，MSD 于 2021 年 4 月宣布终止引进的免疫调节剂 MK-7110 项目，因停止该项目的核销款项已达到了 1.88 亿美元。

（4）瘦狗类 （指低增长、低市场份额）。这类产品利润率低，处于保本或亏损状态，负债比率高，不能给企业带来盈利，甚至可能出现亏损。这类产品往往会占用企业大量资金，但盈利甚少或有亏损，处在产品生命周期的衰退期，故对其应采用撤退战略：首先应减少瘦狗类产品的批量，逐渐撤退，对发展极差的产品应立即淘汰；其次是转移剩余资源；再次是整顿产品系列，最好将瘦狗产品与其他事业部合并，统一管理。

5. 相应的战略对策选择　针对不同类型的业务进行不同的分析，企业应制定不同的竞争战略，合理安排产品系列组合，重点发展明星产品，维持现金牛产品，收获或放弃有问题的、没有发展前途的产品。可选择的战略有四种（表 4-1）。

表 4-1　战略业务单位（SBU）可选战略

战略类型	适用业务类型	目的
发展战略	有发展前途的问题类和明星类	提高相对市场占有率
维持战略	强大的现金牛类	保持现有市场占有率
收获战略	弱小的现金牛类，部分问题类与瘦狗类	增加短期现金流入
放弃战略	没有前途的瘦狗类与瘦狗类	变卖某些业务，集中有限资源

三、健康企业环境分析呈现

SWOT 综合评价是企业在分析外部环境和内部条件的基础上，对战略环境的各种因素和力量进行系统评价，从而为制定和选择企业战略提供参考依据的常用方法。其中，S（strengths）是指企业内部的优势；W（weaknesses）是指企业内部的劣势（企业内部的优劣势是相对于竞争对手而言的）；O（opportunities）是指企业外部环境的机会；T（threats）是指企业外部环境的威胁。

SWOT 评价同样适用于健康企业的内外部环境分析，其一般步骤如下：

1. 根据健康企业外部环境分析，列出企业的发展机会（O）和威胁（T）。

2. 根据健康企业内部条件分析，列出企业目前所具有的优势（S）和劣势（W）。

3. 绘制 SWOT 矩阵。这是一个以外部环境中的机会和威胁为一方，企业内部条件中的优势和劣势为另一方的二维矩阵，如图 4-5 某制药企业 SWOT 评价矩阵所示。

4. 进行组合分析。对于每一种外部环境与企业内部条件的组合，该企业可能制定或选择

NOTE

的战略方案有 SO 方案、WO 方案、ST 方案和 WT 方案。

图 4-5 所示为某制药公司经过 SWOT 评价后分析归纳的总结示例。基于企业经营者对经营环境和竞争态势的不同认知，其分析结果自然有所不同，但 SWOT 的呈现方式有助于提升健康企业经营者的竞争逻辑与思路。

战略方案 内部条件 外部环境	S 优势 市场感知灵敏，机动性强； 劳动生产率高； 拥有部分独家药品	W 劣势 产品同质化程度高； 企业规模小，资金有限； 品牌影响力小，溢价空间低
O 机会 医药政策有利，医药市场进一步扩大； 营销渠道进一步拓宽	SO 方案 抓住政策机遇，加强新药研发； 借力新媒体营销，拓展销售渠道	WO 方案 在资金相对紧缺情况下，顺应渠道下沉趋势，积极开拓农村乡镇市场，推动企业持续发展
T 威胁 行业集中度提高； 行业竞争加剧	ST 方案 以独家特色品种为龙头，在独家学术领域内积极发声，扩大品牌影响，带动其余品类销售管理优化，逐步提高企业运营效率，不断创新	WT 方案 拓展融资渠道，增强企业实力； 拓展思路，积极开放，整合行业资源，寻求各种股权合作，合力合势做大规模

图 4-5　某制药企业 SWOT 评价矩阵

第三节　健康企业战略目标设定与战略选择

健康企业就是为了达到人类防病、治病、康复和延年益寿的目的而进行健康服务的人为组织起来的社会系统。随着我国市场竞争的日益激烈和市场经济体制的不断成熟，顾客导向成为企业生产经营活动的出发点。同时，大健康产业与人类生命健康密切相关，相比较而言，健康企业所受到的政策制约较多，它所经营的商品是具有特殊性的，不可随意使用。因此，健康企业若想在特定的情境、目标、机会和有限的资源下谋求长期生存和发展，就需要在企业战略的设计上投入更多的关注和努力，准确制订适合企业的战略目标及战略规划。

一、健康企业战略目标设定

目标是健康企业努力争取所希望达到的未来状况或前进的落脚点，包括健康企业的宗旨、使命、指标、定额、时限和目的对象等内容，而战略就是实现企业所设定的目标的途径。战略目标是用来推动并指导企业行动的指针。健康企业战略目标是在提高人类健康水平、改善大众生活质量等的企业使命前提下，在一个规定的时间内所希望达到的业绩水平及业绩标准。

健康企业所处环境与一般企业有着很大的差异，制定战略规划首先要确定整体目标和使命，也就是确定企业的总目标和大方向，并且将大方向转变为指导整个企业的相应的具体目标，然后是规划业务组合和选择适合公司发展的产品，以及给予每种业务或产品支持。相应地，每一种业务和产品单位都要制订详细的市场营销计划和其他部门计划，以支持企业层面的计划。最后，针对特定市场营销机会，制订更加详细的计划，有力地支持公司整体的战略规划。

案例分析

LPYL 进军中药大板块

　　LPYL 创立于 1999 年，是我国最早研发制造心脏介入医疗器械产品的公司，现已构建出医疗器械、药品、医疗服务和新型医疗业态"四位一体"的心血管疾病全生态产业链平台，为患者、家庭、医生、医院、养老机构等提供各种产品、装备和途径，全心全意在预防、治疗、康复、再预防的全生命周期为患者服务。

　　2022 年 12 月，LPYL 收购山西老牌中药厂天生制药已落定，LPYL 再扩中医药板块，业务蓝图完善。此次收购，被外界视为 LPYL 的再一次自我开拓，秉承"创新、消费、国际化"的发展战略，LPYL 认为，中医药是我国传统文化的瑰宝，中成药具有较低的耐药性、较小的毒副作用及较少的不良反应等特点，在各类疾病中应用广泛，而随着国民经济水平的提高，人们更关注养生保健，促使各类中成药需求在不断增大，同时，国家产业政策也对此大力支持。LPYL 新增中药板块，业务蓝图更加完善，全面一体化的业务必将使 LPYL 开创更大的辉煌。

　　材料来源：网络。

（一）健康企业的使命

　　"道、天、地、将、法"是《孙子兵法》的开篇理念，《孙子兵法》介绍，军队在战争开始前，要首先考虑"道"，即明确出师的使命，才可以做到君民、将士上下同心，生死与共。当今的企业争夺市场，就如历史上的英雄争霸。市场如战场，能最终成就大事者，都是首先明确了自身的"道"——使命，从而顺应民心，而最终赢得顾客和市场。

　　企业使命是在分析企业外部、内部环境的基础上，对企业未来发展方向进行研究的第一个环节。具体来说，企业使命主要包括企业哲学和企业宗旨两个方面。

　　企业哲学是指企业为其经营活动所确立的价值观、信念和行为准则。它们表明企业看重、崇尚、鼓励和提倡什么。

　　企业宗旨是指企业准备为什么样的顾客服务和将来要成为什么样的组织，或者所期望成为的企业类型是什么，集中反映了企业的发展方向和战略意图，对企业经营思路的拓宽和经营业务的展开具有积极的指导作用。

　　企业使命能够为企业发展指明方向，是企业战略制定的前提，它是确定战略目标的前提，是战略方案制定和选择的依据。在规划战略前，企业首先要明确自身对社会发展所承担的责任、扮演的角色，企业要从事什么样的事业，愿景是什么？这就是使命。例如，德国 MKZY 企业的使命："我们为社会提供卓越的产品与服务，以革新方案提高生活质量并满足客户需要，为员工提供有意义的工作与发展机遇，并使投资者得到巨大的经济回报率。作为一个全球性的公司，我们的职责是要维护并且改善人类的生活。"这些使命构成了德国 MKZY 企业的战略和策略基础，强调一切活动都围绕着顾客进行，具有明确性和激励性。

　　一个健康企业的使命，不应该仅停留于能做出怎样的产品、增加多少销量、获取多高利润。产品和技术最终总会过时，始终不变的是基本的市场需求。企业使命若以产品为导向，将会导致市场营销"近视症"。因此，健康企业使命必须以市场为导向，才能永葆活力。一个企

NOTE

业不必刻意追求一个伟大的理念，而是要切合自身实际，确立一套能激励和凝聚员工的理念，并贯穿渗透下去，形成全体员工的共同目标，使它成为能在竞争中取胜的"利器"。美国学者弗雷德·戴维（Fred R.David）提出了企业使命陈述的基本要素，他认为应该从九个方面来思考和阐述企业的使命：①用户，公司的顾客是谁？②产品或服务，公司的主要产品或服务项目是什么？③市场，公司在哪些地域参与竞争？④技术，公司的基本技术和优势是什么？⑤对生存、增长和盈利的关切，公司是否努力实现业务的增长和良好的财务状况？⑥经营哲学，公司的基本价值观、信念和道德倾向是什么？⑦自我认识，公司最独特的能力或最主要的竞争优势是什么？⑧对公众形象的关切，公司是否对社会、社区和环境负责？⑨职工，公司是否视员工为宝贵的资产？

一个优秀的使命陈述往往能够使企业取得更好的业绩，得到更好的发展。例如，广州某医药公司旨在成为"中国医药供应链最佳服务商"，将公司的企业使命陈述为"健康之桥，造福大众"，即要像一座无形的桥梁，一端将优质的医药产品引入流通领域，另一端连接医疗机构、零售药店和广大消费者，以服务来实现多方共赢，使企业的发展成果真正做到惠泽大众、回馈社会（表4-2）。

表4-2　部分健康企业的使命

健康企业	企业使命
BJTRT	让世界更健康，为人们提供最优质的健康产品和服务
ASLK	不断开拓科学疆域，研发改变生命的药物
TKBXJT	让保险安心、便捷、实惠，让人们长寿、健康、富足
GYJT	始终秉承"关爱生命，呵护健康"的企业理念，积极履行中央企业政治责任、社会责任和经济责任，为保障人民健康和社会稳定发挥重要作用
HHYY	关爱生命，报效中华
ZNYY	传承千年藏医文化，引领现代藏药航标
TSL	创造健康，人人共享
GYJT	专业健康服务，创造客户价值

（二）健康企业战略目标

健康企业使命的确立为健康企业明确了前进的基本方向，但企业使命是比较笼统的，它往往并不是在一个战略期间内就可以完成的，企业使命并没有明确在某一战略内具体的行动目标。因此，当企业使命确定后，健康企业需要将其转化为针对每一个管理层次的详细的支持性战略目标，将健康企业使命变得具体化、可操作化。

战略目标是健康企业在一定时期内，根据企业外部环境变化和内部条件的可能，通过战略期内对所要达到的市场竞争地位和管理绩效等主要成果的期望值。如管理学大师德鲁克所说："各项目标必须从'我们的企业是什么、它将会是什么、它应该是什么'引导出来。它们不是一种抽象，而是行动的承诺，借以实现企业的使命；它们也是一种用以衡量工作成绩的标准。换句话说，目标是企业的基本战略。"它是实现企业营销使命、衡量营销战略行为、能使企业的各类资源发挥最大效能的具有挑战性、激励性的一个体系。与其他普通商品相比，健康产品和服务与人类的身体健康密切相关，但消费者往往缺少必要的专业知识，需要医师、药师或者营养师等专业人士提供专业建议，受国家药品监督管理局等政府相关部门颁布的政策影响，是一种比较特殊的商品，因此，健康企业战略目标的制定与一般企业战略目标的制定有着很大的区别。例如，止痛药"万络"是 MKZY 公司的王牌产品，但 2004 年年底，美国食品药品管理局宣布服用"万络"会大大增加患心肌梗死和猝死的危险，随后 MK 公司宣布展开全球"万络"召回计划，并且不得不开始调整其战略目标（表 4-3）。

表 4-3　部分健康企业的战略目标

健康企业	战略目标
GYKG	积极推进批零一体战略，扩大深化基层网络覆盖，提升服务价值。提供面向医院、基层医疗的服务和面向家庭和消费者的服务，创造和培育新竞争优势，构建智慧医药服务生态体系。做好中央储备工作，积极参与国家公共卫生应急保障体系建设工作
ASLK	加速增长，保持治疗领域的领先地位，加速科学创新，打造理想的工作场所
TSL	立足和把握价值链构建要素，打造产品研发创新体系、技术创新体系，打造数字智能化大健康服务体系，全面开启"两转一升"战略转型，向创新创造型企业转型，向智慧服务型企业转型，从"以产品制造为核心"向"以产品集群化、产业链体系化的智能制造为核心"升级
GYJT	落实党建引领，向世界 500 强迈进，打造独具产业特色、文化鲜明的世界一流生物医药与健康企业

在健康企业使命定位的基础上，健康企业战略目标可以从社会目标、市场目标、创新目标和盈利目标四个方面展开，如图 4-6 所示。

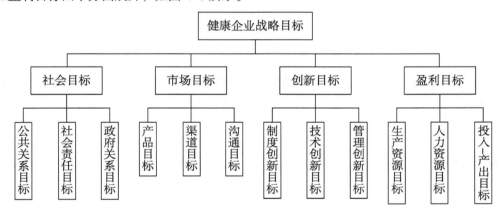

图 4-6　健康企业战略目标的内容

1. 社会目标　健康产业发展对国民健康保障具有非常重要的意义，与人类发展、社会进步息息相关，因此，健康企业应比一般企业更注重自己对消费者、对社会的责任。一方面，健康企业必须对本组织造成的社会影响负责；另一方面，健康企业还必须承担保障国民健康的社会责任。

（1）**公共关系目标**　这一目标的着眼点在于健康企业形象、健康企业文化的建设，通常以公众满意度和社会知名度为保证、支持性的目标。健康企业提升的社会形象，既能为自己的产品或服务争得信誉，又可以促使组织本身获得认同。

（2）**社会责任目标**　健康企业的社会责任包括政治、经济、法律、文化和健康产业科学技术等各方面的责任。例如，政治责任主要反映"健康中国"战略等国家的健康产业经济政策

NOTE

和政治路线对健康企业的要求；经济责任则是社会各关系集团对健康企业的利益要求；法律责任是要求健康企业依据 GMP、GSP、GLP 等相关法律规范进行健康产品生产经营活动；文化责任是要求健康企业在宣传中医药文化、不断提高职工素质和促进精神文明等方面做出贡献；健康产业科学技术责任是要求健康企业不断推进大健康产业科技进步，根据人们健康需求不断研发健康新产品及服务，以适应社会需求。

案例分析

FXYY 社会责任战略目标

FXYY 以患者为中心、临床需求为导向，通过自主研发、合作开发、许可引进、深度孵化等多元化、多层次的合作模式，丰富创新产品管线。在"4IN"（创新 Innovation、国际化 Internationalization、智能化 Intelligentization、整合 Integration）战略的指导下，FXYY 将秉承"创新转型，整合运营，稳健增长"的发展模式和为股东创造价值的信念，不断加强自主研发与外部合作，丰富产品管线，强化全球化布局，提升运营效率。同时，积极推进医疗健康产业线上线下布局，致力于成为全球医疗健康市场的一流企业。具体的社会责任战略目标：2021—2025 年近期目标：逐步接轨国际，成为中国医药健康行业最具社会责任和可持续发展的企业；2026—2030 年中期目标：融入全球可持续发展体系，成为具备国际社会责任知名度和美誉度的中国医药健康企业；远期愿景：成为具备全球社会责任影响力的中国医药健康企业。

材料来源：网络。

（3）政府关系目标　健康企业作为纳税人，支持着政府机构的运作；同时，政府对健康企业的制约和指导作用也是显而易见的。这一目标的达成，往往会给健康企业带来无形的竞争优势。

案例分析

为抗震救灾贡献中药药企力量

2022 年 9 月 5 日，四川省甘孜州泸定县发生 6.8 级地震，基础设施受损，并波及雅安石棉县，灾情牵动着人民的心。为支持抗震救灾工作，社会各界纷纷尽自己所能，捐款捐物，其中一批中医药企业主动捐款捐物，为抗震救灾贡献力量。YZJYY 集团主动承担相应的社会责任，迅速筹集到 240 多万元资金和物资，支援当地抗震救灾应急物资采购及灾后重建工作。创业 50 余年以来，YZJYY 集团发扬"有需必捐，捐必当先"的精神，从武汉、上海等多地疫情，到河南水灾等自然灾害，YZJYY 集团的爱心从未缺席。HYSYY 集团有限公司捐赠 100 万元资金和 100 万元物资用于泸定地震灾区抢险救灾、过渡安置和灾后重建，并立即启动抗震救灾应急机制，组织安排集团各系统投入抗震救灾中。"风雨无情，人间有爱"，30 多年来，HYS 集团始终积极履行企业社会责任，将"做好人，制好药"实践到企业发展和社会担当的点滴。SCXHHZYYP 股份有限公司、JZTYY 集团等企业也纷纷发挥企业所长，积极抗震救灾，扶危济困，奉献爱心。

　　材料来源：网络。

　　2. 市场目标　健康企业在制定战略目标时，最重要的决策是健康企业在市场上的相对地位，它常常反映了该企业的竞争地位。健康企业所预期达到的市场地位应该是最优的市场份额，这就要求对消费者、目标市场、产品或服务和销售渠道等进行仔细分析。

　　（1）产品目标　包括产品组合、产品线、产品销量和销售额等。例如，QS 公司表示计划到 2025 年，依靠八个主要品牌实现 600 亿美元的销售额。

　　（2）渠道目标　包括纵向渠道目标，即渠道的层次，以及横向渠道目标，即同一渠道成员的数量和质量目标。

　　（3）沟通目标　包括广告、营业推广等活动的预算和预算效果。

　　3. 创新目标　在环境变化加剧、市场竞争激烈的社会中，创新概念受到重视是必然的。大健康产业是未来最具有发展潜力的新兴产业，因此创新对健康企业来说尤为重要，是使健康企业获得生存和发展的生机和活力。对每一个健康企业来说，主要存在着三种创新：制度创新、技术创新和管理创新。

　　（1）制度创新目标　即对企业资源配置方式的改变与创新。党的十九大报告明确提出："实施健康中国战略，为人民群众提供全方位全周期健康服务。"大健康产业的发展，将引起医疗卫生、健康养老、健康保险、养生保健、健康食用品制造、健康旅游、智能医疗、健康管理等衍生出来的相关产业链发生巨大变革。健康企业要适应不断变化的环境和市场，必将不断地进行制度创新。

　　（2）技术创新目标　这一目标将导致新的生产方式的引入，既包括原材料、能源、设备、产品等有形的创新目标，又包括工艺程序的设计、操作方法的改进等无形目标。大健康产业直接关系广大人民身体健康和生命安全，良好的发展环境、科技持续进步、人口老龄化，以及各国医疗体系改革等，都为产业发展创造了良好机会，技术创新目标将推动健康产业乃至整个社会发生广泛而深刻的变化。

　　（3）管理创新目标　创新在健康产业发展中起着举足轻重的作用，创新不仅包括技术上的创新、制度上的创新，还应包括管理创新。管理创新涉及经营思路、组织结构、管理风格和手段、管理模式等多方面的内容。管理创新的主要目标是试图设计一套规则和程序以降低交易费用，这一目标的建立是企业不断发展的动力。

　　4. 盈利目标　健康企业是一个经济单位，他们必须获取必要的利润支付本企业生存和发展的需要。盈利目标的达成取决于企业的资源配置效率及利用效率，包括生产资源目标、人力资源目标、资本资源的投入 – 产出目标。

　　（1）生产资源目标　通常情况下，健康企业通过改进投入与产出的关系就可以获利。一方面，提高每个投入单位的产量；另一方面，在单位产量不变的情况下，成本的降低同时也意味着利润将增加。

　　（2）人力资源目标　人力资源素质的提高能使健康企业的生产率得到提高，同时还能减少由于人员流动造成的成本开支。因此，健康企业的战略目标中应包括人力资源素质的提高、建立良好的人际关系等。

（3）投入－产出目标　为达成健康企业盈利目标，同样需要在资金的来源及运用方面制定各种目标，一方面确定合理的资本结构并尽量减少资本成本；另一方面则通过资金、资产的运作来获得利润。

二、健康企业战略选择

企业范畴的战略规划是指企业从长远利益出发，在分析外部环境和内部条件的基础上，确定企业目标，对企业营销活动进行总体和长远谋划的过程。

（一）健康企业战略类型

健康企业一般规模比较大，企业总部、分公司和不同部门一般都要制定相关战略，因此，健康企业的战略有着不同层次，健康企业战略的内容也多种多样。对于健康企业来说，战略管理可以划分为公司层、业务层和职能层三个层次，分别称为总体战略、经营单位战略和职能战略，如图 4-7 所示。

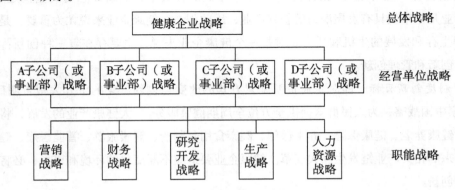

图 4-7　健康企业战略类型

1. 健康企业总体战略　企业总体战略又称公司级战略，是指为了实现企业总体目标，对企业未来发展方向做出的长期性和总体性战略，是统筹各项分战略的全局性指导纲领。对于一个多元化或多种经营的大公司，一般可供选择的总体战略有稳定型战略、发展型战略和紧缩型战略三大类。

（1）稳定型战略　是指在内外环境的约束下，企业准备在战略规划期使企业的资源分配和经营状况基本保持在目前状态和水平上的战略。主要采用的战略类型有：①无变化战略。实施无变化战略，企业保持经营方针的连续性，只是根据通货膨胀对企业经营目标做出调整。②维持利润战略。维持利润战略是为了维持目前的利润水平而牺牲企业未来成长的战略。这种战略注重短期效果而忽视长期利益。③暂停战略。实施暂停战略，在一段时期内降低企业目标水平，放慢成长的步伐，使企业能够将各种资源合并在一起使用。④谨慎前进战略。实施谨慎前进战略的企业会有意识地减缓实施进度，步步为营。

稳定型战略本质上追求的是在过去经营状况基础上的稳定，企业经营风险相对较小，着力于企业内部的挖潜、调整和优化，抵抗外界的干扰，保证企业战略的连续性和公司的平稳发展，但是容易失去发展机会，致使企业发展缓慢。因此，一般在企业实力较弱，希望保持现有的业绩目标，或外部环境恶化，一时又找不到发展机会，或在企业快速发展后需要转向内部调整，以及企业处于稳定增长行业或稳定环境中等情况下，考虑选择稳定型战略。

（2）发展型战略　发展型战略也叫成长型战略或增长型战略，就是公司在现实的基础上，扩大规模、扩大业务范围，或进入新的经营领域来实现增长。主要采用的战略类型有以下几种。

①集中化战略。集中化战略是指企业在产品及业务方面都保持单一，将全部资源集中在自己最具有优势的某一技术、某一市场或某种产品上的一种战略。例如，我国 GDBYSZYZC 在 20 世纪 90 年代把发展战略定位于抗生素，主攻口服抗生素方向，成功打造了"中国口服抗生素第一品牌"的形象。

企业采用集中战略，主攻某个特殊的顾客群、某产品线的一个细分区段或某一地区市场，能够使企业以更高的效率、更好的效果为某一狭窄的战略对象服务，从而超过在较广阔范围内竞争的对手们，提高市场占有率。因此，集中化战略是企业普遍采用的战略，也往往是企业刚刚成立时首选的战略。

②多元化战略。多元化战略是指企业同时生产和提供两种或两种以上基本经济用途的产品或服务的一种经营战略。社会经济的日益发展促使顾客需求呈现出多层次性，使得健康服务向多元化方向发展，因此，很多健康企业采用了多元化发展战略，主要可以分为以下两大类。

第一，相关多元化：企业利用现有技术、特长、经验及资源等，以同一圆心扩展业务，主要包括技术相关、生产相关及市场相关等。QS 公司成立于 1886 年，是全球最具综合性、业务分布范围较广的医疗健康企业，其业务涉及消费品、制药、医疗器材三大领域，日常熟悉的 QS 沐浴露和爽身粉产品，属于 QS 的消费者业务。医疗器械是 QS 的第二大部门，QS 的医疗器械业务涉及骨科、外科、介入治疗（心血管和神经血管）和眼科。

第二，非相关多元化：企业进入与现有经营领域不相关的新领域，即与现有技术、市场、产品无关的领域。企业发现某一领域比较有利可图时，可能采用该多元化战略方式。HL 投入的领域涉及冰箱、洗衣机、计算机、手机、生物制药、家庭整体厨房，是明显的多元化经营的格局。当前国家政策持续推动公共卫生事业建设，改善疾控基础条件，强化基层公共卫生体系，同时财政部给予相应财政支持。HL 公司所涉及的智慧实验室、数字医院、公共卫生、血液网建设业务在此轮公共卫生建设中将会全面受益。

通过采用多元化战略，企业在不同业务上的收益可以相互平衡，从而分散风险，也就是俗话所说的"不把鸡蛋放在一个篮子里"。同时，多元化战略也有自身的缺点，造成企业资源分散、管理难度加大、运作费用提高。多元化经营战略的实施一般是伴随企业的成长、集团化发展而出现的举措。

③一体化战略。一体化发展战略是指企业利用自己在产品、技术和市场上的优势，以现有经营领域为基础的经营规模扩大或在上下游之间的扩展，主要包括水平一体化、前向一体化、后向一体化三种类型，如图 4-8 所示。

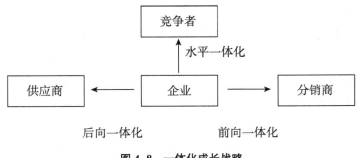

图 4-8　一体化成长战略

水平一体化：又称横向一体化，是指生产经营领域大体相同的企业之间以合并、兼并或合作等手段，扩大经营规模的行为。全球第三大仿制药商 ATWS（Actavis）以 705 亿美元成功并购肉毒杆菌制造商 AEJ（Allergan），缔造出了医药界的"新航母"。这样可以取长补短，共同开发某些机会，更重要的是扩大规模和实力，发挥 1+1 > 2 的效应。

前向一体化：是指企业根据生产技术的可能条件和市场的需要，利用自己存在的优势，通过兴办或购入一个或若干个企业而进入其产品销售行业。在生产过程中，它的物流是从顺方向移动的，与产品流向相同，企业控制或拥有整个或部分分销渠道。例如，作为制药企业的 SYJT 通过合作、并购等方式，在中心城市和农村开办连锁药店，建立配送中心，由此掌握了销售终端。

后向一体化：是指企业利用自己在产品上的优势，自行生产原来属于外购的原材料或零件的战略。在生产过程中，通过获得供应商的所有权或增强对其控制来求得发展，它的物流是从反方向移动的，企业控制或拥有整个或部分供应系统。EWZY 在四川省内建立了三大中药材种植基地，其中名贵中药材基地近万亩、公司原料药材种植基地近 5 万亩，有效地提高了原料药的数量和质量，保证了生产药品的品质。如果企业所在行业的吸引力和发展潜力大，而且企业在供、产、销等方面均有能力实行一体化，且能够带来规模效益，则应采取一体化扩展战略。

④国际化战略。随着全球化浪潮日益高涨，国际化战略在战略管理中的地位逐渐上升。当健康企业日益壮大，国内市场无法满足企业进一步发展时，健康企业也将采用国际化战略，寻求跨越国界开展经营活动。例如，某医药企业已经在五大洲 28 个国家和地区设立经营服务终端，加快了中医药国际化的步伐。

一般来说，健康企业可以采用以下几种方式开展国际化经营。

出口：企业将国内生产的产品输往国际市场的一种方式，也是公司在首次进入国际市场时常采用的方式。作为健康产品，各国对产品质量要求更为严格。例如，DBZY 作为我国重要的药品生产与出口基地，不断地完善质量管理体系，产品质量符合 EP、USP、JP、BP 等最新质量标准，多个产品先后通过了 EDQM、FDA、日本厚生省、BRC、HALAL、KOSHER 等国际高端认证，主导产品通过了美国、欧洲、日本、巴西、俄罗斯、波兰等多个国家和地区的注册和质量审计。

技术授权协议：在协议中规定在某一特定时间内，许可方把无形资产授予另一个实体（接受方），反过来，许可方从接受方收取一定的许可使用费。2023 年 1 月，STALICLA 宣布已与 NH 签订独家许可协议，开发 mGlu5 受体拮抗剂用于物质使用障碍和神经发育障碍患者。根据协议条款，STALICLA 已获得 mGlu5 受体拮抗剂用于物质使用障碍、神经发育障碍和其他适应证的全球权益；NH 将获得前期费用和股权，高达 2.7 亿美元的开发和商业里程碑，以及销售特许权使用费。

交钥匙工程：承包商同意把工程所有的细节都移交给外国客户，其中包括对经营人员的培训。ZGGJYYWS 有限公司 DBY 医院建设项目是中东欧国家与中国企业合作开展的第一个医疗工程"交钥匙"项目，DBY 医院建设项目包括设计、施工、医疗器械打包及培训各个环节，项目合同额约 5200 万欧元，工期为 36 个月，工程建成后，将造福当地民众，提高当地医疗水平。

合资企业：由两个或两个以上的独立企业共同出资而成立的企业。这种方式下，合资双方共同分享所有权，共同承担风险。2021 年 5 月 14 日，全球领先的开放式生物制药技术平台公司 YMSW 与 YMKDZ 公司 HQYY 宣布正式成立合资公司 YMHL 生物技术有限公司。该公司将会更好地整合 YMSW 和 HQYY 双方在各自领域中业界领先的资源，进一步优化生物耦联药物研发生产的平台能力，支持更多新药更快上市。

独资子公司：企业拥有子公司的全部股份，可以通过新建或并购的方式实现。在这种方式下，企业对子公司的控制最为严格，但是所面临风险也是最大的。2020 年 5 月，ABW 完成了对 AEJ 的收购，AEJ 的收入体量从 2019 年的 332.66 亿美元直接飙升到 2020 年的 458.04 亿美元，媲美 LS、NH、MSD、QS 等巨头，也直接反超了剥离资产瘦身后的 HR。

通过国际化经营，企业可以开拓国际市场，增加产品销量，降低单位固定成本，实现更大的规模经济，提高利润，同时能够接近原材料或者拥有廉价劳动力的国家，降低成本。但国际化战略也有一定的风险，健康企业应当考察东道国的基础设施状况和相关政策法规、经济及社会文化等环境差异。

（3）紧缩型战略　是指企业从目前的战略经营领域和基础水平收缩和撤退，且偏离战略起点较大的一种经营战略。主要采用的紧缩型战略类型如下。

①转向战略：指当企业现有经营领域的市场吸引力微弱，失去发展活力而趋向衰退，企业市场占有率受到侵蚀，经营活动发生困难或者发现了更好的领域和机会时，为了从原有领域脱身，转移阵地，另辟道路所实行的收缩型战略。在 4+7 带量采购、医保控费等背景下，医药格局生变，仿制药企业的利润空间被大幅压缩，因此面临较大的生存挑战。在此背景下，HRYY、ZDTQ、SYJT、KLYY、XSYY 等部分企业开始调整公司产品布局，摒弃部分仿制药业务，开始走上高技术壁垒仿制药及创新药研发结合的道路。

②放弃战略：企业采取转向战略无效时而采取的紧缩战略。放弃战略是指将企业的一个主要部门转让、出卖或者停止经营。HDYY 于 2019 年结合市场竞争格局和项目研发进度，全面调整现有产品结构，淘汰了不具备市场竞争力的落后品种，包括抗肿瘤领域的厄洛替尼片、超级抗生素领域的非达霉素片等项目，以确保研发资源得到最大程度地利用。

③清算战略：企业受到全面威胁、濒于破产时，通过将企业的资产转让、出卖或者停止全部经营业务结束企业的生命。

紧缩型战略与稳定型战略和发展型战略相比，是一种消极的发展战略。当企业的经营环境发生了变化，原本有利的环境在经过一段时间之后变得不利；企业所拥有的资源和发展前景发生了变化，原本能容纳许多企业发展的产业因进入衰退阶段而不能为所有企业提供最低的经营报酬；企业为了进入某个新的业务领域需要大量的资源投入，这时企业就需要考虑在目前的经营领域实行紧缩经营，甚至退出目前的业务或实施公司清算，即实行紧缩型战略。

2. 健康企业经营业务单位战略　经营业务单位战略，又称竞争战略，是健康企业总体战略的具体化形式，但又有别于总体战略。竞争战略是健康企业正确地分析和界定本企业在健康产业竞争中的地位后，确定以什么为基础取得竞争优势的战略。基本竞争战略是指无论在任何行业和企业都可以采用的竞争性战略，主要包括低成本战略、差异化战略、最优成本战略和聚焦战略。

（1）低成本战略　又称成本领先战略，是指企业通过有效途径降低成本，使企业的全部成本低于竞争对手的成本，甚至成为同行业中最低成本，从而获得竞争优势的一种战略。低成本战略不等于低价格战略。

实行低成本战略需要一整套具体政策和措施，包括经营单位要积极建立大规模、高效率的设施，努力降低经营成本，严格控制成本费用，追求开发、服务、销售、广告等成本最小化。实行低成本战略要形成如图 4-9 所示的良性循环。

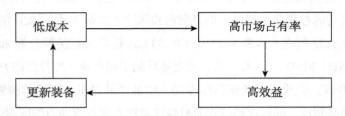

图 4-9　低成本战略的良性循环

（2）差异化战略　指企业向顾客提供的产品或服务与其他竞争者相比，独具特色，从而使企业建立起独特竞争优势的一种战略。这种战略的核心是取得某种对顾客有价值的独特性。独特性包含多方面的内容，如产品或服务的好处、质量、方便性、一种特殊的保证、售后服务，或者来自成功销售所带来的时尚形象等。

（3）最优成本战略　指通过低成本来提供优秀的差异化产品或服务，即在质量、性能、特色、售后等方面紧跟竞争对手，并满足或者超过消费者的期望，而在成本上打败对手。采用这种战略，企业必须以低于对手的成本提供可比的产品性能、特色和质量。

（4）聚焦战略　是指将企业把行业中的一个或一组细分市场作为服务目标，依托企业竞争力与局部竞争领域的良好适应来寻求局部竞争优势。企业瞄准某个特定的用户群体、某种细分的产品线或某个细分市场。聚焦战略主要具有两种形式：一种是聚焦成本领先，即在细分市场中寻求低成本优势；另一种是聚焦差异化，即在细分市场中寻求差异化优势。例如，始建于1952 年的 GLTHYY 股份有限公司，以"天和牌骨通贴膏"为代表的硬膏、软膏药品快速崛起，成为中国膏药品类中单品市场占有率第一的全国知名品牌，是中国最大的专业膏药生产企业。

案例分析

JD 发布"企业健康战略"：打造数字时代的企业员工健康服务解决方案

2022 年，JD 健康首次发布了其面向企业客户的"企业健康战略"及企业员工健康服务解决方案。JD 健康"企业健康战略"整合"检医药管险"五大能力，为企业客户构建了"健康管理"与"就医诊疗"两大服务产品体系，提供覆盖线上线下全场景的、定制化、数智化员工健康解决方案。其中，"检"是确认员工健康状态的必备条件，通过与全国各大民营体检机构或公立医院合作，JD 健康已建立起完善的体检服务体系，同时借助 JD 健康自身的智能硬件生态，更全面了解员工的健康状况；"医""药"服务通过在线问诊、定制药箱、企业健康商城等方面的布局，对员工在医疗服务、药品、健康商品需求方面予以保障；而借助"JD 家医"等健康管理产品，能在日常身体状态、饮食营养、慢病康复等方面，提供专业的医疗健康服务支持；另外，通过保险服务和多样化的保险支付手段，可帮助企业解决健康管理过程中的支付难题。

通过以上基础能力的定制化整合、数字化应用，JD 健康针对企业员工的健康管理和就医诊疗两大场景，提供了"防治兼施"的服务产品体系。其中，"企业数字健康管理服务体系"针对健康体检、健康促进、疾病预防等场景，细分为面向员工提供的健康管理与干预服务解决方案，以及面向企业管理者提供的数字化企业健康管理服务解决方案；"企业员工就医诊疗服务体系"则针对就医服务、慢病管理、复诊随访等场景，提供员工疾病及康复管理服务和应急保障相关服务。

材料来源：腾讯新闻。

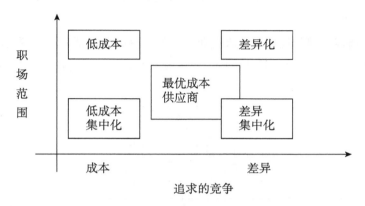

图 4-10　几种竞争的战略关系

3. 健康企业职能战略　健康企业职能战略是为了实现总体战略和经营战略，对企业内部各项关键的职能活动做出的统筹安排。健康企业职能战略包括市场营销战略、财务战略、研究开发战略、生产战略、人力资源战略等。

（1）**市场营销战略**　市场营销战略对健康企业来说是最重要的职能战略，有效的市场营销战略是企业成功的基础。市场营销活动从进行市场调研、预测，分析市场需求，确定目标市场，制定营销战略，到营销战略实施和控制的全过程，主要包括市场细分战略、市场选择战略、市场进入战略、市场营销竞争战略和市场营销组合战略等基本内容。

（2）**财务战略**　就是根据公司战略、竞争战略和其他职能战略的要求，对企业资金进行筹集、运用、分配以取得最大经济效益的战略，主要包括资金筹集战略、资金运用战略、利润分配战略等基本内容。

（3）**研究开发战略**　研究与开发是企业科技进步的原动力，强化研究开发工作，对促进企业科技进步、加快产品更新换代、增强市场竞争能力、提高经济效益都有重要的推动作用，主要包括科学技术基础研究和应用研究，以及新产品、新工艺的设计和开发。研究与开发战略的选择常常受企业总体战略和经营战略的影响，不同的环境条件下，健康企业应采用不同的研究与开发战略。

（4）**生产战略**　是企业取得战略成功的关键因素，必须协调与其他职能战略之间的关系。健康企业必须遵照既定的总体战略和市场营销战略来制定生产战略及相关的计划与制度，如品种策略、采购策略、存货策略、生产计划、设备计划、技术计划、生产控制制度等。

（5）**人力资源战略**　是指根据企业总体战略的要求，为适应企业生存和发展的需要，对企业人力资源进行开发，提高职工队伍的整体素质，从中发现和培养出一大批优秀人才所进行的长远性的谋划和方略，主要包括人力资源开发战略、人才结构优化战略、人才使用战略等基本内容。

健康企业的总体战略和业务战略分层次表明了企业的产品、市场、竞争优势和基本目标，规定了健康企业的核心任务和总的方向，而健康企业要实现这样的战略设想，必须通过有效的职能活动来运用资源，使健康企业的人力、物力和财力与其生产经营活动的各个环节密切结合，与健康企业的总体战略和业务战略协调一致。

（二）健康企业战略选择方法

战略方案的选择对健康企业来说是一个重大决策过程，企业应当按照一定的程序和方法选择适宜的战略方案。

1. 健康企业选择战略的程序   健康企业战略的选择一般包括以下主要内容：分析企业内外部环境、明确企业使命、确定战略目标、形成战略方案、比较战略方案、选择战略方案，如图 4–11 所示。

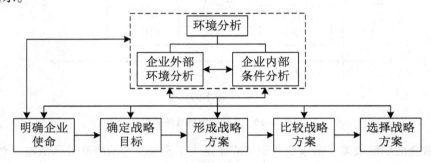

图 4–11   健康企业战略选择程序

（1）**分析企业内外部环境**   环境分析是企业战略选择的首要环节，健康企业应当通过对内外部环境分析，为战略选择提供参考依据。健康企业通过对政策法规、经济环境等宏观环境，目标市场、市场需求状况、市场竞争对手情况等行业环境，企业人、财、物，以及价值链、业务组合等内部条件调查分析，确定企业的优劣势，选择适宜的战略方案。

（2）**明确企业使命**   企业使命是企业对存在意义和未来发展前景的陈述，表明企业长期存在的价值和依据。对于已成立多年的企业，随着环境的不断变化和企业自身的发展，健康企业的战略也应相应调整。要制定新的战略，首先应识别和鉴定企业现行的战略。当现行战略不适应企业发展时，就应及时制定新的战略。同时，在认清现行战略缺陷的基础上，首先重新定位企业使命及宗旨。对于新设企业来说，也需要综合考虑企业内外部环境，先明确企业使命及宗旨。

（3）**确定战略目标**   战略目标确定一般需要两个环节：首先拟定目标方向和目标水平，在既定的战略经营领域内，依据对环境的分析和资源等进行综合考虑，确定目标方向。其次，通过对现有能力与手段等诸多条件的全面估量，对沿着战略方向发展的活动所要达到的结果进行初步规定，从而形成可供选择的目标方案。

（4）**形成战略方案**   企业应根据发展要求和战略目标，依据所面临的机遇和挑战，列出所有可能达到经营目标的战略方案。

（5）**比较战略方案**   企业根据股东、管理人员和其他相关利益团体的价值观和期望目标，确定战略方案的评价标准，并依据标准对各项备选方案加以评价和比较。

（6）**选择战略方案**   在评价和比较战略方案的基础上，企业选择一个最满意的战略方案作为正式的战略方案。有时为了增强战略的适应性，企业往往还要选择一个或多个方案作为备选战略方案。

2. 健康企业战略的选择方法　不同类型与规模的健康企业和不同层次的管理人员，在选择企业战略时会采用不同的方法。在小规模的企业中，所有者兼任管理人员，其战略一般是非正式制定的，主要存在于企业所有者头脑中，或者是与主要下级达成的口头协议中。在大规模的企业中，战略一般是通过各层管理人员广泛参与，经过详细严谨的研究和讨论，科学地选择适宜的方案。健康企业一般规模较大，大部分属于第二种情形。该种战略选择方法可分为四种形式。

（1）自上而下的方法　是先由企业最高管理层制定企业的总体战略，然后下属各部门根据自身的实际情况将企业的总体战略具体化，形成系统的战略方案。

（2）自下而上的方法　是一种先民主后集中的方法，企业最高管理层不给下属部门提出硬性指标规定，只要求各部门积极提交战略方案，之后由企业最高管理层对各部门提交的战略方案加以协调，经过必要的修改后加以确认。

（3）上下结合的方法　是企业最高管理层和下属各部门的管理人员共同参与，通过相互沟通和讨论，制定出适宜的战略。

（4）战略小组方法　是企业的负责人与其他的高层管理人员组成一个战略决策小组，共同选择企业战略方案。在战略小组中，一般由总经理担任组长，而其他人员的构成则有很大的灵活性，根据小组的工作内容，邀请与所要解决问题关系最密切的人员参加。

第四节　健康企业战略的实施与控制

公司选择了合适的战略之后，战略管理的重点就转到战略实施与控制阶段。在战略实施过程中，公司中从最高层管理者到作业人员，每一个人都参与战略的实施。因此，战略实施较之战略分析和战略选择所涉及的问题更多，需要周密计划、认真落实、努力执行和有效控制。

一、健康企业战略实施

战略实施就是执行达到战略目标的战略计划或战略方案，将战略付诸实际行动的过程。战略实施经历的阶段如图 4-12 所示。

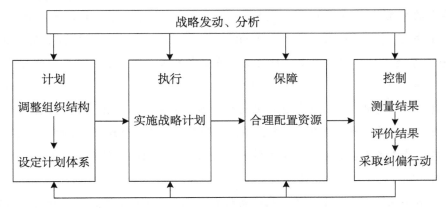

图 4-12　战略实施经历的阶段

1. 战略发动阶段　这个阶段的目的是将企业战略的理想变为员工的实际行动，调动大多数员工实现新战略的积极性与主动性，要求对干部和员工灌输新思想、新观念，提出新口号和新概念。具体要开展的工作包括培训、宣传、思想政治工作等，以扫除实施战略的障碍。

2. 调整组织结构　企业组织结构是实施战略的一项重要工具，应随着战略而定，并且要按照战略目标的变化而及时调整。有效实施战略的首要内容就是建立适宜的组织结构，使其与战略相匹配，其匹配程度将最终影响企业的绩效。常用的可行性组织结构类型主要包括直线制、职能制、事业部制、矩阵制等组织结构。

3. 设计计划体系　战略计划体系是指企业制定实施战略的具体行动方案。战略实施过程中，一般将企业经营分解为若干个战略实施阶段。在编制计划体系时，应规定企业每个战略实施阶段所要达到的目标和实现目标要采取的措施，具体包括各种资源的分配和在时间和空间所做出的具体安排等，并注意各阶段之间的衔接。

4. 战略执行阶段　战略执行阶段的重点工作：一是目标分解和任务落实。就是将计划的目标转化为指标水平，纵向层层分解，横向平衡协调，按照责、权、利对等原则，落实到各经营单位、不同部门和岗位个人。二是检查监督和过程调控。检查监督战略执行中有无出现偏离或差错，及时采取措施，努力把问题处理在萌芽状态，将影响或损失降到最低。

5. 合理配置资源　根据战略计划在各个层面和不同单位或部门之间合理分配资金、人员、物资等，以保证战略顺利开展，高效执行。

6. 战略评估与控制阶段　在战略实施过程中，一方面由于执行人缺乏必要的能力、认识和信息，对所要做的工作不甚清楚，或不知道如何做得更好，从而出现行为上的偏差；另一方面由于内外部环境的变化与原来的预测评估不同，或当初战略制定存在缺陷，造成战略的局部或整体已不符合现实的环境条件。因此，应及时地反馈实施过程中的信息，采取措施，纠正偏差，或调整战略，甚至重新制定战略，以保证实施成效符合企业发展的要求。

知识链接

管理 7S 结构

美国麦肯锡咨询公司的托马斯·彼得斯（Tom Peters，1942—）和小罗伯特·沃特曼（Robert H.Waterman）等人认为，只有战略是不够的，战略只是企业成功的要素之一。他们在对美国杰出公司的分析过程中，提出了企业成功的"7S"结构，指出其中的战略（Strategy）、结构（Structure）、制度（Systems）等因素是保证成功的"硬件"，作风（Style）、人员（Staff）、技能（Skills）和共同的价值观（Shared values）等是成功的软件因素。托马斯·彼得斯等人在研究了许多成功的公司后发现，"软件"因素甚至比"硬件"因素对企业的成功更为重要。①作风，表现为企业员工具有其独特的、与战略相适应的文化素养，全体员工要有与战略目标一致的言行举止。②人员，企业要有一批有业务能力的员工，并能做到知人善任，人尽其才。③技能，员工具有实施战略的某些特长或技术。④共同的价值观，企业自上而下都有认同并践行的企业核心价值观。

战略实施过程中，企业要对战略实施的环境要素进行监测，并不断对战略实施的效果进行跟踪和评价。保障战略规划的有效实施，企业应注重分析托马斯·彼得斯提出的"7S"结构在企业战略实施过程中的状况，通过优化和加强结构要素，以提升战略的执行力。

二、健康企业战略评价

战略管理既开始于价值创造又结束于价值创造。传统方法是侧重财务评价，现代方法则强调全面的平衡计分评价。虽然财务测评对于评价当前的业绩是有用的，但要预测未来战略是否成功，需要更加平衡和综合的评价和测评方法，常用的有平衡计分卡法和战略地图。

（一）平衡计分卡法

平衡计分卡法从四个角度进行全方位的评价。

一是财务角度，用财务方法对所有者的价值创造进行考察。

二是顾客角度，重点评价企业与顾客之间的关系，以及企业增进和保持令顾客感到满意的能力。

三是企业内部，重点放在员工和管理工作的考察上，强调通过发展和保留那些有能力、有干劲的员工来获得企业的成功，考察企业的内部管理，并力图实现更高水平的效率和效能。

四是未来角度，评价企业创新和学习能力，解决企业能否继续改进和价值创新的问题。其方法及主要指标示例如图 4-13 所示。

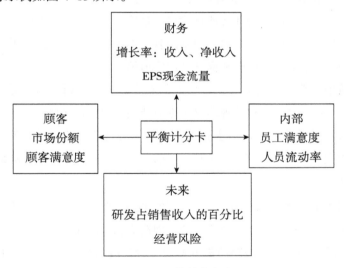

图 4-13　平衡计分卡法

（二）战略地图

战略地图（strategy map）是由罗伯特·卡普兰（Robert S.Kaplan，1940—）和戴维·诺顿（David P.Norton，1951—）提出的。他们是平衡计分卡的创始人，在对实行平衡计分卡的企业进行长期的指导和研究过程中，他们发现，作为衡量系统的平衡计分卡也应用于企业战略的衡量，但这只是一个基本框架，还不足以指导实施。战略衡量系统能够解决如何沟通和实施战略的问题，但不能解决描述战略的问题，继而提出了比平衡计分卡更具洞悉力的战略地图。

战略地图是一种以可视化方式描述企业各维度战略目标之间因果关系的管理会计工具，其核心是自下而上的因果链和各战略目标之间的协调一致。基于平衡计分卡的战略地图通常以财务、客户、内部业务流程、学习与成长四个维度为主要内容，在为各个维度设定战略主题、识别各个维度之间因果关系的基础上绘制。具体绘制步骤如图 4-14 所示。

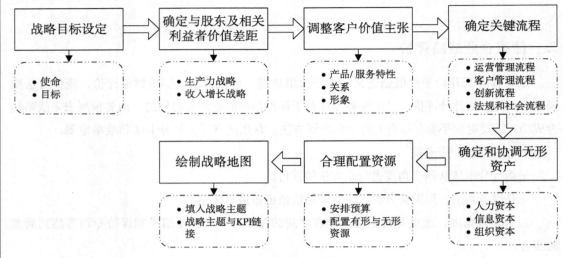

图 4-14   战略地图绘制步骤

1. 战略目标设定   企业设定战略目标应基于对企业全局的把控，可采用 SWOT 分析、PEST 分析等方法，在企业内外部环境分析的基础上制定战略目标。

2. 确定与股东及利益相关者的价值差距   在既定战略目标的基础上，企业对客户、产品、服务进行深入分析，识别出最佳的业务改进途径，确定业财一体化发展的战略主题。财务方面通常有两种战略主题：一是生产力战略，包括改善成本结构以创造优势和提高资产利用率；二是收入增长战略，包括增加收入机会和提升客户价值等。

3. 调整客户价值主张   对既有客户、可能的新客户进行分析，从产品创新、质量、交付时间、增值服务、与客户的关系和品牌形象等方面调整客户价值主张。

4. 确定关键流程   基于客户价值主张，企业对其关键业务流程及增值活动进行梳理，从内部业务流程的四大关键流程角度逐一识别，确定战略主题，并对业务战略主题进行分类归纳，制定战略计划。

5. 确定和协调无形资产   根据业务改进路径和客户价值主张，企业应分析组织资本、人力资本、信息资本等无形资源在企业经营、价值创造活动中的作用。

6. 合理配置资源   确定实施战略所需的资源配置与战略行动方案，并进行战略预算制定。合理地为各个主题分配战略资源，以最大限度发挥无形资源在资源配置和价值创造中的作用。

7. 绘制战略地图   一般企业可依据平衡计分卡四维度来绘制战略地图，图形展示其战略目标与主题，连接线展示其实现目标的路径。自上而下，首先确定战略地图的总体目标，与财务维度的战略主题和关键绩效指标（key performance indicator，KPI）对接。然后将其他维度的战略主题相应地填入，并分别设计若干 KPI。最后，根据战略目标实现的思路，用路径线连接各个战略主题和 KPI，明晰关键路径，即形成完整的战略地图。

三、健康企业战略控制

健康企业战略控制是指健康企业战略管理者及参与战略实施者根据战略目标和行动方案，

对战略的实施状况进行全面的评审，及时发现偏差并纠正偏差的活动。

（一）控制类型

对应公司总体战略、经营单位战略和职能层战略有三种类型的控制，即战略控制、战术控制和作业控制。

在公司一级，战略控制的重点是使公司内各种各样的活动保持一个整体的平衡。

在经营单位这一级，战术控制占主导地位，控制主要是维持和改进经营单位的竞争地位。

在各职能部门中，作业控制的重点是提高以职能为基础的优势和能力。

依据控制的层次结构，战略管理人员应确保控制的这三个层次能够一体化地融合在一起，根据不同的管理角度或范围，侧重运用不同的控制。

（二）控制过程

战略控制过程可以分为五个步骤，即确定控制对象和控制重点、制定控制标准、衡量实际绩效、评价分析及其后续活动，包括采取纠正措施或调整战略，如图 4-15 所示。

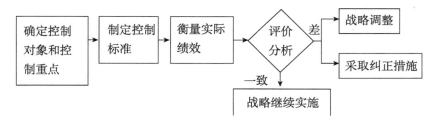

图 4-15　战略控制过程

1. 确定控制对象和重点　本着有的放矢、减少控制费用的目的，根据战略目标需要完成任务的关键环节，确定具体控制什么及其重点，诸如是控制财务上的成本、利润，还是控制市场营销中的销售额、市场份额，或是回货款等。

2. 制定控制标准　一般是把预期的战略目标分解成各项指标水平，作为战略控制的标准，形成评价指标体系。这种评价指标体系的重点应放在那些可以确保战略成功实施的领域里或环节上。

3. 衡量实际绩效　通过企业内部和外部信息反馈，及时收集和处理战略实施过程中的数据资料，了解实际绩效的高低大小。

4. 评价分析　将实际绩效与评价指标水平进行比较，确定两者之间的差距，并尽量分析形成差距的原因及其影响因素。

5. 采取纠正措施　在战略实施过程中，针对分析形成差距的原因及其影响因素，采取不同的措施。若是属于生产经营执行中的问题，则应及时采取纠正措施，使战略得以顺利实施；若是外部环境发生变化引起的非可控问题，则必须对既定的战略进行适当调整，以适应或影响新的环境。

本章小结

本章首先介绍了健康企业战略的含义、特点和战略管理的过程。其次，具体阐述了健康企业环境分析的价值及方法，重点阐述了 PEST 外部环境分析和 5F 模型产业分析、内部资源能力、价值链分析、业务组合分析以及 SWOT 分析等方法。同时，在基于健康企业内外部环境分析的基础上，介绍了如何进行健康企业的战略目标设定，具体分析了健康企业的战略类型和选择方法。最后对健康企业战略管理相关的战略实施与控制的过程及方法进行了介绍。

思考题

1. 健康企业战略管理有何特点？

2. 为什么要对健康企业进行战略环境分析？健康企业环境分析的内容和常用方法有哪些？

3. BCG 增长－份额矩阵定义了四种战略业务单位：明星类、现金牛类、问题类、瘦狗类。简要讨论为什么健康企业管理者可能会发现在处理问题业务时会很困难。

4. 如果在健康企业战略实施过程中遇到新发现的问题，如何平衡企业战略的刚性与柔性矛盾？

第五章　健康企业组织与文化

扫一扫，查阅本章数字资源，含PPT等

【学习要求】

1. 掌握健康企业组织的内涵、特征与要素，组织结构的内涵、内容与形式，健康企业组织变革的内涵、内容，以及健康企业文化的概念与特征。

2. 了解健康企业组织理论的发展，健康企业组织结构的发展趋势，健康企业组织结构设计的程序，健康企业组织变革的动因、阻力与模式，健康企业文化实施的内容和方法。

3. 熟悉健康企业组织结构设计的原则和内容，健康企业组织变革的过程，健康企业文化建设的意义和目标。

党的二十大报告指出："推进文化自信自强，铸就社会主义文化新辉煌。"企业文化是健康企业发展的灵魂和源源不断的动力。健康企业的员工除应具备扎实的医药健康知识外，更要拥有远见卓识和为人民健康服务的理想。在新时代健康企业文化建设中，要坚定文化自信，以文化人、以文育人，充分挖掘健康企业的文化优势，使健康企业文化逐渐融入大健康产业链的每一环节，借助人的行为、产品的形态体现出来，形成健康企业特有的文化内涵，提高健康企业的文化软实力与核心竞争力，推动健康企业和大健康产业高质量发展。

【案例导入】GX 健康保障服务集团股份有限公司组织架构

GX 健康保障服务集团股份有限公司
关于调整公司组织架构的公告

本公司及董事会全体成员保证信息披露内容的真实、准确、完整，没有虚假记载、误导性陈述或重大遗漏。

GX 健康保障服务集团股份有限公司（以下简称"公司"）于 2022 年 XX 月 XX 日召开第 XX 届董事会第 XX 次会议暨 2021 年度会议，审议通过了《关于调整公司组织架构的议案》。为继续深化公司组织变革，进一步提升公司整体运营效率，公司组织架构进行了调整，调整后的组织架构图详见附件。公司相关制度中涉及相关部门名称变更的，随之进行相应调整。

特此公告。

GX 健康保障服务集团股份有限公司
董事会
2022 年 XX 月 XX 日

资料来源：网络。

附件：公司组织架构图

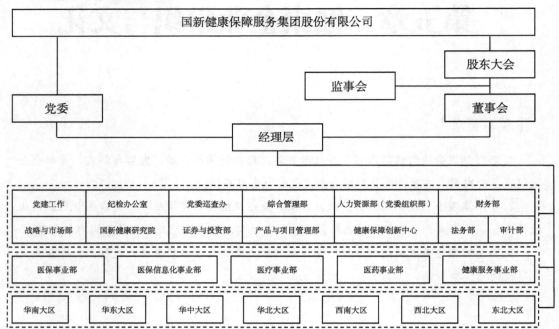

*医保信息化事业部隶属于医保事业部。

第一节　健康企业的组织结构

一、健康企业的组织

（一）组织的内涵

组织（organization）是为了实现一定的管理目标或任务而对管理的要素和环节进行统筹配置和协调的有机载体，是由两个或两个以上的人员为了达成共同的目标或任务，而组合起来的人员之间相互影响和相互作用的人员共同体。一个健康企业、一间学校、一家医院等，都是一个组织。

（二）组织的特征

任何一个组织都具有以下三个共同的特征。

1.具有明确的目标　每个组织都有其明确的目标或任务，通常表现为一个目标、任务或者一组目标、任务，反映着该组织所希望达到的状态。

2.具有至少两个人员　独自一个人工作并不构成组织。组织为实现其管理目标，需要借助两个或两个以上的人员来共同完成其工作。

3.具有一定的结构　所有的组织都采用某种适宜的结构，这种结构可以明确并协调该组织人员之间的工作关系，便于组织人员各自顺利地完成其工作，从而共同达成组织的目标或完成组织的任务。

NOTE

（三）组织的要素

组织需要一定的基本构成要素，才能形成一个能动的、具有活力的有机载体和人员共同体。这些要素可以分为有形要素和无形要素两大类。

1. 有形要素

（1）人力资源　是构成组织的核心要素。组织的目标或任务的实现需要靠人员来推动，组织的目标或任务也是为了满足人类的需求。没有人力资源，就没有组织。

（2）物质资源和资本资源　是组织成员顺利实现组织目标和完成组织任务的物质保证。具体包括工作场所、劳动工具、机器设备和资金等。

（3）工作职责　组织中的人员必须从事一定的工作，承担一定的责任。如果任务分配不合理，则会降低组织的工作效率，延缓组织目标的实现或者任务的完成。组织中的人员所从事的工作和承担的责任，都必须是组织实现目标或者完成任务所必需的。

（4）岗位分工　组织内的同一种工作或业务若不能由一个人完成，就需要设置多个从事相同工作或业务的岗位，以便共同完成，即岗位分工。

（5）工作关系　不同职务、职位的工作人员之间必然存在各种联系，即工作关系。组织成员之间的工作关系主要是责权利的关系。当组织的成员数达到一定规模以后，成员之间的责权利关系将趋于复杂，由此适应性地划分部门、建立制度，用以规范组织成员的行为，处理组织成员间的各种工作关系。

2. 无形要素

（1）共同目标　是组织最基本的构成要素。组织就是为了实现一定的管理目标或任务而形成的。组织的共同目标需得到组织各个成员的理解和接受，整个组织才能统一意志、统一指挥、统一行动。

（2）协作意愿　是组织成员愿意在工作中与其他成员互相合作，以便实现组织的共同目标的意志品质。缺乏协作意愿，组织内各成员的工作就无法实现统筹协调，成员个人的工作亦无法持续，组织的共同目标将无从实现。

（3）信息沟通　是组织成员理解共同目标、相互沟通、协同工作的条件，是组织内所有工作的基础。组织的共同目标和成员的协作意愿唯有通过信息沟通，才能将两者联系和统一起来。没有信息沟通，各成员的协作意愿无以表达，各成员为实现组织共同目标所采取的合理行动亦无法协调、无法统一，组织的共同目标也就无法实现。

二、健康企业组织理论的发展

组织理论（organization theory）是管理理论的核心内容，是研究组织结构、职能和运转，以及组织中管理主体的行为并揭示其规律性的逻辑知识体系。

组织理论有一个形成、演进和发展的过程。组织理论的演进和社会存在与管理实践的需要有密切的关系，其发展历史是一个不断扬弃的过程，也是辩证的否定过程。这个过程，大致可以划分为三个阶段：传统组织理论（1900—1930 年）、行为科学组织理论（1930—1960 年）和现代组织理论（1960 年以后）。

（一）传统组织理论

传统组织理论，亦称"古典组织理论"，是古典管理理论中涉及组织结构和组织管理基本职能的理论。传统组织理论最早可追溯至亚当·斯密（Adam Smith，1723—1790），他在《国富论》中首先提出了劳动分工的原则。劳动分工原则是组织设计的一个基本原则，至今仍具有生命力。传统组织理论的盛行时期为 20 世纪 10 ～ 30 年代，它被视为西方当代组织理论的基石，主要的代表人物有美国的弗雷德里克·泰勒（Frederick Taylor，1856—1915）、马克斯·韦伯（Max Weber，1864—1920）和法国的亨利·法约尔（Henri Fayol，1841—1925）等。

传统组织理论的目标是为高效率的管理提供解决问题的指导原则，包括分工原则、专业化原则、统一指挥原则和控制幅度原则。

传统组织理论的主要观点如下。

1. 组织是一个分工的体系　依照计划性质与执行性质的工作进行分工，还要根据工作程序、工作地区及工作人员的不同进行分工。

2. 组织是一个层级制的体系　其目的在于组织的命令得以有效地贯彻和执行。

3. 组织是一个权责分配的体系　组织中的每一个职位都分配有明确的工作，使人员在履行职务时明了自己所担负的任务。

4. 组织是一个法令规章的体系　组织是人们设计出来的，所以一定有许多法令规章来规范其工作程序与组织结构，形成一个完整的法令规章体系。

5. 组织是有目标指向的　任何组织皆有其目标，否则便不称其为组织，而组织的基本任务就是达成目标。

6. 组织是一个协调体系　由于分工与层级节制的关系，组织各部门间保持协调状态。

传统组织理论的中心思想是强调工作效率，以工作需要为中心，以努力完成任务为唯一目标，主要依靠权力来维系组织成员之间的相互关系。传统组织理论的主要问题在于没有考虑人的个性和心理需要，将人看作像机器一样没有感情的"机器人"，忽视组织成员的积极性和工作动机，从而削弱他们的创造性。另外，传统组织理论没有考虑组织外部的环境、竞争、市场等状况，将组织看成一个封闭的系统。

（二）行为科学组织理论

行为科学组织理论，又称"新古典组织理论"，是在 20 世纪 30 ～ 60 年代形成的，主要有以埃尔顿·梅奥（E.Mayo，1880—1949）为代表的人际关系组织理论；以切斯特·巴纳德（C.I.Barnard，1886—1961）为代表的组织平衡理论和以赫伯特·西蒙（H.A.Simon，1916—2001）为代表的决策过程组织理论。

行为科学组织理论是以人为中心的一种组织理论，强调人际关系和信息沟通。其主要原则和依据：发挥人的主观作用；人员录用和组织安排时，考虑人的需要和特点；重视和发挥非正式组织的作用；以信息沟通代替指挥监督。

行为科学组织理论的主要观点包括：

1. 组织是一种心理与平衡的系统　构成组织各个成员的心理及由个别成员构成的团体心理（社会心理），对组织都有影响。同时，人之所以参加组织，一方面是力求从组织中获得自己的需要与满足，另一方面是力求自我贡献，从而使组织能够生存与持续发展，以保持成员与组织双方需求的平衡。

2. 组织是一种具有影响力的系统　组织内由于成员之间的交流产生相互的影响力，不仅上级人员可影响下级，下级人员也可影响上级，同级人员还可以互相影响，权力只是构成影响力的一个因素。

3. 组织是一种沟通的系统　成员与成员之间的沟通，不只是循着命令或权责系统或协调途径沟通，更会循着人际关系的途径沟通，因而整个组织也可称之为一种沟通网。

4. 组织是成员性格总和的系统　由于各成员心理性格的不同，对于事物的认识也不同，因而在组织内部会产生各种冲突，而组织的任务之一就是要协调这些冲突，使每一个成员都能接受对这些冲突的统一与调和，进而顺利实现组织的目标。

5. 组织是人际配合的系统　组织构成包括人、事、时、物、财五个因素，组织应使五种因素之间获得适当的协调与配合，否则无法实现组织目标，因此组织也是一种人际配合的系统。

6. 正式团体之外尚有非正式团体　一个组织中除正式团体外，尚有因人际关系而产生的非正式团体。

行为科学组织理论强调人的因素，重视发挥人的作用。主要问题在于过分强调搞好人际关系、满足人们的社会心理需要、满足人们工作丰富化和扩大化的需要，从而降低了专业优越性的发挥，工作效率会受到一定的影响。

（三）现代组织理论

现代组织理论是 20 世纪 60 年代以来逐步发展起来的，其代表人物有切斯特·巴纳德（C.I.Barnard，1886—1961）、赫伯特·西蒙（H.A.Simon，1916—2001）和亨利·明茨伯格（H.Mintzberg，1939—　）等。该理论是在传统组织理论和行为科学组织理论的基础上，为了适应各种情况的巨大变化而发展起来的系统权变性组织理论。其中，巴纳德用人与人相互合作的系统观念来解释组织，提出激励的新观点，认为经济收入不是唯一要素，提出应注意信息交流和"权威接受论"等观点。西蒙则认为组织是为了实现共同目标而协作的人群活动系统，管理就是决策。

现代组织理论的主要观点包括以下内容。

1. 领导人的首要作用在于塑造和管理好组织中的有共同价值观的人，强调个人的独创精神和组织的战略。

2. 对人的基本需求的看法是人们需要生活得有意义，人们需要对自己有一定的节制。

3. 以组织中人的行为作为分析的对象，不是将组织的表面结构作为分析对象。

4. 以决策作为主要的认识对象，而不是将操作作为主要的认识对象。

5. 领导不应建立在权力的基础上，而应建立在领导与被领导相互影响的基础上。

6. 注重信息沟通。

组织理论的发展过程表明管理思想的变化和研究方法的变化，即经历了一个从注重"事"的研究到注重"人"的研究，进而发展到人与事研究并重的过程，在方法论上则从规范研究转向实证研究。组织理论的形成和发展，是人类认识组织及其活动的规律的成果，使人们可以自觉地应用这一理论有效地管理组织，以适应人类自身的组织活动。

三、健康企业的组织结构

（一）组织结构的内涵与内容

组织结构是组织内部各要素为实现组织的共同目标或任务，在管理工作中进行分工协作，在职务范围、责任、权利等方面所形成的结构化体系。组织结构表明了组织各部分的排列顺序、空间位置、聚散状态、联系方式和各要素之间的相互关系，是健康企业整个管理系统的"框架"。组织结构作为组织在职、责、权方面的动态结构体系，其本质是为实现组织的共同目标而采取的一种分工协作体系。因此，组织结构并不是一成不变的，会随着组织的重大战略调整而进行调整。

组织结构的核心内容主要有三部分，即组织结构的复杂性、规范性和集权与分权。

组织结构的复杂性是指组织内部各要素之间的差异性，包括组织内部专业化分工程度、横向与纵向的管理幅度与管理层次数，以及组织内部人员及各部分的地理分布情况等。一个组织的劳动分工越细，纵向等级层次越多，组织各部分的地理分布就越广泛，则组织协调员工及其活动就越困难。

组织结构的规范性是指组织内部行为规范化的程度，包括组织内部员工的行为准则、规章制度、工作程序和标准化程度等。一个组织使用的规章制度越多，标准化程度越高，则其组织结构就越具有规范性。

组织结构的集权与分权是指组织内部决策权的分布状态，主要是指集权与分权的问题。集权意味着决策权主要集中在组织的高层，而分权则意味着决策权分散在组织结构的各个管理层次。

组织结构的这些内容决定着组织结构的外在表现形式，即组织结构的形式。

（二）健康企业组织结构的形式

1. 直线制组织结构   直线制组织结构是最简单和最基础的组织结构形式，也是最古老的组织结构形式。所谓的"直线"，是指在这种组织结构下，职权直接从高层开始向下流动、传递、分解，经过若干个管理层次达到组织最低层。

直线制组织结构的特点是企业各级单位从上到下实行垂直领导，呈金字塔结构。组织中每一位主管人员对其直接下属拥有直接职权，而下属部门则只接受一个上级的指令，组织中的每一个人只对他的直接上级负责或报告工作。主管人员在其管辖范围内，拥有绝对的职权或完全职权，即主管人员对所管辖部门的所有业务活动行使决策权、指挥权和监督权。直线制组织结构如图 5-1 所示。

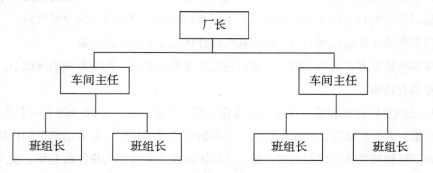

图 5-1   直线制组织结构

直线制组织结构的优点：一个下级只受一个上级领导管理，上下级关系简明清晰，权责明确，层级制度严格明确，命令统一，保密程度好，决策与执行工作有较高效率，反应灵敏；管理沟通的信息来源与基本流向固定，管理沟通的渠道也简单固定，管理沟通的速度和准确性在客观上有保证。

直线制组织结构的缺点：管理无专业分工，各级管理者必须是全能管理者，其管理负担比较重，在企业规模较大时，管理难度非常高。另外，管理沟通的信息来源与基本流向被管理者控制，权限高度集中，易于造成家长式管理作风，形成独断专行、长官意志，组织发展受到管理者个人能力的限制，组织成员只注意上下沟通，而忽视横向联系。

因此，直线制组织结构主要适用于组织规模较小、生产技术比较简单的企业，采用这种组织结构可以有效简化管理与沟通的过程，有助于产生较高的组织工作效率与效益。但在组织规模较大的情况下，所有管理职能都集中由一个人承担是难以持续的。在 20 世纪 80 年代时，TY 汽车、IBM 这样的巨型企业都曾采用过这种组织结构形式，结果最高领导层与工人之间竟有多达 12 级的管理层，事实证明管理层数太多会导致整个组织的管理效率较低。

2. 职能制组织结构　也被称为 U 型组织或多线性组织结构，起源于法国的亨利·法约尔（Henri Fayol，1841—1925）在其所经营的煤矿公司担任总经理职务时所建立的组织结构形式，故又称为"法约尔模型"。职能制组织结构按照职能（比如人事、财务、生产、销售等）来组织部门分工，即从企业高层到基层，均把承担相同职能的管理业务及其人员组合在一起，设置相应的管理部门和管理职务。

职能制组织结构的主要特点：

（1）各级管理机构和人员实行高度的专业化分工，各自履行一定的管理职能。因此，每一个职能部门所开展的业务活动将为整个组织服务。职能制组织结构的整个管理系统划分为两大类机构和人员：一类是直线指挥机构和人员，对其直属下级有发号施令的权力；另一类是参谋机构和人员，其职责是为同级直线指挥人员出谋划策，对下级单位不能发号施令，只具有业务上的指导、监督和服务的作用。

（2）企业管理权力高度集中。由于各个职能部门和人员都只负责某一个方面的职能工作，唯有最高领导层才能纵观企业全局，因此，企业生产经营的决策权必然集中于最高领导层身上。职能制组织结构如图 5-2 所示。

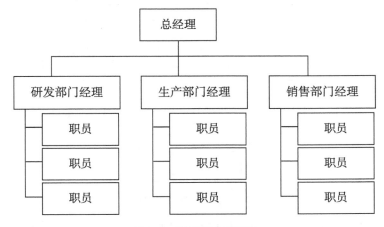

图 5-2　职能制组织结构

职能制组织结构的优点：以职能部门作为承担项目任务的主体，可以充分发挥职能部门的资源集中优势，有利于保障企业生产经营所需要的资源供给和经营成果的质量；同一职能部门内部的专业人员便于相互交流、相互支援，对创造性地解决技术问题很有帮助；当有部门成员调离部门或者离开公司时，所属职能部门可以增派人员，保持业务的连续性；部门成员可以将完成业务工作和完成本部门的职能工作融为一体，可以减少因业务的临时性而给成员带来的不确定性。

职能制组织结构的缺点：客户利益和职能部门的利益常常发生冲突，职能部门会为本部门的利益而忽视客户的需求；当业务需要多个职能部门共同完成，或者一个职能部门内部有多个业务并行时，资源的分配容易出现问题；当业务需要多个部门共同完成时，对权力的分割会影响各职能部门之间的沟通交流、团结协作；由于业务组成的成员在行政上仍隶属于各职能部门的领导，因此，业务经理对业务成员没有完全的权力，业务经理需要不断地与职能部门经理进行有效沟通以消除项目成员的顾虑，从而导致管理成本的增加。

因此，职能制组织结构主要适用于产品品种比较单一、生产技术发展变化不快、外部环境比较稳定的中小型企业。这类企业的经营管理相对简单，部门较少，横向协调的难度小，对适应性的要求较低，因此，职能制组织结构的缺点不突出，而优点则能得到较为充分的发挥。但当企业规模、内部条件的复杂程度和外部环境的不确定性超出职能制组织结构所能承受的限度时，就不应再采用这种组织结构。

3. 直线职能制组织结构 直线职能制组织结构形式是在"直线制"和"职能制"的基础上，取长补短而建立起来的一种组织结构形式，是现代企业最常见的一种组织结构形式。这种组织结构形式把企业管理机构和人员分成两套系统：一套是按命令统一原则组织的指挥系统，在职权范围内行使决定权和所属下级的指挥权，并对自己部门的工作负全部责任；另一套是按专业化原则组织的职能系统，是直接人员的参谋，只能对下级进行专业指导，不能进行直线指挥和命令。直线职能制组织结构如图5-3所示。

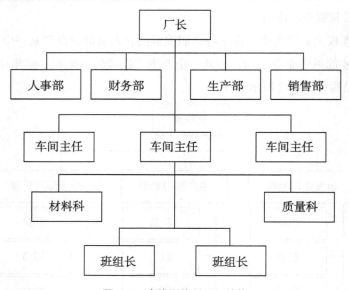

图5-3 直线职能制组织结构

直线职能制组织结构的优点：既能保证企业管理体系的集中统一，又可在各级行政领导者的领导下，充分发挥各职能部门的专业化作用，职责分明，工作效率高，工作秩序井井有条，整个企业有较高的稳定性。

直线职能制组织结构的缺点：由于组织结构属于典型的"集权式"结构，权力集中于最高管理层，职能部门的许多工作要直接向上层领导报告请示才能处理，导致下级缺乏必要的自主权，其主动性和积极性不易发挥；部门之间横向联系差，信息传递路线长，反馈较慢，难以适应环境的迅速变化，职能部门与直线指挥部门之间容易造成矛盾等。

4. 事业部制组织结构　事业部制组织结构，亦称 M 型结构（multidivisional structure），简称（M-form）或多部门结构，是在最高领导层集权的基础上，按业务分类并设立若干从事不同业务的事业部，各事业部在最高领导层和有关职能部门的总体决策下，分别实行相互独立的领导和管理。这样，整个组织的方针确定和控制是集权化的，而具体的方针与运用又是分权化的，亦即"集中决策，分散经营"。

划分事业部的时候，可以根据不同的标准，比如按照企业经营不同的产品、服务成立不同的事业部，也可以按照企业所面对的不同市场成立不同的事业部，也可以按照不同的地理区域成立不同的事业部。所设置的事业部必须具备三个要素：①具有独立的产品和市场，是一个产品责任或市场责任单位。②具有独立的利益，实行独立核算，是一个利益责任单位。③是一个分权单位，具有足够的权力，能自主经营。也就是说，事业部的经营活动在不违背公司的总目标、总方针的前提下独立经营、独立核算、自负盈亏。企业的最高管理层是企业的最高决策管理机构，集中力量来研究和制定公司的总目标、总方针、总计划和各项政策。事业部制组织结构如图 5-4 所示。

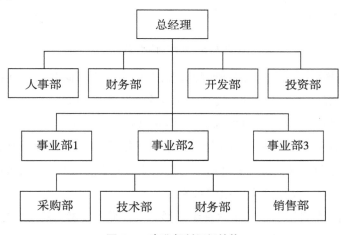

图 5-4　事业部制组织结构

事业部制组织结构的优点：①有利于总公司最高领导层集中精力搞好经营决策和长远规划，并使各个事业部发挥经营管理的主动性，增强各事业部领导者的责任心。②使各事业部组成一个相对独立的经营管理系统，增强企业的经营灵活性和市场适应性。③是培养全面管理型人才特别是高层管理人才最好的组织方式之一。

事业部制组织结构的缺点：①对事业部一级的管理人员水平要求高。每个事业部相当于一个单独的企业，事业部经理要全面熟悉业务和全面掌握管理知识才能胜任。②横向联系差，事业部实行独立核算，各事业部只考虑自身的利益，影响事业部之间的协作。③职能机构重复设置，管理人员相应增加，导致企业各类人员的比例不合理。④事业部领导权力下放过大，容易产生本位主义。

事业部制组织结构一般适用于规模庞大、产品品种繁多、技术复杂和市场广阔多变的大型企业。

5. 矩阵制组织结构 矩阵制组织结构是一个大的企业组织为了完成某个特别的任务，专门成立项目小组，由有关职能部门派人参加，力图做到条块结合、协调各部门活动，以保证完成任务。而对于参加项目小组的有关人员，一般要接受两方面的领导，即在执行日常工作任务时，接受本部门的垂直领导；在执行具体项目任务时，接受项目负责人的领导。所以该组织形式是由纵横两套管理系统组成的。一套是纵向的职能系统，是在职能部门经理领导下的各职能或技术科室；另一套是为完成各项任务而组成的横向项目系统，一般是产品、工程项目或服务项目组成的专门项目小组或委员会，并设立项目小组经理，全面负责项目方案的综合工作。

矩阵制组织结构如图 5-5 所示。

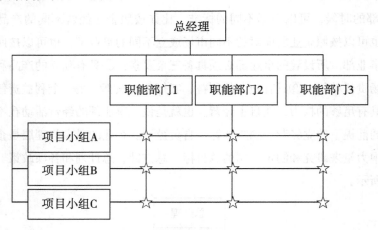

图 5-5 矩阵制组织结构

矩阵制组织结构的优点：①加强管理部门之间的纵向和横向联系，有利于各职能部门之间的配合，即沟通信息，共同决策，提高工作效率。②把不同部门的专业管理人员组织在一起，实现人力资源的弹性共享，有助于激发人们的积极性和创造性，使专业人员发挥自己的工作能力，提高技术水平和管理水平。③把完成某项任务所需的各种专业知识和经验集中起来，加速完成某一特定项目，从而提高管理组织的机动性和灵活性，可以促进各种专业人员互相帮助、互相激发，更适用于大型企业的组织系统。

矩阵制组织结构的缺点：①由于这种组织形式实行纵向、横向双重领导，如果处理不当，就会由于意见分歧而造成工作中的推诿现象和矛盾。②组织关系比较复杂，对项目负责人的要求较高。③由于项目完成后，项目小组即刻解散，人员仍回到原单位，因此容易产生临时心理，导致人心不稳，有时责任心不够强，对工作有一定影响。

矩阵制组织结构非常适用于横向协作和攻关项目，企业可用来完成涉及面广、临时性、复杂的重大工程项目或管理改革任务。

（三）健康企业组织结构的发展趋势

20 世纪 80 年代以来，在全球化、市场化和信息化发展的背景下，组织所面临的环境越来越复杂多变，而组织应对环境变化的技术工具也越来越丰富。健康企业组织结构的发展趋势总体表现为非层级化趋势，具体表现又可细化为扁平化、柔性化、分立化和网络化。

1. 组织结构扁平化 是指通过减少管理层次，扩大管理幅度，裁减冗余人员，将金字塔式的组织结构进行"压缩"，从而建立起紧凑、干练的扁平化组织结构。

组织结构扁平化是为了应对组织环境日益复杂多变所产生的挑战。扁平化后的组织结构要能实现顺畅运作，需要具备三个重要条件。

（1）管理制度化　扁平化组织要结构清晰、阶级分明，需要建立完善的管理制度。扁平化组织一般建立在组织分权的基础上，只有建立起完善的管理制度才能较好地实现组织分权，否则组织将难以控制。为此，需要对组织构架进行详细分析，并系统地对管理制度进行建设与完善。

（2）组织信息化　现代信息处理和信息传输技术有了巨大进步，能够对海量的复杂信息进行及时而快捷的处理和传输，可以减少对一些中间组织如经纪人、批发商的依赖，也可以逐步弱化某些零售商的作用，生产者与消费者之间可以直接联系与接触，相互掌握对方的信息，从而缩小他们之间的鸿沟。

（3）高素质的管理者和员工　组织结构扁平化对管理者和员工的素质提出了更高的要求。组织成员的独立工作能力必须大大提高，管理者向员工大量授权，组建各种团队，员工也须承担较大的责任。普通员工与管理者、下级管理者和上级管理者之间的关系由传统的被动执行者和发号施令者的关系转变为一种新型的团队成员之间的关系。

2. 组织结构柔性化　是指组织内的各个部门、各个成员可以根据组织内部和外部环境的变化而进行灵活的调整和变动，使之结构简洁，反应灵敏、迅速、灵活多变，以达到快速适应现代市场的需求，体现出组织应对环境不确定性的适应能力。

组织结构柔性化以提升创新能力为宗旨，通过分工合作、风险共担和适当的权限结构调整，向基层员工授权，同时满足员工的高层次需要，增强员工的主人翁责任感，使其自觉提高工作标准，从而将组织的意志转化为个人的自觉行动。

组织结构柔性化的特点主要表现为两点：

（1）集权与分权的统一　为避免过度分权可能带来的消极影响，柔性化组织结构在进行分权的同时，要进行必要的集权。集权就是最高管理层确定整个组织的战略发展方向，规定上级和下级之间的权限关系，分权则是中下级管理部门和一线生产经营人员具有处理一些突发性事件的权力。集权与分权统一的关键是上级和下级之间通过一些直接和间接的沟通渠道，及时进行信息沟通，适当调整权限结构，保证组织的战略发展目标和各项具体活动之间形成有机的联结关系。

（2）稳定与变革的统一　为满足组织结构不断柔性化变革的需要，组织结构被分成两个组成部分。一个部分是为完成组织的战略管理、人力资源管理等经常性职能而建立的组织结构，这部分组织结构比较稳定，是组织结构的基础组成部分；另一个部分是根据市场、项目等临时性任务要求而建立起来的灵活性很强的组织结构，是组织结构的临时部分，如各种临时团队、工作团队或项目小组等。

3. 组织结构分立化　是指在大型组织的内部采用市场机制代替层级制的行政机制，从而提高组织的创新能力与灵活性。具体来说，就是大公司将尽可能地分散成若干个小的相对独立的分公司或子公司，使其相对独立运营，将公司总部与下属单位之间内部化的上下等级关系外化为类似市场化的公司与公司之间的关系，精简机构，减少管理层次；同时，将决策权力下放到基层，增加其自主权，使基层组织充满活力和进取精神，以适应各种变化的条件，并灵活应对各种突变。

组织结构分立化与划小经营单位方式的区别在于：

NOTE

（1）组织结构分立化以市场化的平等关系来联结公司总部与所属各个分公司和子公司，而划小经营单位则仍然以企业内部的层级关系来进行管理。

（2）组织结构分立化改革的是产权关系，公司总部通过股权渗透控制着分离出去的各个分公司和子公司，而划小经营单位仅仅在管理权限上进行调整，公司总部对划小的各个经营单位通过内部的行政管理手段进行控制。

（3）组织结构分立化所形成的各个分公司和子公司是独立的法人实体，拥有完全独立的经营地位。而通过划小经营单位所形成的各个基层经营单位并不是独立的法人实体，不具有完全独立的经营地位。

组织结构分立化的方式有两种：

（1）横向分立，即按照产品的不同种类进行分立。企业将一些有发展前途的产品分离出来，成立独立的公司，选派有技术、懂管理的人去经营。通过横向分立可以最大限度地提高单个产品经营单位的自主权，在多个单位产品市场上形成自己的优势地位。

（2）纵向分立，即按照同一产品的不同生产阶段进行分立。纵向分立是对同一产品的上下游生产环节实行分离，通过纵向分立可以进一步集中企业的力量，提高企业的专业化生产经营水平。

4. 组织结构网络化　是指企业在完成共同目标的前提下，精简机构，缩小经营范围，将各方面的资源，如独立的个人和部门等，进行整合而组成联合体。网络化的组织结构不依赖于传统的纵向一体化层级制对企业进行管理，而是在明确企业中各员工的职责和任务以后，组建由小型、自主和创新的经营单元构成的以横向一体化为特征的网络化组织，进行多边联系、交叉协作，继而达成最终目标。组织结构网络化简化了企业的中间层级，减少了沟通成本和信息传递成本，既能密切员工相互间的联系，也能促进信息和技术等要素的横向交流。

组织结构网络化具有两个特点：

（1）用特殊的市场机制代替行政机制来联结各个经营单位之间及其与公司总部之间的关系，如各种企业集团和经济联合体以网络化形式将若干个密切相关的企业紧密联结在一起。层级制组织结构的基本单元是在一定指挥链条上的层级，而网络化组织结构的基本单元是独立的经营单位。因此，这种特殊的市场机制与一般的市场机制不同，在一般的市场机制下，交易双方是一种临时性的不稳定的商品买卖关系。而网络化组织结构中，交易双方是以资本投放为基础的包含产权转移、人员流动和较为稳定的商品买卖关系在内的全方位的市场关系。

（2）在组织结构网络化的基础上形成强大的虚拟功能。传统企业组织结构形式是高度实体化的。传统的企业管理是对实体企业的管理，这种管理要负责企业各种实物的保存和管理。在产业数字化和数字产业化的今天，我们的空间变小了，世界成为"地球村"，但同时我们的空间又扩大了，在实体的物理空间之外，还形成了虚拟的网络空间，一些虚拟企业也应运而生，比如虚拟商店、虚拟书店、虚拟银行等。网络化组织结构中的每个独立经营实体都能以多种方式借用外部资源进行重新组合。也就是说，在网络空间里，企业可以获得诸如设计、生产和营销等具体的功能，但并不一定组成与这些功能相对应的实体组织，而是仅仅通过外部资源和力量实现这些具体功能。

四、健康企业组织结构设计

健康企业组织结构设计是在确定企业共同目标的基础上，组织管理者根据组织内外环境因素，将实现企业共同目标所必须进行的各种业务活动进行分类组合，并依据一定的原则，划分出不同的管理层次和部门，规定这些层次和部门的职责及其相互之间的协作关系。同时，将控制各种业务活动所必需的职权授予各管理层次和各部门的主管人员，从而规划、选择、建立一种符合本组织自身特点、结构优良、功能齐全、运转灵活的组织结构的过程或活动。

（一）健康企业组织结构设计的原则

1. 任务与目标原则　健康企业组织结构设计的根本目的，就是为实现健康企业的战略任务和经营目标服务，这是一条最基本的原则。因此，组织结构设计的全部工作必须以此作为出发点和归宿点，即健康企业的任务与目标和组织结构之间是目的与实现手段之间的关系；衡量组织结构设计的优劣，要以是否有利于实现企业的任务与目标作为最终的标准。从这一原则出发，当健康企业的任务与目标有重大变化的时候，例如，从单纯生产型转向生产经营型、从内向型转向外向型时，组织结构必须作相应的调整和变革，以适应任务与目标的变化。

2. 分工与协作原则　健康企业的管理工作量大、专业性强，分别设置不同的专业部门，有利于提高管理工作的质量与效率。在合理分工的基础上，各专业部门只有加强协作与配合，才能保证各项专业管理的顺利开展，达到组织的整体目标。因此，在组织结构设计中要坚持分工与协作的原则，做到分工要合理、协作要明确。

在分工中要关注：①将职能性质相近或工作关系密切的部门归类，必须尽可能按专业化的要求来设置组织结构。②工作上要有严格分工，每个员工在从事专业化工作时，力争达到较熟悉的要求。③要注意分工的经济效益。

在协作中要关注：①明确各部门之间的相互关系，找出容易发生矛盾之处，加以协调，获得整体的最佳效益。②对于各项关系的协调，应逐步规范化、程序化，要有具体可行的协调配合方法以及违反规范后的惩罚措施。③要创造协调的环境，提高管理人员的全局观念，增加相互间的共同语言。

3. 管理幅度与管理层次相结合原则　由于受个人精力、知识、经验条件限制，管理者能够有效领导的直属下级的人数是有限的。因此，在进行组织结构设计时，管理者的管理幅度应控制在一定水平，以保证管理工作的有效性。同时，管理幅度又与管理层次数呈反比例关系，因此，在确定健康企业的管理层次时，也需考虑到有效管理幅度的制约。因此，需正确处理管理幅度与管理层次的关系，做到管理幅度与管理层次相结合。

有效管理幅度并不是一个固定值，而要受多个因素的影响。

（1）工作人员的素质　若下级素质高、工作能力较强、经验丰富，则管理者处理上下级关系所需的时间和次数将减少，管理幅度可以适当扩大；反之，若下级工作能力较弱，管理者指导和监督下级工作所需的时间和次数将增加，则管理幅度应缩小。

（2）信息交流的方式和难易程度　在管理活动中，若上下级能及时交流意见，横向关系也能较好地协调配合，则管理幅度可以适当扩大；反之，则应缩小。

（3）检查手段的快慢　若任务与目标明确，职责和职权范围划分清晰，工作标准具体，管理者能客观、准确、迅速地评估下级的工作成果，则管理幅度可以适当扩大；反之，则应缩小。

此外，各级管理者的素质、管理活动的复杂性和相似性、新问题的发生率、管理业务的标准化程度、机构在空间上的分散程度等都对管理幅度与管理层次有影响。

4. 集权和分权相结合原则　集权就是将权力相对集中于组织最高层管理者，由其统管所属单位和人员的活动。分权与集权相反，从最高层到最基层的管理层次减少，每层次管理者的管理幅度扩大，最高层与最基层之间的信息沟通较为直接。集权有利于保证健康企业的统一领导和指挥，有利于人力、物力、财力的合理分配和使用。分权是调动下级主动性与积极性的必要组织条件。合理分权有利于基层根据实际情况迅速而正确地做出决策，也有利于上层管理者摆脱日常事务，集中精力抓重大问题。因此，集权与分权是相辅相成的，是辩证的统一。没有绝对的集权，也没有绝对的分权。

健康企业的组织结构设计，既要有必要的权力集中，又要有必要的权力分散，两者不可偏废。健康企业在确定内部上下级管理权力分工时，主要应考虑的因素：企业规模的大小、企业生产技术特点、各项专业工作的性质、各单位的管理水平和人员素质的要求等。集权的程度，应以不妨碍基层人员积极性的发挥为限；分权的程度，应以不失去上级对下级的有效控制为限。

5. 稳定性和适应性相结合的原则　健康企业内外部的环境在动态变化。组织结构设计时，既要保证组织结构在外部环境与企业任务发生变化时能够继续有序地正常运转，又要保证组织结构在运转过程中能够根据变化了的外部环境与企业任务做出相应的变动。组织结构应具有一定的弹性和适应性，为此，组织结构设计时，既要建立明确的指挥系统、责权关系及规章制度，又要选用一些具有较好适应性的组织形式和措施，使组织结构在变动的环境中具有内在的自动调节机制。

（二）健康企业组织结构设计的内容

健康企业组织结构设计的内容包括两个方面：组织结构设计和运行制度设计。

1. 组织结构设计　组织结构设计是组织结构本身的设计，主要包括以下三方面。

（1）职能设计　是指健康企业经营职能和管理职能的设计。健康企业作为一个生产经营单位，要根据其战略任务设计其经营、管理职能。如果健康企业的有些职能设计得不合理，就需要对其进行调整，将其弱化或是取消。

（2）框架设计　框架设计主要研究分工，是组织结构设计的最主要部分，可分为：①纵向的、垂直面的分层次设计，如健康企业管理层次的设计。②横向的、水平面的分部门设计，包括各层次的分部门设计，形成企业管理的框架结构。

（3）协调设计　有分工就必须有协作。管理系统是一个整体，要实现其功能，需要横向联系、横向协调，协调设计就是从管理系统的整体目标出发，研究分工的各个层次，各个部门之间如何进行合理的协调、联系、配合，将这些层次、部门的工作联系起来，以保证其高效率的配合，发挥管理系统的整体效应。

2. 运行制度设计　运行制度设计包括以下三方面。

（1）规范设计　就是管理规范的设计。管理规范是健康企业的规章制度、管理的规范和准则。管理规范保证各个层次、各个部门和各个岗位按照统一的要求和标准进行配合与行动。组织结构设计最后都要落实并体现为规章制度的设计。

（2）人员设计　就是管理人员的设计。健康企业组织结构设计和规范设计，都要以管理者为依托，并由管理者来执行。因此，按照组织结构设计的要求，必须进行人员设计，配备相应数量和质量的人员进行培训，使之达到素质要求。

（3）激励设计　就是激励制度的设计，用以调动人员工作的积极性。对管理人员进行激励，其中包括正激励和负激励。正激励包括工资、福利等，负激励包括各种约束机制，也就是奖惩制度。激励制度既有利于调动管理人员的积极性，也有利于防止一些不正当和不规范的行为。

（三）健康企业组织结构设计的程序

组织结构设计是动态的工作过程，包含众多工作内容。要想取得良好的效果，必须科学地进行组织结构设计，根据组织结构设计的内在规律有步骤地进行。组织结构设计的一般程序如下。

1. 确定设计原则　综合分析企业的外部环境、内部规模，以及企业的战略目标和企业自身的特点，确定组织结构设计的原则、方针和主要参数。

2. 职能分析与设计　确定健康企业的管理职能及其结构，层层分解到各项管理业务与工作当中，进行管理业务的总设计。

3. 结构框架设计　设计各个管理层次、部门、岗位及其责任、权力，确定健康企业的组织结构系统图。

4. 协调方式设计　设计健康企业组织内控制、信息交流、协调、联系、配合的方式和制度。

5. 管理规范设计　设计健康企业管理工作的程序、管理工作的标准和管理工作的方法，作为管理人员的行为规范。

6. 管理人员设计　根据健康企业的组织结构设计，为各管理层次和各工作部门配备相应数量和质量的人员并进行培训，使之达到素质要求。

7. 激励制度设计　设计管理部门和人员绩效考核制度，设计精神鼓励和工资奖励制度，设计管理人员培训制度，设计各种约束机制。

8. 反馈与修正　对健康企业组织运行过程中的各种信息进行综合反馈，根据环境的变化，定期或不定期地对前述各项设计进行必要的调整与修正。

第二节　健康企业组织变革与实施

一、健康企业组织变革的内涵

健康企业组织变革，是指企业组织根据内外环境的变化，及时对组织内部的各种资源和要素（包括组织的管理理念、工作方式、组织结构、人员配备、组织文化及技术等）进行调整、改进和革新的过程。这个过程中，要运用行为科学的理论方法，对企业组织的权力结构、组织规模、沟通渠道、角色设定、组织与其他组织之间的关系，以及对组织成员的观念、态度、行为和成员之间的合作精神等进行有目的的和系统的调整和革新，以适应组织所处的内外部环境、技术特征和组织任务等方面的变化，提高组织效能。

二、健康企业组织变革的动因

一般来说，健康企业组织变革的动因主要基于以下三点。

（一）企业外部环境的变化

企业经营环境的变化包括国民经济增长速度的变化、产业结构的调整、政府经济政策的调整、科学技术的发展引起产品和工艺的变革等。企业的组织结构是实现企业战略目标的手段，但企业的外部环境发生变化时，企业内部的组织结构须做出适应性的调整。要善于通过历史看现实、透过现象看本质，把握好全局和局部、当前和长远、宏观和微观、主要矛盾和次要矛盾、特殊和一般的关系，不断提高战略思维、历史思维、辩证思维、系统思维、创新思维、法治思维、底线思维能力，为前瞻性思考、全局性谋划、整体性推进健康企业组织变革提供科学思想方法。

（二）企业内部条件的变化

企业内部条件的变化主要包括以下内容。

1. 企业技术条件的变化　如企业实行技术改造或引进新的技术设备，要求加强与提升技术服务部门的实力，以及对技术、生产、营销等部门进行适应性调整。

2. 企业人员条件的变化　如企业人员规模与结构，以及人员素质的提高等。

3. 企业管理条件的变化　如企业实现计算机辅助管理，有必要对企业的组织结构进行适应性的优化组合等。

（三）企业本身成长的要求

在企业生命周期的视角下，健康企业处于生命周期的不同阶段时，其组织结构也是不完全相同的。因此，当企业本身在成长时，比如由小型企业成长为中型或大型企业，或者由单品种企业成长为多品种企业，或者由单公司企业成长为企业集团时，其组织结构亦须进行适应性的变革。

三、健康企业组织变革的阻力

健康企业组织变革也会有阻力，可能来自多方面的原因，既有内部原因，也有外部原因；既有主观原因，也有客观原因。我们可以从组织层面、群体层面和个体层面分析健康企业组织变革中可能遇到的各种阻力。

（一）组织层面

企业的组织变革可能给部分现有管理层的利益带来不确定性，使其不愿支持企业变革，甚至还有意无意地阻碍变革；组织结构本身的惯性在组织面临变革时，会充当维护稳定的反作用力；组织的联动性使得组织内部彼此影响、彼此联系，牵一发而动全身，无形中也会给变革带来阻力；最后，组织自身存在的资源限制，会加大组织成员对变革成本的疑虑，从而抵制组织变革。

（二）群体层面

在组织中存在群体压力现象，使得部分成员即使有支持变革的想法，但因身处群体，受群体规范约束的影响而表现为抵制变革。此外，群体的强凝聚力也有可能成为反对变革的主要力量。

（三）个体层面

部分组织成员个人缺乏危机意识、担心既得利益受损、未来的不确定性等，都可能促使他们反对或阻挠组织变革。

四、健康企业组织变革的过程

著名的美国管理学家弗里蒙特·卡斯特提出，组织变革的过程包含六个步骤。

1. 审视状态　对组织内外部的环境状况进行回顾、反省、评价与研究。

2. 觉察问题　识别组织中现存的问题，确认组织需要变革。

3. 辨明差距　找出当前状态与期望状态间的差距，分析所存在的问题。

4. 设计方案　提出多种备选方案并进行评估，经比较和绩效测量后做出选择。

5. 实施变革　依据所选方案实施健康企业的组织变革。

6. 反馈效果　组织变革实施后，进一步观察外部环境状态与内部环境的一致程度，评价组织变革的效果，及时进行反馈，若还有问题，再次循环此过程。

五、健康企业组织变革的内容

健康企业组织变革的内容，可能涉及三个方面：结构、技术、人员。结构的变革包括结构变量上的任何改变，如报告关系、协调机制、员工授权和工作再设计。技术的变革包括对工作流程和使用方法及设备的改进。人员的变革涉及个体和群体的态度、期望、认知和行为的改变。

（一）结构的变革

外部环境和组织战略的变化通常会使组织结构产生变革。因为组织的结构是根据工作如何做及由谁来做定义的，管理者可以改变其中一个或者同时改变两个结构变量。例如，合并部门职责、减少组织层级或者扩大管理幅度；组织实施更多的规则和程序提高标准化程度，或者通过员工授权提高决策速度。

（二）技术的变革

行业内竞争因素或者创新的出现，往往要求管理者改变将投入转换为产出的技术，包括对作业流程与方法的重新设计、修正和组合，更换机器设备，采用新工具、新工艺、新技术和新方法、自动化和计算机化等。比如自动化就是一种用机器代替人工完成某些任务的技术变革，这种技术变革将引起组织结构的深刻改革。

（三）人员的变革

人员的变革是指员工在态度、技能、期望、认知和行为上的改变，但这些改变并非易事。

六、健康企业组织变革的模式

比较典型的健康企业组织变革模式有两种：激进式变革和渐进式变革。

1. 激进式变革模式　激进式变革力求在短时间内对企业组织进行大幅度的全面调整，以求彻底打破初态组织模式并迅速建立目的态组织模式。

激进式变革能够以较快的速度达到目的态，因为这种变革模式对组织进行的调整是大幅度的、全面的，所以组织变革过程就会比较快；但与此同时，这种变革模式也可能会破坏组织的平稳性，严重时甚至会导致组织崩溃，极端情况下甚至导致企业的灭亡。

2. 渐进式变革模式　渐进式变革通过对企业组织的局部进行小幅度的调整，力求通过一个渐进的过程，逐步将企业的初态组织模式转变为目的态组织模式。

渐进式变革依靠持续的、小幅度的局部修补和调整变革来达到目的态，虽然波动次数多、变革持续时间长，但有利于维持组织的稳定性。

健康企业组织变革的两种典型模式，在实践中应当加以综合利用。在企业内外部环境发生重大变化时，企业有必要采用激进式变革以适应环境的变化。但是采用激进式变革不宜过于频繁，否则会影响企业组织的稳定性，甚至导致组织的毁灭，因而在两次激进式变革之间，在更长的时间里，组织应当进行渐进式变革。

第三节　健康企业文化的内涵与意义

案例导入

筑怀药文化　做健康企业

清代乾隆三十八（1773）年间，河洛康家第十世传人康玉生创立"HST"商号。河洛康家历代经商，践行"留余"文化。HST 始终秉承"凡事留余，处处为真"的企业精神；坚持诚实守信的经营宗旨；坚守中医传统炮制技艺，用匠人精神淬炼出山药珍品。250 年的发展和八代人的传承，打造了"HST"这一响亮的名片。

"匠心淬炼山药珍品，全心服务人类健康"是百年 HST 不变的历史使命。HST 传承千年食养文化及百年非遗技艺，创新四季食养产品服务体系，以"专业食养 + 健康教育 + 康养旅游"模式，弘扬千年怀药文化，传播百年匠心精神，助推"健康中国"战略，服务现代美好生活。在新时代的大背景下，HST 立足怀药之本，传承"留余"祖训和商道精神，在中医药文化传承中不断创新，顺应时代要求，致力于为大众提供更好的健康服务。

资料来源：网络。

企业文化学说形成于 20 世纪 80 年代，理解企业文化的内涵，首先应了解文化的概念。

一、健康企业文化的概念

（一）文化的概念

《说文解字》中，"文"既指文字、文章、文采，又指礼乐制度、法律条文、风俗习惯等；"化"指教化、变化、改变。《辞海》对文化的释义为："广义上指人类社会历史实践过程中所创造的物质财富与精神财富的综合；狭义上指社会的意识形态以及与之相适应的制度和组织结构。"英文 culture 一词意为"耕作"，引申为耕耘、培养、教育而发展出来的事物，是通过人类创造的过程产生出来，区别于自然存在的事物。

国内学者将文化的概念划分为两种类型，认为文化内涵深邃、外延宽广，既有广义和狭义之分，又有宏观与微观之别。广义上的文化是指人类有史以来凡是与人的思想、行为及人工制品相联系的内容；狭义上则是指精神产品及行为方式。宏观上的文化范畴包括民族文化、宗教文化、社会文化；微观上的文化又可指社会中的某一特定群体所共享的文化，如社区文化、家庭文化、企业文化。

（二）企业文化的概念

国外学者更倾向于使用"组织文化"，这一概念最早于1970年由美国波士顿大学组织行为学教授S.M.戴维斯在《比较管理——组织文化展望》一书中提出。国内学者则常用"企业文化"。二者基本可以混用，多数组织文化的研究对象为企业。

美国学者阿伦肯尼迪和特伦斯迪尔在合著的《企业文化——企业生存的习俗和礼仪》中认为，企业文化包括企业环境、价值观、英雄人物、礼仪和庆典五要素。埃德加沙因认为，企业文化是企业（群体）在解决外在适应性与内部整合性问题时习得的一组共享假定。企业文化是在企业成员相互作用的过程中形成的、为大多数成员所认同的，并用来教育新成员的一套价值体系，包括共同意识、价值观念、职业道德、行为规范和准则等。威廉大内认为，一个企业的文化由其传统和风气构成，还有价值观，如进取、守势、灵活性。

国内学者胡正荣认为，企业文化作为一种亚文化，是属于组织文化的一个子概念，是在一定的社会历史条件下，在企业生产经营和管理活动中所创造的具有本企业特色的精神财富和物质形态。刘光明认为，企业文化是一种在从事经济活动的组织中形成的组织文化，它所包含的价值观念、行为准则等意识形态和物质形态均为该组织成员所共同认可。张德认为，企业文化是指企业在长期的生存和发展过程中所形成的，为企业多数成员所共同遵循的最高目标、基本信念、价值标准和行为规范，是理念形态文化、行为制度形态文化和物质形态文化的复合体。

（三）健康企业文化的概念

由企业文化的定义，结合健康企业的特征，健康企业文化是指以实现人们健康价值为导向，生产健康产品的农业企业、制造企业和健康服务企业在长期生产经营过程中所形成的全体成员共同遵循的价值观和行为准则，是精神层文化、制度层文化、行为层文化和形象层文化的综合（图5-6）。

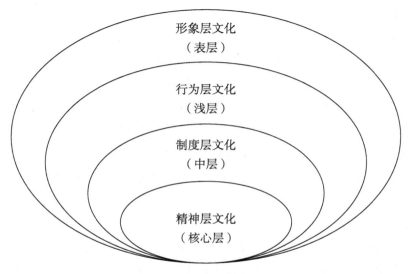

图5-6 健康企业文化的构成

二、健康企业文化的特征

健康企业文化具有以下特征。

（一）独特性

健康企业文化的独特性是由不同健康企业的使命和社会职责、建立和发展的过程、企业规模和企业成员等是存在差异性而形成的。每个企业都有自己的历史、类型、性质、规模、心理背景、人员素质等，必然会形成具有本企业特色的价值观、经营准则、经营作风、道德规范及发展目标等。独特性是健康企业的生命力所在。

（二）系统性

企业文化是一个系统。一般地，健康企业文化由精神层文化、制度层文化、行为层文化和形象层文化四个层次构成，彼此相互联系、依赖、渗透、制约，组成一个有机整体。其中，精神层文化是健康企业文化的灵魂与核心，制度层文化是健康企业文化建设的制度保障，行为层文化是健康企业文化外化于行的行动纲领，形象层文化是健康企业文化的物质载体。因此，健康企业文化建设需要围绕以上四个层次系统开展，形成稳定合力，对企业管理和企业发展产生作用。

（三）稳定性

健康企业文化的形成需要一个长期过程，一旦形成就具有相对稳定性，不轻易改变。但是随着社会生产力的发展、企业内外经济条件和社会文化的发展变化，企业文化也会得到不断调整、完善和升华。领导者在进行企业文化变革、更新和建设时，不能急功近利、急于求成，而要因势利导、循序渐进地推动。

（四）非强制性

健康企业文化并不强制人们遵守各种硬性的规章制度和纪律，而是强调文化上的认同，通过启发人的自主意识和主动性，达到自控和自律的境界。当然，非强制之中也包含某种"强制"，即软性约束，主要通过领导风格、工作风气和目标导向来实现。非强制性是针对认同企业文化的人员而言的，约束性是针对尚未认同企业文化的人员而言。因此，企业文化与传统管理对人的调节方式不同，传统管理主要是外在的、硬性的制度调节，企业文化更注重内在的文化自律与软性的文化引导。

（五）人本性

健康企业文化以人为本，尊重人的感情，重视人的价值。其人本性体现在内部和外部两个方面。内部人本性强调企业全体人员的理想、道德、价值观、行为规范在管理中的核心作用。在日常管理中需要理解人、尊重人、关心人、用愿景鼓舞人、用精神凝聚人、用机制激励人、用环境培育人，充分发挥个体和团队作用，使员工之间形成强大的凝聚力和向心力，成为具有共识、同感的人群结合体。外部人本性强调提供的产品和服务的人本性，健康企业要以满足公众健康需求为出发点，以维护人群健康、促进健康为目的，生产健康产品，提供健康服务，传播健康信息。

（六）责任性

健康企业提供的产品和服务与公众健康密切相关，对社会责任的要求更高，履行社会责任逐步成为健康企业品牌的重要组成部分及核心竞争力。在高壁垒、高风险、高质量、严监管的要求下，健康企业在社会责任方面要对自己提出更高的标准，对企业、社会、员工、公众要有更多的责任心，才能维持企业更长远的发展。

三、健康企业文化建设的意义

（一）有助于引领方向

健康企业通过文化建设明确企业愿景、企业使命和企业核心价值观，产生强大的辐射作用，对内引导员工的价值观念和行为方式符合企业文化的要求，进而塑造良好的企业品牌形象，对外带动行业内企业的发展，产生良好的社会影响。

（二）有助于凝心聚力，激发员工能动性

健康企业文化建设能够使员工在思想意识上达成共识，形成共同的目标和动力，团结一致，齐心协力。通过对企业精神层面、制度层面、行为层面和形象层面的建设，使员工具有获得感、荣誉感、安全感和责任感，充分激发员工的工作积极性和主观能动性。尤其是在企业进入新形势新环境后，面临产品、技术、人才、资金等各种不稳定因素，更需要企业文化来增强企业凝聚力，以随时调整战略，克服各种阻碍，积极应对各种变化。

（三）有助于提升管理水平和技能

外部环境的不确定性必然会影响健康企业的发展，因此必须采取合适的管理方法来应对外部竞争。健康企业进行科学化的有效管理是建成现代化健康企业的重要手段。其中企业文化的建设至关重要，对于提升管理水平和技能起着基石作用。脱离了企业文化在日常运作中的支持，企业的科学管理就无因可循。

（四）有助于持续开拓创新

优秀的健康企业往往在企业文化中强调创新。如医药企业建设冒险、容错、激励的创新文化，增加早期研发投入，在短、中、长期项目中进行睿智组合，激励人才创新，提升企业的竞争力。

第四节 健康企业文化建设的目标与实施

一、健康企业文化建设的目标

企业文化建设也可称为企业文化实施、企业文化传播或企业文化推广。健康企业文化建设是指与健康企业相关的理念的形成、塑造、传播等过程，是一种理念的策划与传播、落地，要突出"建"字，切忌重宣传轻执行。健康企业文化建设是一项系统工程，是企业发展必不可少的竞争法宝。良好的健康企业文化建设需要实现以下几个目标。

（一）确立理念

首先，要确立全体员工的价值观。要使全体员工充分认识到企业竞争归根结底是文化的竞争和智慧的竞争，健康企业最终的目标是提升居民健康水平，实现健康价值最大化。其次，要确立企业精神和符合实际的企业宗旨。培育具有鲜明特色的企业精神、企业道德和企业作风，反映并倡导健康企业的信念和追求。

（二）树立精干高效的队伍形象，打造精神文化

企业文化是"人的文化"，企业成员是企业的主体，建设企业文化要以提高人的素质为根本，达到凝聚人心、树立理想、规范行动、塑造形象的目的。建立学习型组织，培育卓越的企业管理者，带动企业文化建设。

（三）塑造严明和谐的管理形象，打造制度文化

企业管理和企业文化之间的联系是健康企业发展的生命线。战略、结构、制度是硬性管理；技能、人员、作风、目标是软性管理。强化管理，在管理中尊重人、理解人、关心人、爱护人，使员工积极参与管理；实现与现代企业制度、管理创新、市场开拓、优质服务相结合；修订并完善职业道德准则，使各项规章制度成为员工自觉行为；提倡团队精神，培育和谐的人际关系，增强团队凝聚力。

（四）塑造优美整洁的环境形象，打造行为文化

结合中国的文化传统，认真分析健康企业文化的环境因素，使各种有利因素成为企业文化建设的动力。采取强化措施，做到绿化、净化、美化并举，划分区域，责任明确，做到常态化治理并长期保持健康卫生的工作环境。开展各种文体活动，丰富员工文化生活，赋予各种活动以生命感，强化视觉效应。

二、健康企业文化的实施

（一）健康企业文化实施的内容

1. 理念实施　为了树立良好的企业形象，将健康企业理念转化为全体员工共同的价值观，企业创始人或领导者需要将企业精神、企业价值观、企业使命、企业愿景等理念层的企业文化对员工展开实施和传播。在传播过程中，通过员工对企业理念的逐渐了解、领悟和实践，内化为员工的自觉行为，并运用到生产经营和日常管理的实际行动中。具体通过企业理念的传递、解释、教化和应用四个步骤依次展开。

首先，企业理念是通过多角度、多层次、多途径的反复传递，使员工理解并接受的。其次，对理念的解释可采取测验法、游戏法、讨论法、培训法等多种形式，使企业理念进一步深入人心。再次，理念的教化是将企业理念的传播作为一种制度固定下来，以实现理念的渗透、共有、分享和接受。最后，理念的应用是员工在彻底领会和接受的基础上，将其贯彻于日常工作中，用于指导行为。

2. 制度实施　健康企业制度文化包括生产管理制度、人力资源管理制度、领导制度、员工行为规范等各项规章制度。理念指明行动的方向，制度铺就行动的道路。制度实施的方式包括人内传播、人际传播、组织传播和情感传播。人内传播是通过构建学习型组织，强调员工自主管理，自我约束；人际传播是通过上下级之间的传达与告知，使员工共同遵守企业规章制度；组织传播是由公司的企业文化实施部门定期组织培训员工学习规章制度，并制定奖惩规范；情感传播是建立公司的人文关怀体系，增强员工的凝聚力和向心力。

3. 行为实施　健康企业行为既包括员工的选聘、考评、培训、激励、岗位等行为，以及领导的计划、组织、沟通、控制等内部行为，又包括企业创新、交易、谈判、履约、竞争、服务、营销、公关等市场行为。这些行为只有在企业理念的指导下，通过员工教育、规范建立和管理提升三个关键环节，进行统一、规范、有特色的实施，才能被广大员工和企业外部环境所

识别、认知、接受和认可。

4. 物质实施　健康企业文化的物质实施包括视觉实施和听觉实施，主要通过人的视觉和听觉系统，分别对企业商标、物质环境、建筑物等物质型器物，以及企业文化所创造、设计的声音形象（如企业宣传音像与歌曲等）进行识别和接受，以提升员工的积极性与创造性。如陕西某制药企业产品的色彩设计主要在白色、蓝色、黑色三大主色调的基础上，又根据不同产品类型融入不同的色彩，如治疗心脑血管疾病的药品使用红色和橘色，治疗消渴的药品使用绿色，妇科产品则增加了高贵典雅的紫色等，通过色彩将企业文化传递到千家万户。

（二）健康企业文化实施的方法

1. 领导垂范　领导者需要身体力行，言行一致，带头履行健康企业文化价值理念，以身作则引导员工行为，并通过象征性的行为表现出对企业文化价值体系的关注，通过反复强调企业文化价值观，反映对其企业文化的重视，深入企业各部门，参加公司各种活动和竞赛，公开奖励优秀员工，激励大家积极效仿。

2. 造就楷模　领导者需经常深入基层，了解员工心理和行为状态，及时发现具有楷模特征的原型，并为其成长创造条件、增长知识、开阔视野，扩展其活动领域，增强其对健康企业环境的适应性和对企业文化价值的认同。同时，要对其言行给予指导，使其在健康企业文化传播中担任重要角色，锻炼其工作能力，塑造其楷模形象，为广大员工所接受。

3. 员工培训　在健康企业的培训管理制度中，要将企业文化作为重要的全员培训内容。培训方法主要有讲授法、视听技术法、讨论法、案例分析法、角色扮演法、自学法、互动小组法、网络培训法、场景还原法等。

4. 宣传推广　健康企业通过内外部渠道向员工、通过产品服务向社会传播企业文化并获得认同。主要途径有会议传播、日常管理传播、培训传播、各种媒介及活动传播等。

5. 制度检查　健康企业要想把一种新文化渗透到管理过程，加速员工对企业文化的认同，变成员工的自觉行动，制度是最好的载体。企业价值观明确之后，领导者要进一步将理念落实到工作规范中去。在原有制度中修改、剔除不符合企业文化理念的部分，增加与企业文化理念相符的规则。将制度与文化相对应，使企业文化落实到员工的实际工作中，更好地促进企业文化的实施。

6. 礼仪固化　健康企业文化礼仪是指企业在长期文化活动中所形成的交往行为模式、交往规范性理解和固定的典礼仪式。在健康企业文化的实施中，企业文化礼仪能够体现并固化企业价值观和道德要求，增强企业的凝聚力和向心力。主要包括五个方面。

一是工作性礼仪，是指与企业生产经营、行政管理活动相关的，常规性工作习俗和仪式，如公司晨训、升旗仪式、表彰会、庆功会、拜师会、攻关誓师会及职代会等。

二是生活性礼仪，是指与员工个人及群体生活方式、习惯直接相关的习俗和仪式，如婚庆会、联谊会、祝寿会、运动会、文艺汇演及团拜活动等。

三是纪念性礼仪，是指对企业具有重要意义的纪念活动中的习俗和仪式，如厂庆、店庆等。

四是服务性礼仪，是指在营销服务中接待顾客的习俗和仪式，如营业场所开业、关门礼仪、主题营销礼仪，接待顾客的程序规范和语言规范、企业上门服务的礼仪规范等。

五是交往性礼仪，是指企业员工在与社会公众联系、交际过程中的习俗和仪式，如接待

NOTE

礼仪、出访礼仪、会见礼仪、谈判礼仪、宴请礼仪等。

7. 情境强化法　企业文化的实施要利用情境强化来实现，即通过营造一定的情境，让员工自觉体会其中隐含的企业文化理念，从而达到自觉自悟的效果。情境强化法的关键途径在于通过情境的设计，使文化理念故事化。可借助生动活泼的寓言类故事、企业内部和外部发生的真实案例等，以人们喜闻乐见的形式进行宣传和渗透，充分发挥特定情境内的视觉冲击力和心灵震撼力，达到令人满意的效果。

（三）健康企业文化实施的保障

1. 企业文化有效实施的条件　一是主观条件。要求企业文化传播者具有较强的说服力和引领力，使全体员工能够积极参与，推动企业文化的实施。高层领导对企业文化的核心理念理解到位是保障企业文化有效实施的关键因素；参与成员对信息的正确理解与传递是实现良好实施效果不可或缺的因素；企业各部门的积极参与是保障企业文化取得良好实施效果的重要因素。二是客观条件。实施企业文化客观上要求符合市场环境需求、本行业特点和本企业特色。

2. 企业文化实施的组织保障　首先，要建立一支包括领导者、各部门经理、第三方咨询专家、一线员工代表在内的企业文化建设小组，确定宗旨、制定规则，明确规定企业文化的建设目标、计划与进度安排，并制定企业文化实施的管理、运行与保障机制。其次，成立专门的企业文化部门，负责具体事务，并设立专项资金，用于企业文化的宣传、培训、文娱活动和设施建设等。再次，通过邀请专家讲座、领导者文化宣讲、外派参观交流等方法进行企业文化建设动员。最后，建立企业文化考评机制，将企业文化纳入全员考核体系，明确奖惩对象，表明企业变革的决心，塑造长期行为。

案例分析

弘扬中医药精华，铸仲景文化品牌

ZJWX 制药于 1978 年诞生于医圣张仲景故里河南南阳，以"传承、创新、责任、诚信"为核心价值观，秉承"让老中医放心，让老百姓放心，让老祖宗放心"的社会承诺和"药材好，药才好"的制药理念发展企业。

"比产品长的是品牌，比品牌长的是文化"。ZJWX 制药突出继承弘扬张仲景中医药文化，遵循中医药发展规律，秉持"传承不泥古，创新不离宗"的原则，将传统与创新相统一，弘扬主旋律，把企业价值融入时代奋进洪流，以弘扬张仲景中医药文化作为神圣使命，大力实施中医药文化弘扬工程，深入挖掘仲景文化等中医药文化精华精髓，先后建设了仲景百草园、中华医圣苑等中医药文化宣传科普基础设施。ZJWX 制药通过对张仲景中医文化资源的整理、整合，凝练仲景文化，建设文化传播基地及中成药加工制造、绿色中药材基地等，以文化树形象，以文化促发展，以文化铸品牌，打造特色鲜明、彰显资源优势、深耕中医药宝库传承与发展的"仲景"品牌。

资料来源：网络。

本章小结

本章阐述了组织结构的内涵与内容，重点介绍健康企业组织结构的形式，阐述健康企业组织结构的发展趋势。基于此，介绍健康企业组织结构设计的原则和内容，健康企业组织结构设计的程序，进而介绍健康企业组织变革的内涵、内容，健康企业组织变革的过程，健康企业组织变革的动因、阻力与模式。本章还介绍了健康企业文化的内涵与意义、健康企业文化建设的目标与实施，并对健康企业文化实施的内容、方法和保障进行了具体的阐述。

思考题

1. 健康企业组织有何特征？
2. 健康企业组织结构的形式有哪些？
3. 健康企业组织结构设计要遵从哪些原则？
4. 健康企业组织变革的动因和阻力分别有哪些？
5. 什么是健康企业文化？具体包括哪些特征？
6. 请收集某知名健康企业文化建设相关资料，分析企业文化实施的内容和方法。

NOTE

扫一扫，查阅本章数字资源，含PPT等

第六章　健康企业创新经营

【学习要求】

1. 掌握企业技术创新、企业管理创新和企业服务创新的含义与内容。
2. 了解企业创新的理论和健康企业创新经营的意义。
3. 熟悉企业新产品、新业务开发的方法、原则与步骤。

案例导入

创新公益模式，使所有人享有眼健康的权利

AEYK 集团针对经济上有困难的眼疾患者，独创了"交叉补贴"机制，用高端医疗服务收入补贴城乡低收入贫困患者，为他们提供低收费甚至不收费的眼科普惠医疗服务，以缓解基层眼病患者"看病难、看病贵"的问题，从而助力解决中国低收入人群的防盲治盲问题。此外，AEYK 还积极联合各级政府和公益组织，搭建起覆盖全眼科的公益救助体系，实施了"精准脱贫光明行""你是我的眼""角膜盲症救助""健康视界，尽收眼底""眼底病公益救助""许孩子一个光明未来""青少年眼健康关爱"等公益项目。《AEYK 医院集团 20 周年公益报告》显示，20 年来，AEYK 支持公益项目 600 余项，覆盖 31 个省、自治区、直辖市的 300 多个地区，救助涵盖了数十个眼病病种，累计捐赠 20 亿元，实施公益手术近 100 万台，义诊科普公益服务人数超过 2 亿人次。

材料来源：网络。

当前，随着强身健体、提高免疫力等各种概念的普及，人们在大健康领域的消费比例提高，促进了大健康产业的快速发展和相关消费的升级。而随着行业的激烈竞争，想在白热化的市场中脱颖而出，仍然需要运营单位不断开拓创新，坚持可持续化高效发展，立足于惠民需求，输出高品质、高规格服务。因此，企业作为市场主体，需要将创新经营置于实现高质量发展、促进管理体制提质升级、增强核心竞争力的突出位置。

第一节　企业创新的概述

一、企业创新的定义

　　创新是指人们为满足社会、自身发展需要，或本着特定理想，在相对于现有的思维模式、已知的信息和条件下，提出有别于常规或常人的思路、方法，使行为主体提升内涵、能力和效率，改进或创造出新的事物（包括但不限于各种技术、产品、方法、路径、制度等），并能获得显著的有益效果的行为。

　　企业创新是指企业在适应社会主义市场经济的前提下，为了提升市场份额、利润或价值，为了快速、稳健地发展，通过打造核心竞争力、提升运营效率而展开的从技术、产品到运营管理，再到盈利模式、发展模式或发展战略等方面的创新行为与活动。

　　健康企业创新是大健康企业为了提升企业利润和价值，为了企业的长足发展，将生产要素和生产条件进行重新组合的创新行为。

　　经济学上，创新概念起源于美籍经济学家熊彼特（1883—1950）在1912年出版的《经济发展概论》。熊彼特在其著作中提出：创新是指把一种新的生产要素和生产条件的"新结合"引入生产体系。它包括五种情况：引入一种新产品；引入一种新的生产方法；开辟一个新的市场；获得原材料或半成品的一种新的供应来源；新的组织形式。熊彼特的创新概念包含范围很广，如涉及技术性变化的创新及非技术性变化的组织创新。

二、企业创新的理论

　　创新的本质是突破，即突破旧的思考方式、旧的常规戒律。创新活动的核心是"新"，主要集中在产品和非产品两个范畴。作为产品，它"新"在外形或结构，或"新"在材质、技术等方面，或"新"在性能、产出；作为非产品的企业运营管理，它"新"在发展战略、经营模式，"新"在盈利模式、销售与服务模式，"新"在业务形态、分配模式。但不管怎么样，创新最终都是为了带来客户价值、经济效益和企业发展等方面的新高度、新突破。

　　著名学者弗里曼（C.Freeman，1921—2010）从经济学的角度考虑创新。他在1982年的《工业创新经济学》修订本中明确指出，技术创新就是指新产品、新过程、新系统和新服务的首次商业性转化。

　　由于所有制及经济发展相对滞后等原因，我国的企业创新研究是从改革开放以后才真正开始，而且主要受限于技术创新层面。20世纪80年代以来，我国开展了技术创新方面的研究，傅家骥（1931—2016）先生把熊彼特的创新学说与中国实践相结合，建立学科并提出自己的创新学说体系，他提出：企业是创新的主体，创新的本质是要有企业家精神，企业的成长史应该是创新的发展史。其著作《技术创新学》对技术创新的定义：企业家抓住市场的潜在盈利机会，以获取商业利益为目标，重新组织生产条件和要素，建立起效能更强、效率更高和费用更低的生产经营方法，从而推出新的产品和生产（工艺）方法，开辟新的市场，获得新的原材料或半成品供给来源，或建立企业新的组织，它包括科技、组织、商业和金融等一系列活动的综

NOTE

合过程。彭玉冰、白国红也从企业的角度为技术创新下了定义："企业技术创新是企业家对生产要素、生产条件、生产组织进行重新组合，以建立效能更好、效率更高的新生产体系，获得更大利润的过程。"

三、创新驱动与创新经营趋势

（一）从国家创新驱动到企业的创新经营

1.创新驱动发展战略的含义 当今，创新是百年未有之大变局中的一个关键变量。创新驱动发展战略，是以科技创新为核心的全面创新推动经济持续健康发展的战略。其具体内涵是指创新成为引领发展的第一动力，科技创新与制度创新、管理创新、商业模式创新、业态创新和文化创新相结合，推动发展方式向依靠持续的知识积累、技术进步和劳动力素质提升转变，促进经济向形态更高级、分工更精细、结构更合理的阶段演进。

2016年全国科技大会明确提出：科技发展要紧紧围绕经济社会发展这个中心任务，要解决制约经济社会发展的关键问题，尤其是明确提出要建立以企业为主体、以市场为导向、产学研结合的创新体系，让企业成为创新主体。特别是从2016年5月中共中央、国务院印发《国家创新驱动发展战略纲要》开始，"创新驱动发展"已经成为新时代国家发展强大的重要国策。

2.创新驱动发展与高质量发展 创新驱动在工业化进程中是一个必然经历、不能规避的发展阶段。越过这一阶段，我国将跨越土地、人口红利、资源环境、资本等规模极限，从根本上掌握新一轮全球竞争的战略主动，综合国力由大转强，进入世界强国和高收入国家行列。当前阶段是我国实施创新驱动发展战略的关键时期，明确创新驱动发展的内涵，并明确创新驱动发展的标志，对于我国持续推动创新发展至关重要。

改革开放40多年来，我国经济快速发展主要源于发挥了劳动力和资源环境的低成本优势。进入发展新阶段，我国在国际上的低成本优势逐渐消失。与低成本优势相比，技术创新具有不易模仿、附加值高等突出特点，由此建立的创新优势持续时间长、竞争力强。实施创新驱动发展战略，加快实现由低成本优势向创新优势的转换，可以为我国持续发展提供强大动力。

实施创新驱动发展战略，对我国提高经济增长的质量和效益、加快转变经济发展方式具有现实意义。科技创新具有乘数效应，不仅可以直接转化为现实生产力，而且可以通过科技的渗透作用，放大各生产要素的生产力，提高社会整体生产力水平。实施创新驱动发展战略，可以全面提升我国经济增长的质量和效益，有力推动经济发展方式转变。

实施创新驱动发展战略，对降低资源能源消耗、改善生态环境、建设美丽中国具有长远意义。实施创新驱动发展战略，加快产业技术创新，用高新技术和先进适用技术改造提升传统产业，既可以降低消耗、减少污染，改变过度消耗资源、污染环境的发展模式，又可以提升产业竞争力。

"嫦娥"揽月、"蛟龙"入海、"墨子"传信……党的十八大以来，我国基础研究和原始创新不断加强，一些关键核心技术实现突破，战略性新兴产业发展壮大，载人航天、探月探火、深海探测、超级计算机、卫星导航、量子信息、核电技术、大飞机制造、生物医药等取得重大成果，我国进入创新型国家行列。

实施创新驱动发展战略，全面建设社会主义现代化国家，全面推进中华民族伟大复兴。习近平总书记在党的二十大报告中指出："必须坚持科技是第一生产力、人才是第一资源、创新是第一动力，深入实施科教兴国战略、人才强国战略、创新驱动发展战略，开辟发展新领域新赛道，不断塑造发展新动能新优势。"报告还明确了科技创新领域2035年总体目标和未来5年主要任务，对加快实施创新驱动战略作出重要部署。特别是在全球经济衰退，经济全球化遭遇逆流，单边主义、保护主义、霸权主义对世界和平与发展构成威胁等复杂的国内外环境下，无论是国家、地区还是企业，创新驱动发展已成为永恒的主旋律。

（二）企业创新经营趋势

企业是创新的主体，在新的国际国内形势下，企业创新在内容、形式、手段等各方面都发生了巨大的、根本性的变化。具体体现在以下方面。

1. 由追求利润最大化向追求企业可持续成长观转变　把利润最大化作为管理的唯一主题，是企业夭折的重要根源之一。在产品、技术、知识等创新速度日益加快的今天，成长的可持续性已经成为现代企业面临的比管理效率更重要的课题。

2. 企业竞争由传统的要素竞争转向企业运营能力的竞争　提升企业的运营能力，就要使企业成为一个全新的"敏捷性"经营实体。在生产方面，它能根据市场需求提升产品质量、性能；在营销方面，它能以顾客价值为中心，丰富顾客价值，生产个性化产品和服务组合；在组织方面，它能整合企业内部和外部与生产经营过程相关的资源，创造和发挥资源杠杆的竞争优势；在管理方面，它能将管理思想转换到领导、激励、支持和信任上来。

3. 企业间的合作由一般合作模式转向优势互补、价值共享式的创新　如供应链协作、网络组织、虚拟企业战略联盟等形式。现代企业不能只提供各种产品和服务，还必须懂得如何把自身的核心能力与技术专长恰当地同其他各种有利的竞争资源结合起来，弥补自身的不足和局限性。

4. 员工的知识和技能成为企业保持竞争优势的重要资源　知识被认为是和人力、资金等并列的资源，并将逐渐成为企业最重要的资源。企业需要更多地通过组织学习、知识管理和加强协作能力来应对知识经济的挑战。

5. 信息技术运用成为改变企业命运的重要手段　信息技术的发展和应用，使业务活动和业务信息得以分离，原本无法调和的集中与分散的矛盾也得以解决。借助信息化、互联网、大数据、人工智能等先进手段，能够实现内部资源、流程、质量甚至决策等要素和环节进行高效协同和优化提升，并同时实现与顾客或企业上下游的良性、高效互动。

6. 顾客导向观念受到重视并发展　顾客导向管理，是指企业以满足顾客需求、增加顾客价值为企业经营出发点，在经营过程中，特别注意顾客的消费能力、消费偏好，以及消费行为的调查分析，重视新产品开发和营销手段的创新，以动态地适应顾客需求。

7. 协同创新的模式越来越普及　协同创新是指创新资源和要素有效汇聚，通过突破创新主体间的壁垒，充分释放彼此间人才、资本、信息、技术等创新要素活力而实现深度合作。从国家意志的引导和安排"产学研用"到企业涉及多环节、多部门创新，特别是技术和非技术并存的创新，企业之间的联合创新都必须高度协同才可能成功。

8. 企业管理创新逐渐成为主流并进入新阶段　单纯的技术创新容易存在同质化、天花板或门槛高、投入大等情况，而企业运营管理改善的空间无处不在，甚至潜力无限，所以管理创新与制度创新并举，管理创新与技术创新协同，必然大大提升创新管理的成功率和效益。

四、健康企业创新的意义

健康服务与产业的特殊性、复杂性，还有我国社会与经济制度的独特性，决定了健康企业必须不断创新才能跟上经济社会发展的步伐和满足人民对健康服务不断增长的需要。健康企业创新经营具有以下重要意义。

（一）有助于"健康中国"目标的实现

党的二十大明确了全面建成社会主义现代化强国分两步走的战略部署，提出了到2035年基本实现社会主义现代化的总体目标，并将建成"健康中国"作为重要目标。学习贯彻党的二十大精神，要科学把握健康中国建设面临的新形势、新要求，明确建设"健康中国"的基本内涵和主要特征。科技创新是健康中国建设的重要基础和驱动力量，其离不开健康企业的创新支撑，因此，健康企业创新经营有助于"健康中国"目标的实现。

（二）有助于社会稳定与经济可持续发展

随着我国经济的快速发展，人民生活水平不断提高，健康问题已成为全社会乃至全球越来越关注的问题。2016年10月，《"健康中国2030"规划纲要》中提出：推动健康科技创新，加强专利药、中药新药、新型制剂、高端医疗器械等创新能力建设；加强医药技术创新，提高具有自主知识产权的医学诊疗设备、医用材料的国际竞争力；加快发展康复辅助器具产业，增强自主创新能力；构建国家医学科技创新体系，推进医学科技进步；完善人口健康信息服务体系建设，推进健康医疗大数据的应用等。特别是在国家强调"双循环"和"内需拉动"的大环境下，健康企业获得了巨大的创新与发展商机。利用企业独有的市场嗅觉的敏锐性、运营机制的灵活性、资源配置的高效性等优势，开发新产品，打造新消费，建功新经济。

（三）有助于满足人们对健康产品和服务的多层次、多样化需求

在中国特色社会主义新时代，我国社会主要矛盾已经转化为人民日益增长的美好生活需要和不平衡不充分的发展之间的矛盾，在健康服务领域公众健康需求变化更为明显。经过40多年的高速发展，不同年龄性别、不同经济条件和文化对健康服务的需求差异越来越大，政府主导的健康服务主要是公共卫生和基本医疗方面，其他如同蓝海的需求领域，健康企业唯有创新性经营，才能以差异化的产品和服务满足人们个性化的健康需求。

（四）有助于经营效率和企业价值提升，实现高质量发展

当前，我国的健康企业从市场规模、技术与服务水平、运营模式与效率等方面来看，同质化、内卷、泡沫等问题屡见不鲜，严重影响消费者信心和企业良性发展。唯有多维度、多模式的创新才能为企业注入新活力，为市场推出新产品，为顾客创造新价值，才能实现健康企业的快速、高质量发展。

第二节 健康企业创新体系

一、创新经营原则、思路与方式

（一）创新经营原则

1. 目的明确 企业创新必须有明确甚至可度量的目的，是产品成本降低？性能、价值提升？还是管理运营效率提升？或是企业升级？不能道听途说、跟风冒进地盲目行事。

2. 目标清晰 "目的"是方向，"目标"是有方向的到达点或水准。如超过同行平均水平，超过自身过去的水平，解决实际某个、某类难题，管理能力与管理效率的提升，经济效益的提升，为客户带来何种价值等。

3. 充分论证 对内外环境、资源匹配、风险挑战、措施对策等进行充分的调研分析、论证模拟甚至路演，做好可行性分析，撰写出《创新可行性报告》交给上级或第三方专业人员评审。

4. 严密组织 这里主要是人员组织，严格分工、高度协同。此外，还有技术、资金等要素的组织。尤其是跨企业、跨行业的创新，更不能靠单打独斗，各行其是。

5. 扬长避短 企业在熟悉的领域创新更容易成功，起码风险小。企业经营受制于很多关键的资源、要素和条件，特别是技术、人才、市场、资金等因素。如果贸然在一个完全陌生的领域创新，一切从零开始，或者在很成熟甚至红海领域搞创新，不仅成功的概率小，风险还可能很高。

6. 善于借鉴 各个企业都在奋斗，每位企业家都想创新或者搞创新，借鉴丰富的经验、成功的案例有时比投资还重要，同时他人失败的负面经验也要引以为戒。

7. 风险预警 基于创新本身具有的风险性，对其实施过程带来的挑战和如果不成功带来的巨大影响，如技术风险、市场风险、财务风险、政策风险、管理风险种种情况，组织者必须有事先充分的调研论证，实施时做好过程控制。

（二）创新经营思路来源与方式

1. 创新经营的思路来源

（1）意外发现 偶然事件确实会引发创新，其中一个著名的例子就是弗莱明发现青霉素，从最初的失误和偶然事件演变成最后的创新。

（2）观察他人 从模仿或扩展他人所做的事情而产生创新。在市场竞争中，一个重要的策略就是向他人学习——模仿不仅是一种简单的学习方式，更是一种创新的成功策略。许多用于产品和流程的工具都是从竞争对手那里得到启发，然后研制成功的。

（3）重组创新 很多时候，重组创新是一个受到研究者和创新者青睐的概念。通常情况下，一些突破是将表面上看起来毫不相干的两件事凑到一起，引发一个全新的概念。

（4）改变规则 游戏规则的改变会推动或拉动创新朝着新的方向发展。比如，道路摄像头数量的迅速增加有助于加强交通安全管理，同时也催生了一个新的行业，如提供数字地图、导航和位置服务解决方案软件的科技公司。这属于环境改变带来的空间和机会。

NOTE

（5）灵感　灵感也称作阿基米德时刻。正在洗澡的阿基米德从澡盆中跳出来，迫不及待地告诉人们他发现了浮力。但灵感的产生往往建立在大量的思考和实践基础之上。

（6）知识与技术的推动　知识是创新的原动力，通过科学前沿的推动而创造机会。创新的一个显而易见的来源是通过科学研究发现新的可能性。特别是新能源、新材料、互联网、大数据、云计算与人工智能、区块链等方面突飞猛进，为产品、服务、管理甚至业态方方面面的创新提供了无限可能。

（7）需求拉动　需求是创新之母，创新是为了满足人们对改变的需求。从福特将富人的奢侈品"豪华轿车"变成一种"普通人的交通工具"，到新冠病毒感染疫情期间出现的"云办公""云会议""云会展"，都是新需求拉动的产物。

2. 创新方式

（1）独创　企业根据自己的外部环境和内部条件，经过一定时间的探索，逐渐积累经验教训，不断修正，形成一套自己独特的管理模式或制度。对于产品和技术方面的创新，往往通过科研课题等方式，最后形成技术成果、发明创造或生产工艺。

（2）综合　将他人或自己在同一领域或不同领域的思路、做法、程序等消化吸收，最后融合形成一套完整独特的思路或方案。例如，新能源汽车把新能源、新材料、智能化、互联网甚至金融等因素都有机地融合在一起。

（3）借鉴　学习模仿他人或其他领域的做法进行创新，在企业管理运营和商业模式方面多见。直接套用如商业连锁和超级市场。把一个领域的成果应用于另一个领域，如把工程技术中的成果应用于管理实践。古为今用，借鉴历史，这已经有很多成功先例。

（4）嫁接　以自己的实际情况为基础，让外来的先进经验适应、成长，最后相互促进，共同优化。例如，把录音机的原理应用在电话机上。

（5）交叉　两种思路、做法的结合可能形成一种有创造性的模式或方法。例如，股份制与合作制的结合。

（6）转移　地域转移，先进地区转向落后地区，如技术转让。用途转移，生产绳索没有销路，则改为轮胎、袜子的原材料；市场转移，例如，农村仍然对21寸的彩电需求旺盛，或在一个市场竞争激烈环境下，可以转移市场发展方向——如日本的造船工业登陆。

（7）扩散　将产品或管理经验推广运用到更广泛的领域。如激光，从武器到精密测量、到医用、家用电器；"物料供应计划"或"质量控制"的思想推广为整个企业管理和营销的主线。

（8）深化　程度上的加深，如资源深加工。关键局部的细化，例如，普遍的面上营销细化到"一对一"营销、关系营销；工艺上、管理上、分工上、产品上的专业化。

二、企业创新经营的内容

（一）发展战略与经营思想创新

1. 发展战略创新

（1）发展战略创新意义　企业发展战略是对企业发展整体性、长远性、基本性、谋略性的描述和规定，这"四性"决定了战略是企业发展最为重要的前提。正因为如此，企业战略不能随意调整，更不能随意创新，只能在特定的竞争环境和企业发展特定的时期，才可以思考和尝试创新。为实现企业快速、稳定、健康地发展，或为了摆脱企业发展困境，企业领导人在重视技术、营销、管理、服务等方面创新的同时，还要重视发展战略的创新。

（2）发展战略创新要点　为实现企业发展战略创新，就要重新分析市场的需求亮点和趋势，重新分析出现的挑战和机遇，重新分析自身的优势和劣势，重新分析关键的环节和步骤。企业持续发展靠什么？靠垄断地位，靠行政保护，靠资金实力，靠现成技术？为什么要重新分析这些基本情况，因为过去的许多分析已经过时，或者当时的分析本身就有重大缺陷与错误。

制定新的企业发展战略，一靠战略意识，二靠战略知识，三靠战略信息，四靠战略智慧，五靠战略咨询。

2. 经营思想创新

（1）经营思想创新概念　企业经营思想是指企业如何看待客户价值、社会效益、员工发展，如何定义竞争合作关系、社会与经济效益、长期与远期利益，如何处理产品、服务与经营的关系，这是企业经营管理的总指南。经营思想创新就要打破行业的传统或常规，打破自身既有的模式、惯性，树立全新的经营思想理念、风格和模式，以提升企业经营效率，促进企业快速、长足发展。

（2）经营思想创新要点　经营思想创新主要体现在以下方面：一是以客户为中心，优化客户体验，提升客户价值。二是重视人才，与员工共创共享企业经营利益和发展成果，如建立项目包干、合伙、期权等机制。三是重视技术和质量，突出产品性能。四是重视社会责任、社会关系和公共资源，突出"长期主义"。如把社会责任、公益活动、学会及行业合作与企业经营有机组合，相得益彰。五是外部合作生态化，同业竞争差异化甚至互补化。把传统、合作的供求与结算关系变成互补、共享的生态化关系，把同质化甚至是恶性的竞争变成错位互补、分工合作的关系。六是扬长避短，强化核心，做大主业。在做大或把握核心资源、环节或产品的前提下把非关键的部件、配套产品或事务尽可能外包。七是高度重视客户大数据、智慧化平台、核心技术、供应链、新商业模式的建设与运营。八是用好创新风险可控、经营利润增长和企业价值提升三把"标尺"。

在健康企业尤其是健康服务业的经营思想中，尤其要高度重视在技术质量、客户体验、员工价值、公共资源开拓和提升等方面的突破。

（二）技术创新

1. 技术创新概念　企业技术创新，指生产技术的创新，包括开发新技术，或者将已有的技术进行应用创新。一个企业生产一种新产品，或提供一种新服务，或使用一种新方法，或采用一种新工艺，即实现某种技术上变化的行为。它是企业发展的根本，是企业获得收益的重要手段。

技术创新和产品创新有密切关系，又有所区别。技术的创新可能带来但未必带来产品的创新，产品的创新可能需要但未必需要技术的创新。一般来说，运用同样的技术可以生产不同的产品，生产同样的产品可以采用不同的技术。产品创新侧重于商业和设计行为，具有成果的特征，因而具有更外在的表现；技术创新具有过程的特征，往往表现得更加内在。产品创新可能包含技术创新的成分，还可能包含商业创新和设计创新的成分。技术创新可能并不带来产品的改变，而仅仅带来成本的降低、效率的提高，例如，改善生产工艺，优化作业过程，从而减少资源消费、能源消耗、人工耗费，或者提高作业速度。

熊彼特（J·A·Schumpeter）在1912年《经济发展理论》中指出，创新是指把一种从来没有过的关于生产要素的"新组合"引入生产体系。这种新的组合包括：引进新产品；引用新技术，采用一种新的生产方法；开辟新的市场（以前不曾进入）；控制原材料新的来源，不管这种来源是否已经存在，还是第一次创造出来；实现任何一种工业新的组织，例如，生成一种垄断地位，或打破一种垄断地位。

2.技术创新的分类

（1）渐进性创新（incremental innovation）　渐进性的、连续的小创新。

（2）根本性创新（radical innovation）　开拓全新领域、有重大技术突破的创新。

（3）技术系统的变革（change of technology system）　这类创新将产生具有深远意义的变革，通常出现技术上有关联的创新群。

（4）技术 – 经济范式的变更（change in techno–economic paradigm）　这类创新将包含很多根本性的创新群，又包含很多技术系统变更。

3.技术创新的步骤　对技术创新过程的认识和划分，目前国内外学者从不同的角度形成了不同的看法，既然技术创新是一个新产品或新工艺的第一次商业运用，那么技术创新过程也必然是一个从新的产品或工艺创意到真正商业化的过程。结合我国企业技术创新运行过程的实际情况，可以把技术创新过程划分为以下六个阶段。

（1）创意思想的形成阶段　创意的形成主要表现在创新思想的来源和创新思想形成环境两个方面。创意思想可能来自科学家或从事某项技术活动的工程师的推测或发现，也可能来自市场营销人员或用户对环境、市场需要、机会的感受，但是这些创意要变成创新还需要很长时间。创新思想的形成环境主要包括市场环境、宏观政策环境、经济环境、社会人文环境、政治法律环境等。

（2）研究开发阶段　研究开发阶段的基本任务是创造新技术，一般由科学研究（基础研究、应用研究）和技术开发组成。企业从事研究开发活动的目的是很实际的，那就是开发可以或可能实现实际应用的新技术，即根据本企业的技术、经济和市场需要，敏感地捕捉各种技术机会和市场机会，探索应用的可能性，并把这种可能性变为现实性。研制出可供利用的新产品和新工艺是研究开发的基本内容。研究开发阶段是根据技术、商业、组织等方面的可能条件，对创新构思阶段的计划进行检查和修正。有些企业也可能根据自身的情况购买技术或专利，从而跳过这个阶段。

（3）中试阶段　中试阶段的主要任务是完成从技术开发到试生产的全部技术问题，以满足生产需要。小型试验在不同规模上考验技术设计和工艺设计的可行性，解决生产中可能出现的技术和工艺问题，是技术创新过程不可缺少的阶段。

（4）批量生产阶段　按商业化规模要求把中试阶段的成果变为现实的生产力，生产出新产品或新工艺，并解决大量的生产组织管理和技术工艺问题。

（5）市场营销阶段　技术创新成果的实现程度取决于其市场的接受程度。本阶段的任务是实现新技术所形成的价值与使用价值，包括试销和正式营销两个阶段。试销具有探索性质，探索市场的可能接受程度，进一步考验其技术的完善程度，并反馈到以上各个阶段，对其予以不断改进与完善。市场营销阶段实现了技术创新所追求的经济效益，完成了技术创新过程中质的飞跃。

（6）创新技术扩散阶段　即创新技术被赋予新的用途，进入新的市场。扩散阶段才是创新成果产生经济乃至社会价值的最重要阶段。随着创新技术应用的不断深化和改进，有时候会出现跨界或出乎意料的现象。如雷达设备用于机动车测速，微波技术用于微波炉的制造，西地那非从治疗心血管疾病转为治疗阳痿的特效药等。

（三）企业管理创新

管理创新涉及企业管理的方方面面，如企业制度、经营机制、市场管理和人员激励等方面的创新，是企业根据内部条件和应对外部环境，在企业发展战略、经营思想指导下实现企业效益提升和升级发展的需要。在当今科学技术和经营环境急剧变化的情况下，企业管理者必须把握管理创新发展的新趋势、新要求，不断进行管理创新，把创新渗透于管理整个过程中。

1. 企业制度创新

（1）企业制度创新的概念　企业制度创新是实现企业创新发展的抓手，是指企业贯穿建设、生产与服务全过程的质量控制、营销客服、分配形式、人力资源管理、供应链管理、信息化管理等管控实施环节的创新活动。企业制度创新的目的是建立一种更优、更高效的管理制度，综合协调企业所有者、经营者、劳动者的权利和利益关系，使企业具有更高的管理效率。

制度是组织运行方式的原则规定，也是对企业各级和各版块员工责、权、利关系的界定。制度一般包括组织结构、权责划分、运行规则、管理规章，有的包括操作标准与作业流程等。

（2）企业制度创新的要点　由于企业管理制度是企业经营思想的实施和实现企业目标的保障，因此制度创新要注意以下要点。

一是切合企业实际和核心资源。每家企业都有自己的历史、外环境和资源特征，如果创新生搬硬套，则可能造成得不偿失的局面。

二是强化以人为主体。技术与管理骨干是企业最大的财富，如果他们的意识、能力和积极性未有提升，则制度只能沦为空谈或流于形式。

三是实现客户价值与企业效益并重。客户价值是指客户获得感或消费性价比，企业效益包括盈利能力、运营效率和综合价值。

四是坚持科学决策。管理过程中的决策必须根据法规或公理，利用客观的事实或数据来完成。

五是明确责、权、利。没有明确责、权、利的制度无法执行，甚至成事不足，败事有余。

六是内部协同。企业制度涉及的内容、主题方方面面，不能割裂，各方面和各环节协同良好，才能有效执行。

七是保障执行到位。制度设计或创新之时，就必须准备好保障执行的手段，否则会起到适得其反的效果。

2. 企业组织创新

（1）企业组织创新的概念　组织是两个以上的人为实现某个共同目标而在一起协调行动的集合体。企业组织是企业运行外在主体和实现功能、使命的载体，它既包括实体机构、机构内设部门，也包括运行企业的核心成员组织。这里的组织创新是指企业对管理组织结构本身进行调整和变动以适应不断变化的外部环境和内部条件的过程。企业组织创新的目的是优化组织架构、提升组织能力、提升组织效率；组织创新的内容有组织架构、组织分工、组织活动等；企业组织创新的依据包括组织使命、企业外部环境和内部条件。

（2）企业组织创新要点　由于企业管理组织是企业运营的核心队伍，是企业发展的火车头，所以企业组织创新要特别谨慎。组织创新有以下要点。

一是根据企业战略、经营思想、业务模式等因素，重新评价组织效率和存在的不足，找出其主要原因。

二是根据内外环境和主要问题确定组织改革的方向和基本内容，并形成初步思路。

三是征求下级或基层对组织改革的建议、修改思路后请示董事会、上级部门或领导意见，形成组织改革方案，明确目的、内容、要求和措施，并且获得批准授权。

四是寻找和预备适合人选并进行交流，告知目标人选相关目的和要求，并听取意向和想法。

五是按照相关方案进行组织架构调整，对空缺的岗位以公开竞聘或公开评议的方式择优补充。

六是公布新的组织架构，出台工作细则，完成人事任命，进入新的工作阶段。

3. 企业市场营销创新

（1）企业市场营销创新概念　企业市场营销创新是指改变传统的市场营销模式，确立以市场需求为指引、客户体验为中心的营销观念、营销手段和营销方法。具体地说，就是根据市场需求、客户消费心理的变化和趋势，形成新的营销观念，并以此为指导，推出市场营销新方法、新形式、新手段。

一般说来，市场营销创新主要指不改变现有产品，对现有产品不做大的、根本性的变革，寻找新的市场机会，扩大产品销售。市场营销创新有两个基本方向：渗透型市场创新和开发型市场创新。

渗透型市场创新是指企业利用自己在原有市场上的优势，在不改变现有产品的条件下，通过挖掘市场潜力，强化销售，扩大现有产品在原有市场上的销售量，提高市场占有率。有三种基本途径：一是通过各种促销活动，扩大现有顾客多购买本企业产品；二是通过完善售后服务等，将竞争对手的顾客争取过来；三是寻找新顾客。渗透型市场创新应该是企业首选的市场创新途径，因为企业所付代价最小、成功率最高。

开发型市场创新是指企业用已有产品去开发新市场。有三种基本途径：扩大市场半径，即企业在巩固原有市场的基础上，努力使产品从地区市场走向全国市场，从国内市场走向国际市场；开发产品的新用途，寻求新的细分市场；重新为产品定位，寻求新的买主。采用开发型市场创新，要求企业不断了解新市场用户的要求和特点，预测该市场的需求量，同时要了解新市场中竞争对手的状况，估计自己的竞争实力。

（2）企业市场营销创新要点　创新营销策略有哪些？有哪些方法？

第一，营销对象变革。随着市场经济体制改革不断深入，市场发展趋势之一就是市场细化。而在逐渐细化的市场环境中，传统营销因为没有对营销群体进行细分，其所开展的营销活动自然不能满足消费者的需求。而随着网络经济逐渐占领市场，人们纷纷在网络上进行消费，企业需要针对每个消费者的需求，提供营销服务。由此看来，营销对象发生了变革，从具有某一特征的用户群转变为单个的消费者。

第二，营销基础变革。以往所开展的市场营销活动遵循"4P营销"，即从卖方角度出发，提出影响买方消费的四个营销因素，以便卖方可以科学、合理地规划营销活动，更好地进行产品销售。但随着网络经济的兴起，网络上的经营活动更加注重消费者体验与感受。基于此，在促进营销交易上必然要以"4C 营销"为基础，也就是考虑买方的消费需求，提出"4C 策略"，将顾客整合到营销之中，如此可以更好地进行营销活动。

第三，营销方式变革。网络经济时代下，营销方式的变革是指传统的间接营销转变为现代的直复营销。众所周知，传统的营销活动中，企业所生产的产品往往要经过多个中间商传递之后才能面向市场，产品价格势必将提高，影响市场营销效果。但网络经济下所开展营销活动与传统营销活动不同，是企业在网络环境中直接与消费者沟通，顾客通过对产品的了解，直接下订单付款，企业直接为顾客邮递产品。这使得营销方式发生了转变。

第四，营销组织变革。以往所进行的营销活动，均是由企业组织营销团队，在某个场地或一些店面展开的。在这一过程中，消费者能够直接接触到营销组织。但网络经济下所开展的营销活动则是通过网络渠道展开的，人们能够在电脑网站上、智能手机的第三方应用程序上观看到营销活动，如若想具体了解营销活动内容，可以在专门的平台或渠道与客服人员进行沟通，但顾客却不能与营销组织直接接触。所以，网络经济时代下实体营销组织转变为了虚拟营销组织。

第五，营销价值变革。是企业对抗价格战的出路，也是企业真正成功的关键。价值营销是相对价格营销提出的，"价值营销"不同于"价格营销"，它通过向顾客提供最有价值的产品与服务，创造出新的竞争优势取胜。

企业"价值营销"，应在有形竞争和无形竞争上多努力。有形竞争即实物（产品）含量竞争；无形竞争即环境、品牌和服务等的竞争。围绕顾客价值的最大化，"价值营销"提出了以下营销组合：产品价值、品牌价值、服务价值、终端价值、形象价值。

4. 企业激励创新

（1）企业激励创新概念　激励是以人本理论为基础、以人为中心的管理活动，追求管理活动的人性化；激励机制是以制度化为基础、以人为中心的人力资源管理理论。从静态看，激励机制是通过一整套理性化的制度来反映激励主体与激励客体相互作用的方式。它针对人们生理、心理的需要，利用各种环境条件的刺激引起人们心理变化，使人们的潜力和才华得到更好的发挥，以实现企业的目标。

企业激励机制创新是指组织为实现其目标，根据其成员的个人需要，制定适当的行为规范和分配制度，以实现人力资源的最优配置，以达到组织利益和个人利益的一致。企业激励机制创新的实质是要求管理者抱着人性的观念，通过理性化的制度来规范员工的行为，调动员工的工作积极性，谋求管理的人性化和制度化之间的动态平衡，以达到有序管理和有效管理。

（2）企业激励创新要点　企业激励机制设计包括以下几个方面的内容：第一，激励机制设计的出发点是满足员工个人需要；第二，激励机制设计的直接目的是调动员工的积极性；第三，激励机制设计的核心是分配制度和行为规范；第四，激励机制设计的效率标准是使激励机制的运行富有效率；第五，激励机制运行的最佳效果是在较低成本的条件下达到激励相容，即同时实现员工个人目标和组织目标，使员工个人利益和组织利益达到一致。

5. 企业服务创新

（1）服务创新的概念　服务创新是指服务组织为了获得商业和社会利益，通过组织内外各种经营资源进行配置与整合，也即通过服务概念、服务传递方式、服务流程或服务作业系统等方面的变化、改善或变革，向目标顾客提供更高效、更完备、更准确、更满意的服务包，并增强客户满意度与忠诚度，进而实现组织价值增值的过程。我国学者南雷和吴贵生认为，服务创新的内涵包括以下四个方面：服务创新是一种概念性、过程性的创新活动，具有明显的无形性；服务创新的新颖度范围广，是可复制创新和解决特定顾客问题的不可复制变化的混合体；服务创新的形式具有多样性，并包含了几种特有的创新形式，技术只是服务创新的一个维度；服务创新的"顾客导向"非常明显，顾客作为"合作生产者"积极参与整个创新过程，创新更多是一种需求推动现象。

（2）服务创新的要点　服务概念创新，即供应商以什么概念吸引新老客户。服务企业在进行新服务概念开发时，需要明确回答这样一些基本问题：企业需要什么样的产品以保留现有客户并发展新的客户？竞争者提供的产品是什么？如何将新服务传递给实际顾客和潜在顾客？这些问题就构成了"新服务概念"范畴。通过对"新服务概念"的理解，服务企业可以不断地根据市场变化、顾客要求及竞争者的行为开发新的服务并改进原有服务，形成企业的"商业智力"。

顾客接触创新，即供应商与客户端交互平台。包括顾客界面的设计，服务提供给顾客的方式，以及与顾客间交流、合作的方式。服务提供者与顾客间的交流和相互作用已成为创新的一个主要来源。在那些不具有明显有形特性或容易被竞争者产品替代的服务中，服务提供者与顾客间的接触方式就更为重要，更需要服务提供者投资于与顾客关系的建设之中，并不断开发新的顾客交互方式。实现这种创新的首要条件是获得企业实际用户和潜在用户的大量信息。

服务传递系统创新，即供应商和客户间有效传递所共创或获取的价值途径。该维度侧重于服务企业的内部组织安排，即通过合适的组织安排、管理和协调，确保企业员工有效地完成工作，并开发和提供创新服务产品。与该维度密切相关的问题：如何对企业员工授权？如何促使员工完成其工作并传递新的服务产品？"服务传递系统"维度的核心是强调现有的组织结构及员工能力必须适应新服务开发的需要，如不适应，就要通过新的组织结构设计和员工的培训，促使创新顺利进行。

服务的技术创新，即如何开发新技术并应用于服务系统中，推出新服务概念，设计更先进的客户接口，建立更有效的传递系统。在这个过程中，服务企业并不是技术的消极接受方。虽然这些技术本身为服务创新的发展奠定了基础，但是新技术的发展也是以现实的服务创新需求为基础的，因此，必须综合考虑服务概念、服务接触、服务传递系统。健康服务是一个过程，它是一种无形产品，不能储存，其生产与消费过程具有同一性、不可分割性，并且服务因提供者的不同而具有差异性。

第三节　产品创新与新业务的开发

一、新产品与新业务概念

（一）新产品的含义与分类

新产品是指与老产品在性能、结构、规格和技术经济指标上有显著差异的产品，或者是填补国内外空白的产品。本国、本地区、本企业从未生产过而试制的产品，都是新产品，按其创新程度和来源，一般可分为以下五类。

1. 改进型新产品　是指对老产品采用各种改进技术制成的、其性能有一定提高的新产品。

2. 换代新产品　是指采用新的材料和元件，或新的技术制成的、性能上有显著提高的新产品，如最近几年出现的"数字产品"。

3. 具有新用途的新产品　是为适应新用途和市场需要而制成的新产品，其性能可以满足某些特殊需要。

4. 全新型新产品　是采用新原理、新结构、新材料制成的新产品。

5. 引进的外来产品　是指本企业没有生产过，从外企业、外地、外国引进的各种新产品。一般第 2 和第 4 两种产品是由科技发明转化而成的新产品，而第 1、第 3、第 5 种产品往往是由用户或企业提出要求试制的新产品。

（二）新业务的含义与分类

新业务是指企业在服务的理念、项目、方式、管理、培训和体系等各个方面、各个环节上进行创新的服务，尽可能地实现服务对顾客价值的最大化。

产品与业务的概念关系：产品一般指具体的商品，业务则是包含或不包含有形产品在内的技术服务。其服务有可能借助设备工具、材料或信息化、数字资源完成，可以是单项，也可以是多项组合。

新业务按照创新程度分为以下五种类型。

1. 替代型新业务　是利用新的服务手段或服务技术来实现原有的服务。替代型服务与原有服务相比，服务内容是相同的，但服务手段不同。替代型服务一般会采用新的技术或方法来实现，其创新程度比全新服务低。替代型服务的出现将加剧市场竞争的激烈程度。

2. 延伸型新业务　它是在原有服务的基础上开发不同的新服务，使服务范围向其他相关领域延伸。如服务台缺货退货登记、寄存和导购等，都属于延伸服务创新。这种服务创新比较普遍，对市场而言并非新服务。

3. 扩展型新业务　它是在原有的服务产品线上的扩展，如免费服务、医疗门诊、健康大课堂等。扩展创新在服务创新中非常普遍，是服务创新的主要方法。延伸创新和扩展创新的区别：延伸型服务创新是增加服务种类，即延伸服务产品线；而扩展服务创新是增加服务项目，即增加现有服务产品线的宽度。

4. 改进型新业务　它是对原有服务在服务程序、方式、手段、时间、地点、人员等要素方面进行的改进，目的是增加服务的可接近性、方便性、安全性和可靠性等。改进型服务创新是最普遍的创新方法，主要是在"量"上的创新，如会员制、24 小时营业等。

5. 形式变化型新业务　它是通过改变服务环境、辅助服务设施、服务有形展示、包装等来改变现有服务产品的创新。实际上，这类服务本身并没有实质性变化，但可能带动服务创新。

二、新产品开发

（一）新产品开发方式

1. 差异型产品创新策略　产品创新的重点是在特定的市场中形成与同类产品之间的差异。

由于技术与市场的创新程度都较低，形成差异的焦点在于提高产品的性能、降低生产成本和突出本企业产品的特色。实现这一策略的有效工具是应用质量功能展开技术，通过质量展开、技术展开、可靠性展开和成本展开，在细分的目标市场中全面满足顾客的需要。

2. 组合型产品创新策略　产品创新的重点是通过对现有技术的组合形成创新产品。组合技术创新的产品，可以以现有的市场为目标来满足现有的需要，也可以以新市场作为目标市场创造新需求。

3. 技术型产品创新策略　其焦点是应用新技术、新原理来解决现有产品或相对成熟市场中存在的问题，以提高市场占有率。更经济有效的措施，应该是开展对特定顾客尤其是领先型顾客的调查，或对专家的调查，由此确定新产品的规范和技术策略。

4. 复合型产品创新策略　该策略要求在技术与市场两个方面同时进行创新。这类新产品对开发人员和顾客都比较陌生，为此在开发中需要用户和开发者紧密联系，这样开发人员有机会引导用户，并使之对产品产生一定的认识。由于属于非竞争性产品，因此在一定时间内具有垄断性，价格不是这类新产品开发的重点，而性能、特色、服务，甚至企业形象，才是需要特别关注的问题。

5. 产品矩阵策略　特别是在健康服务业，应从市场竞争、顾客体验、发展策略的角度设计产品矩阵。如波士顿矩阵把企业产品分为四类：销售增长率和市场占有率"双高"的产品群（明星类），销售增长率和市场占有率"双低"的产品群（瘦狗类），销售增长率高、市场占有率低的产品群（问题类），销售增长率低、市场占有率高的产品群（现金牛类）。而在日常实操中我们又会把产品分为以下几类：引流产品，负责带来流量；利润产品，负责贡献利润；形象产品，负责拔高形象。

（二）新产品开发原则

1. 市场导向和顾客中心　以消费者为中心，做好市场调查、预测和竞品分析等工作。

2. 确保核心竞争力　使用的技术、材料、部件等方面具有确切的先进性，以确保在产品性能、消费体验、价格、安全、使用成本等方面有足够的优势。

3. 具有资源优势　在技术、材料、人力、地缘、渠道等方面拥有或打造确切的优势，至少不会受制于人，或很容易被人复制、超越。

4. 适度超前　考虑到技术成熟度、资源匹配、用户习惯、市场培育过程与风险、产品迭代等因素，新产品不是越新越好。

5. 投入与风险可承受　新产品开发一定有相关的投入，创新不顺即损失，创新成功后投入市场一定要接受来自消费者的考验和竞品的挑战，相关投入和可能造成的损失必须在企业承受范围之内。

6. 预算保障和项目管理　做好新产品开发的实施方案，预备所需的人、财、物特别是专款预算，并按计划落实过程与进度管理。

（三）新产品开发步骤

1. 编制新产品开发可行性报告　新产品概念通过筛选一经确定，相关决策者就要对其进行经济分析，如核心技术、功能或价值优势、生产成本、经营成本、预期销售额、能给企业带来的经济效益等。

2. 编制新产品开发计划　在可行性报告的基础上组织编制新产品开发计划，是开发新产品的第一步，也是关键的一步。新产品开发计划是对新产品开发的总体安排。在开发计划中，要明确地阐述新产品开发所要达到的目的（应包括开发组织和人员的安排、开发费用预算等内容）；应当指明着重研究的各种产品和市场方向（应阐明该新产品的目标，该产品的资金流量是否高，能否在市场份额上占优势或其他一些目标）。

3. 立项和组织人力、财力及其他关键措施　新产品开发计划获得审批以后即可建立专项工作小组并进行严密和合理的分工，筹集专项资金，匹配其他关键措施，启动新产品开发专项工作。

4. 新产品的设计和生产　当新产品被设计出来以后，集中人力、物力和财力，按照新产品的设计模型将其生产出来。在生产之前要预计到可能出现的延误生产的原因或其他困难，并做好相应对策，以确保新产品按时完成。

5. 新产品试销　新产品被生产出来以后，就要确定它的品牌名称、包装设计，制订一个准备性的营销方案，选择一定的具有典型意义的市场，对产品进行销售。

6. 新产品的正式上市　经过市场试销，决策者已经掌握了足够的信息资料，来决定是否将这种新产品投放市场。在这一阶段，产品开发决策者需要考虑这些方面：何时推出新产品，即新产品决策者决定在什么时间将新产品投放市场最为适宜；何地推出新产品，指决策者要决定在什么地方（某一地区、某些地区、全国市场或国际市场）推出新产品最适宜；向谁出售新产品，是指决策者要把它的分销和促销目标面向最可靠的顾客群；如何推出新产品，即企业营销部门要制订开始投放市场的营销战略。

三、新业务开发要点

（一）新业务开发方式

1. 密集增长战略　企业尚未完全开发潜伏在其现有产品和市场的机会时可采用，包括以下三种：①市场渗透策略，即企业通过改进广告、宣传和推销工作，在某些地区增设商业网点，借助多渠道将同一产品送达同一市场，短期削价等措施，在现有市场上增加现有产品的销量。②市场开发策略：即企业通过在新地区或国外增设新商业网点，或利用新分销渠道，加强广告促销等措施，在新市场上增加现有产品的销量。③产品开发策略：即企业通过增加花色、品种、规格、型号等，向现有市场提供新产品或改进产品。

2. 一体化增长策略　企业的基本行业很有发展前途，企业在供、产、销等方面实行一体化可提高效率，加强控制，扩大销售时可实行本策略。①后向一体化策略：即企业通过收购或兼并若干原材料供应商，拥有和控制其供应系统，实行供产一体化。②前向一体化策略：即企业通过收购或兼并若干商业企业，或者拥有和控制其分销系统，实行产销一体化。③水平一体化策略：即企业收购、兼并竞争者的同种类型的企业，或者在国外与其他同类企业合资生产经营等。

3. 多角化增长策略　指企业尽量增加产品种类，跨行业生产经营多种产品和业务，扩大企业的生产范围和市场范围。①同心多角化策略：即企业利用原有的技术、特长、经验等发展新产品，增加产品种类，从同一圆心向外扩大业务经营范围。②水平多角化策略：即企业利用原有市场，采用不同的技术来发展新产品，增加产品种类。③集团多角化策略：即企业收购、兼并其他行业的企业，或者在其他行业投资，把业务扩展到其他行业的企业，新产品、新业务与企业的现有产品、技术、市场可以毫无关系。

（二）新业务开发原则

1. 适应顾客需求原则　这是指服务产品开发务必与顾客的服务需求相吻合。空想出来的服务很难得到市场认同，所以在新服务开发过程中，服务管理者应在市场定位和可行性分析中多努力，并重视市场试验中的反馈信息，及时调整设计思路。

2. 符合企业战略原则　这是指服务产品开发应与企业的中长期战略规划、增长目标相辅相成。在投入资金、设备、人员进行新服务开发时，必须保证该开发过程有助于推动企业战略实施和实现企业成长目标。

3. 突出特色原则　企业开发的服务产品，必须有新意、有特色。只有特色服务产品才具有明显的卖点；只有特色服务才是真正的竞争优势；只有特色服务才难以被模仿，顾客吸引力才持久。

4. 成本收益原则　企业在进行服务创新时，必须优先考虑成本与收益的配比关系，长期在盈亏平衡点下的经营是不理性的。当服务足以满足顾客要求，并拥有一定的竞争优势时，开发一些"吃力不讨好"的附加"花样"，会造成企业经营的不经济。但是为了未来竞争态势向有利于自己的方面转化，或为了宏观上的战略性目的，忍受一定限度的低收益或负收益，有时也是服务开发管理的战略性所在。

（三）新业务开发步骤

1. 创意概念阶段锁定目标市场　企业开发何种类型的新服务或产品，取决于企业的目标市场，企业应当通过市场调查，分析消费者需求，锁定目标市场。它的主要作用体现在两个方面，其一是确定不同细分市场的优先顺序，找准创新动机与目标；其二是有助于企业整合资源，充分利用企业的创新能力。关于概念的产生与筛选，这一过程分为三个环节，分别是服务创意产生、概念构造与开发、概念筛选与检验。创新思想的来源分为外部渠道和内部渠道。外部主要来自创新目标市场顾客、现有顾客及供应商等，其中最主要的来源是顾客。企业可以根据整体战略和创新战略，采用多种方法和途径向顾客获取创新概念。内部则主要来自前台服务人员、市场营销部门和后台研发人员。因此，企业应建立相应的机制来激励员工产生创新的思想，应有一定的运行机制和工作部门促成内外创新思想的融合，并向创新概念转化。

2. 创新开发阶段进行可行性研究　首先，研究内容包括服务创新项目建设理由、市场需求研究、技术方案研究、投融资研究，以及财务评价和经济评价。其次，进行设计开发，对新服务概念进一步细化，对服务方案整体性细化，完善和确定新服务方案实施所需要的各类资源，确定新服务方案实施流程。

3. 内外部检验阶段收集专业评价和客户反映　分为内部检验和外部检验。内部检验是通过召开内部论证会、内部试运行等方式，在创新团队内部进行初步方案的检测，并延伸到企业的管理者、员工对初步方案的检测，发现初步方案可能存在的问题或漏洞，并及时改进。外部检验是指在内部检验完毕后，将服务创新初步方案交给顾客、供应商等做进一步的检验。通过顾客的外部检验，可以进一步证实创新方案是否满足顾客需求，可以检验服务创新方案在真实环境下的运行效率和稳定性。通过供应商的外部检验，可以对服务创新方案做进一步的完善与修改。

4. 试用评价与保护阶段　①小规模测试：企业在新服务或产品上市前进行小规模测试是

降低风险的一种有效手段。小规模测试的方法主要包括模拟市场测试、标准市场测试和受控市场测试。通过小规模测试，企业可以初步了解新服务投放市场后可能遇到的情况，并对设计开发过程进行及时改进。②商品化：企业需要对服务投放市场后的各个方面进行全面监测，并考虑所有细节，如服务提供的难易、投诉问题、面对面的交流、单据的获取、电话热线等。③评价与改进：这一阶段的主要任务是收集新服务商业化过程中的反馈信息，包括顾客、员工、竞争者的态度等。在反馈信息的基础上，对新服务的获利能力、营销手段、顾客满意度、服务质量、服务环境等进行评价，并对服务提供过程中涉及的各种要素进行调整，以便提升顾客所能感知的服务质量。④创新保护：创新保护是服务创新过程模型的最后阶段。一般来讲，服务企业很少运用正式的司法手段诸如专利进行保护，而是运用一些非正式的方法来对创新成果进行保护，例如，通过企业形象进行保护，通过信任度进行保护，通过品牌形象进行保护等。

四、新经济

（一）新经济概念

新经济，是以科技创新为核心的全面创新为引领和支撑，以体制机制改革和制度创新为根本保障，以新技术、新产品、新模式、新业态、新产业等为主要内容，代表时代先进生产力的一种新的经济结构和经济形态。

新经济不完全是一种经济现象或技术现象，而是一种由技术到经济的演进范式、虚拟经济到实体经济的生成连接、资本与技术深度融合、科技创新与制度创新相互作用的经济形态。

"新经济"这一概念兴起于美国 20 世纪 90 年代经济的持续增长阶段，并迅速扩展为全世界范围内的新技术革命，引发了经济增长方式、经济结构和经济运行规则等方面的变化。一般认为，新经济的核心是以信息技术为主导的科技革命对经济的影响，尤其移动互联网、云计算、大数据、人工智能、物联网、区块链等信息技术取得突破性进展，在推动世界经济发展方面发挥了重要作用。

我国"新经济"概念兴起于政府推动经济结构加速转型升级时期。关于"新经济"，2016年 3 月，李克强总理在《政府工作报告》中指出："当前我国发展正处于这样一个关键时期，必须培育壮大新动能，加快发展新经济。要推动新技术、新产业、新业态加快成长，以体制机制创新促进分享经济发展，建设共享平台，做大高技术产业、现代服务业等新兴产业集群，打造动力强劲的新引擎。运用信息网络等现代技术，推动生产、管理和营销模式变革，重塑产业链、供应链、价值链，改造提升传统动能，使之焕发新的生机与活力。"

（二）新经济特征

新经济一般是指以新产业、新业态、新商业模式为主体，由互联网和新技术革命推动的，以信息化和产业化深度融合、商业模式和体制机制创新、人力资本的高效投入和减少对物质要素的依赖为标志的一种经济形态。"三新"是新经济的核心特征。中国新经济是以新产业、新业态、新商业模式为核心内容的经济活动的集合代表，形成了经济全面转型升级的新动能。其中，新产业是指应用新科技成果、新兴技术而形成一定规模的新型经济活动；新业态是指顺应多元化、多样化、个性化的产品或服务需求，依托技术创新和应用，从现有产业和领域中衍生叠加出的新环节、新链条、新活动形态；新商业模式是一种为实现用户价值和企业持续盈利目标，对企业经营的各种内外要素进行整合和重组，形成高效并具有独特竞争力的商业运行模式，投入和减少对物质要素的依赖为标志的一种经济形态。

（三）新经济形态

中国新经济综合表现为传统经济活动的转型升级和新兴经济活动的兴起。新经济立足于市场创新和实践，其形态涵盖了近年来兴起的分享经济、信息经济、生物经济、绿色经济、创意经济、智能制造经济等，而且还在不断扩充。

（四）新经济的重大价值

新经济的核心本质是生产关系重塑。新经济通过互联网与新技术的应用，对生产要素、生产力和生产关系都产生了巨大影响。在生产要素端，以数据为代表的新生产要素参与到经济发展中，同时也赋予了传统生产要素数字化形态，形成新的生产要素集合；在生产力方面，新技术与互联网改变了生产者的工作模式、产品形态与沟通机制，形成更高的工作效率；在生产关系方面，人与生产要素的结合更加紧密，形成数字技术与实体经济的深度交融、物质与信息耦合驱动的新型发展模式。

新经济的突出功能是数字赋能。新经济通过数字经济的放大、叠加、倍增效应，能够有效地改变产业模式。其中，数字基础设施作为产业数字化的底座，是打通全产业链和全价值链数据通道的核心能力。数字技术的研究和运用，能够促进实体经济与虚拟数字系统的高度融合，从而以新场景、新模式带动产品与服务价值的快速提升。

新经济的核心属性自带动力。新经济将互联网成本低、信息公开透明和迅速传导等基本特征融入产品与服务中，并凭借数据的收集、分类、迭代、衍生等天然属性，形成价值创新驱动的根本动力内核。如各类线上经济，通过大数据对用户的分析，精准定位和响应用户的需求与变化，使得产品能够快速迭代和升级。

本章小结

创新是一种变革，熊彼特把创新概括为五种形式。在熊彼特创新理论的基础上，技术创新理论、制度创新理论和国家创新体系建设理论相继发展。健康企业创新是一个复杂的系统工程，技术创新、管理创新和服务创新都不可少。技术创新有多种分类，但其过程主要有创新设想形成阶段、论证立项阶段、研究开发阶段和商业化阶段；管理创新涉及企业管理的各个方面，主要是制度创新、组织创新、市场营销创新和激励机制创新；服务概念、服务接触、服务传递系统和技术是服务创新的四个维度。

健康企业创新必然带来新产品和新业务，新产品开发主要经过编制新产品可行性报告和开发计划、新产品开发和研制、新产品试销和正式上市等阶段；新业务开发要坚持适应顾客需求、符合企业战略、突出特色和成本收益等原则。

新经济是企业、社会乃至国家和全球创新发展的新特征、新形态、新动力和新趋势。

思考题

1. 健康企业创新经营的概念和意义是什么？
2. 企业管理创新有哪些内容？
3. 企业新产品、新业务开发原则有哪些？
4. 简述新经济的定义、形态与重要价值。

第七章　健康企业人力资源管理

扫一扫，查阅本章数字资源，含PPT等

【学习要求】

1. 掌握健康企业人力资源管理的相关概念和人力资源规划的过程、健康企业进行绩效管理的过程，明确绩效管理与绩效考评的联系与区别。

2. 了解健康企业人力资源开发的相关理论、健康企业从业人员的构成分类和不同岗位的工作职责。

3. 熟悉健康企业人力资源内部招聘和外部招聘的优劣、健康企业人力资源开发的过程、渠道、方法。

案例导入

YNBY 集团的人力资源管理

YNBY 集团在 1999 年之前，90% 的利润都是依靠 YNBY 粉来产生，但到了 1999 年，这部分收入也开始下滑，企业出现巨大的危机。为了摆脱危机，YNBY 集团开始重组，并探索业务的扩张，二者都需要大量的管理与专业人才。基于这样的背景下，YNBY 集团开始了人力资源规划的梳理和全新设计，快速推出长期激励计划，覆盖了公司 1000 多人，占到了员工总数的 15%。为了支撑战略转型，YNBY 集团前期投入了大量的人才外招和内培资源，构建支持业务人才三级火箭，打造"白药人才供应链"。源源不断的人才为 YNBY 集团的发展注入了活力，也成就了 YNBY 集团如今的傲人成绩。

资料来源：网络。

人才是第一资源，是实现民族振兴、赢得国际竞争主动的战略资源。人力资源是企业的重要资源，管理学家彼得·德鲁克（1909—2005）在其著作《管理实践》中指出，人力资源是企业雇佣的人，是所有资源中最具生产力和才能最丰富的资源。而健康企业关系人民群众的生命健康，具有技术含量高的特点。因此，相比于一般企业，健康企业对于人力资源的需求有着更加严格的要求，对于人力资源的管理也更加复杂。企业人力资源的管理状况对企业目标能否实现具有重要的影响，进行有效的人力资源管理，是健康企业管理的关键环节。

第一节　健康企业人力资源规划与招募

一、健康企业人力资源规划

（一）健康企业人力资源规划的含义

人力资源规划是一个组织为有效地利用人力资源，实现组织及个人的发展目标，对未来一段时间内人力资源的供求所进行的长期总体规划。人力资源规划首先是为了谋求组织的利益、实现组织的战略目标，这是人力资源规划的基本出发点。在这一意义上，人力资源规划就是把一定数量和质量的劳动力分配到组织中各类及各层级岗位上的一种筹划活动。或者说，是使未来人力资源在数量和质量上的配置与组织各项事业的发展协调一致的一种筹划活动。党的二十大报告提出，推进健康中国建设，把保障人民健康放在优先发展的战略位置。党的二十大以来，我国大健康产业迎来蓬勃发展。《"健康中国 2030"规划纲要》明确提出健康服务业总规模在 2030 年将超过 16 万亿元。健康企业之间的竞争日趋激烈，为了在激烈的市场竞争中取得优势，健康企业需要进行合理的人力资源规划。

（二）健康企业人力资源规划的分类

1. 根据时间跨度分类　按健康企业人力资源规划的时间跨度，可以分为长期规划、中期规划和短期规划。

（1）长期规划通常是指时间跨度在 5 年以上的规划。长期规划主要涉及对企业外部环境进行分析，预计组织在未来一段时间内对人力资源的需求。

（2）中期规划通常是指时间跨度在 2 ～ 5 年的规划。中期规划主要预测人力资源的需求量与供给量，并根据企业经营的实际情况，对人力资源方案进行调整。

（3）短期规划的时间跨度通常在 1 ～ 2 年。短期规划涉及具体的实务操作，落实各项具体的人力资源规划措施。

2. 根据规划性质分类　按健康企业人力资源规划的性质，可以分为战略规划和战术规划。

（1）人力资源战略规划是通过分析企业内外部环境，包括企业内部的经营目标与方向，企业外部的政治、经济、法律等对人力资源造成影响的因素，以此制定和企业战略目标相适应的人力资源规划。

（2）人力资源战术规划是基于企业未来发展方向，以及未来一段时间内对人力资源需求的预测分析而制定的具体规划方案，包括招聘、培训、晋升、薪酬福利政策和组织变革。

3. 根据规划范围分类　按健康企业人力资源规划的范围，可以分为整体人力资源规划、部门人力资源规划、具体任务或工作的人力资源规划。

（1）整体人力资源规划是对整个企业进行的人力资源规划。这种规划将企业的所有部门都纳入规划范围内。

（2）部门人力资源规划是对企业某个或某几个部门进行的人力资源规划。这种规划考虑到各部门之间的具体发展目标存在差异，因此在不同部门间采取不同的具体规划。

（3）具体任务或工作的人力资源规划常运用于企业某项具体的计划。为完成某项重要的工作或任务，企业通常会针对此专门制定相应的人力资源规划。

（三）健康企业人力资源规划的目的

1. 优化人力资源配置　人力资源配置是企业根据外部市场环境因素与内部自身发展因素，对人力资源的总需求进行分析，并将人力资源分配到企业各个部门的过程。在理想状态下，企业人力资源在不同部门之间的配置与各部门工作负荷的大小相适应。但是现实情况并非如此，在众多健康企业中，都存在着人力资源配置不均衡的情况。进行人力资源规划，有利于改善人力资源分配不均衡的状况，促使其分配合理化，提高组织对人力资源的利用效率。

2. 降低企业成本　进行人力资源规划可以对企业的人力结构进行分析，找出人力结构存在的问题，并进行相应的优化，从而充分发挥人力资源效能，降低企业的人力资源成本。

3. 调动员工积极性和创造性　人力资源规划在有利于完成企业目标的同时，也能够使员工的积极性和创造性得到提高。合理公平的人力资源规划也更有利于员工在企业中明确自身定位和未来的发展方向，激发员工持久的积极性。

（四）健康企业人力资源规划的影响因素

1. 内部因素　影响健康企业人力资源规划的内部因素包括企业所处的发展阶段、企业的发展战略、企业文化、企业经营管理水平等。

在企业的不同发展阶段，根据竞争对象和发展战略等的不同，需要不同的人力资源规划来为企业发展服务。在初创期的企业，往往选择集中性的战略，对人力资源的需求集中在某一方面的技术型人才，以达到建立技术优势、稳定企业基本盘的目的；而到了成长扩张期的企业，则通常选择一体化或多元化的发展策略，相应的人力资源规划也更注重人才的多元性、岗位的匹配性、企业结构与发展战略的适配性等方面。等到企业进入衰退期，人力资源规划往往是裁员与招聘并举，在减轻企业负担的同时，吸收新鲜血液并积极求变以摆脱困局。

在企业的管理中，人力资源管理、企业文化建设是两个重要组成部分，这两者关联密切、相互影响。一方面，企业文化通过企业价值观念和思维方式对人力资源管理起到了导向的作用，健康企业的企业文化注重员工的身心健康，一些对自身健康高度重视的员工可能更倾向于加入健康企业，这对健康企业的人力资源管理模式也会造成影响；另一方面，健康企业文化的建设和成长也离不开与健康企业相适应的人力资源规划对其的"培养"。

2. 外部因素

（1）宏观经济形势　是影响企业人力资源规划实施的主要外部环境因素。国家和地区经济发展态势直接影响着人力资源的供需，进而影响着企业人力资源战略的有效实施。经济发展强劲，则人力资源需求增加；相反，经济发展缓慢，则人力资源需求降低。

（2）政策、法律法规　各种不同方面的法律法规和各级政府的政策，都会在不同程度上影响人力资源规划的制订和实施。比如大学生毕业就业政策、地方政府人才引进政策、户籍管理政策等。此外，政府可能通过法规或政策鼓励企业加强对员工健康的关注，支持健康管理计划的实施，从而推进企业的健康人力资源管理。

（3）人口环境　主要指当地人口的规模，以及劳动力的数量、结构和质量。人口环境的不同形成了具有不同特征的劳动力群体。因此，企业所处地域的人口环境对于企业人力资源规划的制订有着重要影响。

（4）科学技术　科技的不断发展为企业带来了新技术和新设备，使得企业对部分技能员工的需求减少，不仅如此，科技的进步也使得企业在对员工的招聘、考核等都拥有更加全面的方法，这些都会对企业人力资源规划产生影响。

（5）行业发展和竞争环境　企业所处行业的现有布局、竞争程度和竞争对手情况、行业发展前景等都会对企业的人力资源规划产生重要影响。处于朝阳产业的企业与已经步入夕阳产业的企业相比，往往会采取更加积极、全面的人力资源规划。此外，行业特征不同，企业的管理模式也往往不同，其人力资源管理规划也会有所差异。

（6）自然环境　企业所处的地理位置、自然环境不同，对人力资源的吸引力也不同，因此，也会直接或间接地影响企业的人力资源规划。

二、健康企业人力资源招募

（一）健康企业人力资源招募的含义

健康企业人力资源招募是指健康企业根据人力资源规划和工作分析，以及企业发展需要的要求，通过各种途径，寻找、吸纳并获得合适的岗位候选人，使健康企业能够选拔出最合适的人才，以满足其对人力资源需求的整个过程。其实质是健康企业的人力资源需求与人力资源供给有机地结合起来，使符合职位要求的人员对该职位产生兴趣并谋求职位的过程。不同于其他企业，健康企业招募人才除注重专业能力和技能之外，还注重招募健康意识强、生活习惯健康的人才，以保证企业整体健康水平。

（二）健康企业人力资源招募的途径

健康企业进行人力资源招募主要有两大途径。

1. 外部招募　外部招募是企业根据一定的标准和程序，从企业外部的众多候选人之中选拔符合空缺岗位工作要求的人员。企业通常采取的方式有网络招聘、校园招聘、现场招聘、猎头招聘等。

（1）网络招聘　一般包括企业在网上发布招聘信息、进行简历筛选、笔试、面试。企业通常可以通过两种方式进行网络招聘，一是在企业自身网站上发布招聘信息，搭建招聘系统；二是与专业招聘网站合作，网络招聘没有地域限制，受众人数多，覆盖面广，而且时效较长，可以在较短时间内获取大量应聘者信息，但随之而来的是其中充斥着许多虚假信息和无用信息，因此，网络招聘对简历筛选的要求比较高。

（2）校园招聘　健康企业作为知识密集型产业，对于高素质人才的需求量较大，所以，校园招聘就成为许多企业采用的一种招聘渠道。通过校园招聘的学生可塑性较强，干劲充足，但由于缺乏工作经验，需要进行一定的培训锻炼，才能真正开始工作。

（3）现场招聘　是一种企业和人才通过第三方提供的场地，进行直接面对面对话，现场完成招聘面试的一种方式。一般包括招聘会及人才市场两种方式。这种方式能让招聘者直接与人才交流，直观地展现企业的风采和实力，但往往受到主办方宣传力度的影响，求职者的数量和质量都有一定限制。

（4）猎头招聘　是指专业的猎头公司根据企业提供的人才要求，搜寻符合要求的人才，往往用于对高学历、高职位、高价位的人才的招募中。这种方式针对性强，效率高，相对应的成本也较高。

2. 内部招募　是指通过内部晋升、工作调换、工作轮换、人员重聘等方法，从企业内部人力资源储备中选拔出合适的人员补充到空缺或新增岗位的活动。

（1）**内部晋升**　指企业内部符合条件的员工从现有的岗位晋升到更高层次岗位的过程。这种方式给员工提供了晋升的机会和空间，能够调动员工的工作积极性和进取心，并且可以防止和减少人才的流失。同时，这种招募方式精确性高，从招聘的有效性和可信性来看，由于对内部员工有较充足的了解，如对该员工过去的业绩评价资料是较容易获得的，管理者对内部员工的性情、工作动机，以及发展潜能等方面也有比较客观、精确的认识，使得对内部员工的全面了解更加可靠，提高了招聘的成功率。但是这种方式也存在一定弊端，如果晋升程序不能做到公平、公正、公开，则容易引起员工之间的矛盾，不利于企业的团结。

（2）**工作调换**　也叫"平调"，是内部招聘的方式之一。是管理层在企业内部寻找合适人才的一种基本方法。这种方式能够使员工得到更多的锻炼机会，了解企业更多的业务，增加更多的技能，是培养人才的一种有效手段，常作为内部晋升前的准备。而且内部员工更了解本组织的运营模式，与从外部招募的新员工相比，他们能更快地适应新的工作。这种招募方式在选拔人才的同时，还可以省去一些不必要的培训项目，减少了企业因岗位空缺而造成的损失，降低了企业的招募成本。但与内部晋升相似，都容易滋养"团体思维"，形成小团体，不利于个人创新和企业的发展。

（3）**工作轮换**　工作轮换和工作调换有些相似，但又有些不同。如工作调换从时间上来讲往往较长，而工作轮换则通常是短期的，存在时间界限。另外，工作调换往往是单独的、临时的，而工作轮换往往是两个以上的、有计划进行的。工作轮换可以使单位内部的管理人员或普通人员有机会了解单位内部的不同工作，给那些有潜力的人员提供以后可能晋升的条件，同时也可以减少部分人员由于长期从事某项工作而带来的烦躁和厌倦等感觉。

（4）**人员重聘**　有些企业由于某些原因会有一批不在位的员工，如下岗人员、长期休假人员（如曾因病长期休假，现已康复但由于无位置还在休假），停薪留职人员等。在这些人员中，有的恰好是内部空缺需要的人员。重聘人员熟悉公司的运作流程，拥有丰富的工作经验，熟悉公司文化，能够迅速地投入工作之中。

（三）健康企业人力资源招募的程序

1. 确定招募需求　企业以其企业发展需要、人力资源规划、职位分析等作为依据，确定招募需求。

2. 制订招募计划　企业人力资源部门根据招募需求，制订适合的招募计划。内容包括招募方式、涉及地域、所需时间、投入预算等。

3. 进行招募　企业依据招募计划，确定潜在应聘者所在的目标群体，选择不同的招募方式及途径，使更多潜在应聘者了解到企业的招聘信息。

4. 甄选　企业通过初试、笔试、面试等手段，对应聘者进行了解和考核，遴选出真正符合企业发展需要的员工。

5. 录用　对甄选出来的员工进行录用。

（四）健康企业人力资源招募的原则

1. 公平公开原则　健康企业在进行招募时，应以企业的发展为出发点，对所有的应聘者一视同仁，不得人为地制造不平等的条件，让公平正义更加触手可及。客观地考量应聘者的能力，选择出最适合岗位的应聘者。

NOTE

2. 因岗配人原则 根据不同岗位所要求的能力来安排员工。不同岗位对于能力水平都有不同的要求，承担的责任和拥有的权力也不同，所以就需要企业对岗位进行精确分析，以寻求到合适的人才。

3. 全面考核原则 健康企业在进行招募时，录用前的考核应兼顾德智体等方面因素。一个人的综合素质不仅取决于他的智力水平、专业技能，还与他的人格、思想等因素密切相关。需要强调的是，由于健康企业所处行业的特殊性，所涉及的多是与人民群众健康安全息息相关的领域，在招聘中应注重对应聘者的道德素质进行测试，考查应聘者是否"德才兼备"，从而有效防范企业道德风险。此外，由于健康企业的特殊性，其在招募时会更关注候选人自身的健康状况、健康意识、健康习惯等。

4. 充分竞争原则 健康企业在招募时应通过结构化面试、心理与行为测试等多种方式，引导应聘者充分展现自身能力与素质，通过招聘中的良性竞争，使得人力部门对应聘者形成更深层次的了解，以达到优中择优的效果。

5. 量才录用原则 健康企业应遵循任人唯贤、人尽其用的原则，最大程度地将每一位录用的应聘者安排到适合的工作岗位，使其才能得到充分发挥，为企业的发展做出贡献。

6. 程序化与规范化原则 健康企业在进行人力资源招募时，必须遵循一定的标准和程序，而不是依靠个别人的好恶、印象、亲密关系来决定谁被录用。科学合理地规范员工的选拔标准和聘用程序，是健康企业招募优秀人才的重要保障。

第二节 健康企业人力资源培训与开发

一、健康企业人力资源培训

（一）健康企业人力资源培训的含义

健康企业人力资源培训是指健康企业针对企业发展和实际工作的需要，为提升员工职业能力、改进员工动机、态度、行为，使员工能够更好完成现职工作或承担更高级别的职务，而对其实施培养和训练的过程。

它是一种有组织、有目的的知识传递、技能传递、标准传递、信息传递、信念传递的管理训诫行为。任何让员工通过一定的教育训练，从而达到统一的技术规范，提升个人能力、工作能力，改善工作态度并提高工作效率的行为，都可以称之为培训。相比于其他企业，健康企业对员工的培训不仅注重技能和业务的培训，还重视员工的身心健康和鼓励他们养成健康的生活习惯。此外，健康企业的人力资源培训通常包括营养和运动健康等方面的知识，使员工能够全面了解健康生活的重要性。

（二）健康企业人力资源培训的原则

1. 双赢原则 是指健康企业在对员工进行培训时，既要有利于企业发展目标的实现，又要有利于员工自身素质能力的提高和职业生涯的发展。要将企业目标和员工个人发展目标有机结合起来，否则就容易出现参与培训员工消极对待的情况，使培训效果大打折扣。

2. 学以致用原则 健康企业在进行培训时，需讲究实效和效益，培训的付出需转化为增长的生产力，达到提升绩效的最终目的。切忌重理论而轻实践、纸上谈兵。

3. 差异化原则　健康企业在对员工的培训中，要根据企业发展的不同阶段，员工需求、个性的不同，针对不同职位不同层次的员工采取不同方式和内容的培训。差异化原则主要体现在两个层面，一是培训内容的差异。因培训的内容与员工的实际工作密切相关，培训时也应该根据员工工作能力和所处职位的不同制订不同的培训内容。二是培训人员的差异，在对员工进行培训时，因资源的有限性，应将有限的资源主要投入重要岗位、重要员工的培训之中。在不同时期、不同需求下，培训的重点也有所不同。

4. 激励原则　企业在对员工的培训中，可以建立合理有效的激励机制，更好地调动员工的积极性和主动性，提高培训的效果。这种激励可以是正向的，也可以是反向的。

5. 长期性原则　健康企业对员工的培训应是长期的、不间断的。科学技术发展迅速，知识也在不断更新，员工也必须不断学习新知识，锻炼思维，只有这样才能保证企业在未来的竞争中及时适应环境的变化并抢占先机。

（三）健康企业人力资源培训的分类

1. 按培训内容划分

（1）知识性培训　主要是对员工需要掌握的各种与现有工作相关的知识的培训。主要内容包括与员工工作密切相关的理论、技术和实践的前沿性专业知识和对员工日常工作与工作效率起基础作用的基础知识。

（2）技能性培训　是指企业对员工进行各种需要在工作中使用到的技能的培训。主要内容包括生产工具的使用、解决实际问题的能力和技巧、创新思维和能力等，还包括员工自我发展的技能，如人际交往能力。

（3）观念性培训　是指企业通过培训改善员工的工作态度，使员工与组织之间建立起互相信任的关系，增强员工对企业的归属感和责任意识。

2. 按培训形式划分

（1）职前培训　新员工在进入企业前，每一个人的工作经历、价值观点、文化背景等各不相同，对于将要担任的岗位和承担的工作职责还没有全面的认识。所以，职前培训主要是帮助员工适应新环境，对员工的工作和企业状况做正式的介绍，熟悉岗位的详细工作、企业的工作环境、工作要求，是企业对员工进行的基础性培训。

（2）在岗培训　也称任职培训、不脱产培训，是指企业为了使员工具备有效达成工作所需要的知识、技术和态度，在不脱离岗位的状况下对员工进行的培训。

（3）脱产培训　是指员工离开工作岗位专门接受培训。从时间看又分为短期脱产培训和长久脱产培训，前者是指走动工作或工作现场数日至三个月的培训，如参加短训班，参加研讨会和出国短期考察等，后者是指走动工作或工作现场三个月以上的培训，如进入教育机构进行深造。

（四）健康企业人力资源培训的方法

1. 企业自主培训　由企业人力资源部培训主管或企业各层管理人员、企业高级管理层等，根据企业人力资源战略和年度培训计划对相关人员进行培训。这种培训针对性强，效果明显。

2. 外聘讲师培训　聘请专业的培训老师，针对某一具体的内容给企业相关人员进行培训。这种培训专业性、技术性强，需要企业投入时间和精力进行转化。

3. 与专业培训机构合作　与专业的培训机构长期合作，形成互动机制，由双方根据企业情况，制订具体培训计划，由专业的培训老师对企业相关人员进行培训。

4. 外培　将企业需要培训的人员送出去，接受专业培训机构和院校进行深造学习。这种培训系统性强，重点是知识和理念学习，适合高层管理人员和企业重点培养的员工。

（五）健康企业人力资源培训的意义

1. 吸引并留住人才　企业重视培训能够吸引优秀人才的加盟，因为培训不仅是企业发展的需要，更是人才自身发展的需要。而培训是留住人才的重要手段。企业的每个发展阶段都有企业最需要的人才和相应的岗位，企业只有通过持续不断地培训员工的工作技能，提升员工的个人综合素质，使其才能得到显著的提升，为企业的高速发展做出他们应有的贡献。

2. 提高企业经营效益　员工个人工作能力提升而带来的个人绩效的提升是企业绩效提升的前提和基础，企业对员工进行有效的培训，能够提升员工的工作能力、工作态度和综合素质，提高个人绩效，继而带动整个企业效益的提升。

3. 培养积极的企业文化　企业文化是一家企业的重要组成部分，是企业的"无形之骨"。一方面，在培训中融入企业文化，能够加强员工对企业文化的了解和认同，增强员工对企业的归属感和责任感。另一方面，积极有效的培训本身也能营造一种学习型、向上的企业氛围，对于营造优秀的企业文化有着不可忽视的作用。

4. 促进员工的个人发展　在现代企业中，员工的工作目的很大程度上是为了"高级"需求——自我价值实现。培训不断教给员工新的知识与技能，使其能适应或接受具有挑战性的工作与任务，实现自我成长和自我价值，这不仅使员工在物质上得到满足，还使员工在精神上获得成就感。

5. 增强企业的竞争优势　在信息时代之中，知识更新换代的速度非常快。尤其在知识密集型的健康产业，谁能掌握最新知识，谁就能在竞争中掌握先机。而培训是使员工提升学习能力，更新知识储备的最佳途径。培训还能使企业拥有高质量的人才队伍，建立人才优势。

二、健康企业人力资源开发

（一）健康企业人力资源开发的含义

人力资源开发是指一个企业或组织团体在现有的人力资源基础上，依据企业战略目标、组织结构变化，对人力资源进行调查、分析、规划、调整，提高组织或团体现有的人力资源管理水平，使人力资源管理效率更高，为企业创造更大的价值。

（二）健康企业人力资源开发的过程

人力资源开发过程包括企业从了解人力资源需求状况开始，到选择合理的开发目标，最后与员工共同为达到目标而采取行动等一系列措施。区别于关注当下绩效提升的人力资源培训，人力资源开发更加强调的是以未来发展为导向，制订一个长效的教育或学习计划，帮助员工实现自我成长，同时也更加要求员工的积极性和自主性。人力资源开发是一项复杂的系统工程。在这个过程中，员工既是开发的主体，又是被开发的客体。同时，开发过程既受到主观因素的影响，又受到客观因素的影响。

从企业的角度来看，企业为了自身的发展需要或应对组织结构的变化，产生了人力资源开发的要求，以此为起点，制订出教育和学习计划，同时引导员工制订个人开发规划，实现员工能力的提升和积极性的提高。

从员工的角度来看，员工为了自我实现和自我提升，需要了解自身能力、发展目标和企业对自身的期望目标，根据职业规划中下一阶段的目标，并结合企业长期发展需要，积极主动地进行自我开发。同时，企业也应对员工的开发活动给予必要的反馈和支持，以达到更好的效果。

（三）健康企业人力资源开发的渠道及方法

人力资源开发的渠道主要分为两大类：在职开发和脱岗开发。

1. 在职开发

（1）**工作轮换**　常用于对管理人员的培训开发中，使其在担任管理岗位前，对相关部门的工作运转情况有一个比较全面清晰的认识；有时也用于对新入职员工的开发之中，使其能够寻找到最适合自身能力和兴趣的岗位，提升人力资源的利用率。

（2）**指导实习**　是指由在岗员工对新入岗员工进行指导，使新入岗员工尽快适应新的工作岗位要求。这种方法实效性强，对于被开发员工的能力提升有较为显著和直接的效果。

（3）**实践实习**　也称行动学习，指的是在一个专门以学习为目标的背景下，以企业面临的某个具体问题为载体，员工通过对实际工作中的问题、任务、项目等进行分析和解决，从而达到开发人力资源和发展组织的目的，简单地讲，就是通过行动实践学习。

2. 脱岗开发

（1）**正规教育**　包括专门为公司雇员设计的公司外教育计划和公司内教育计划，由大学及咨询公司开设的短期课程；高级经理人员的工商管理硕士培训计划；大学课程教育计划等。

（2）**研讨会或大型学者论坛**　这种方法既进行思想、政策和程序等的交流，又对一些没有定论或答案的问题展开讨论，包括对某些未来趋势进行探讨。研讨会通常与大学或咨询公司合办。该方法既能借鉴其他公司或学者的一些最新实践模式或研究成果，也能捕捉一些有关未来走向的敏感信息。

（3）**周期性休假**　带薪休假在西方国家较为流行，一般是某种形式的志愿者计划。该方法在招募和留住人才方面起到了一定的作用，它能增进员工士气，人们因回报而愿意承担更重的工作。

（四）健康企业人力资源开发的理论

国内外学者关于人力资源的开发开展了诸多研究，此处介绍其中的几种理论。

1. 学习理论　早期的学习理论关注的是个体的学习行为，随着人力资源开发领域的不断扩展和重要性的不断加强，以及其他学科的不断发展，人们对学习的认识开始从个人层次提高到组织层次，即从整个组织的角度来设计和实施学习活动，以满足组织发展的需要。于是，关于组织学习和学习型组织的理论出现了。组织学习的理论关注的是组织系统层次上的学习，该理论认为个人层次上的学习是组织学习的必要条件，但不是充分条件。组织学习有两个层次：第一个层次是从失败和教训中学习，来修改组织所采取的行动单循环学习，第二个层次是检验和改正所采取的错误行动背后的原理和假设双循环学习。双循环学习在组织中并不多见，但却是组织提高学习能力的关键。20 世纪 90 年代，西方学者提出了学习型组织的概念。学习型组织是一种灵活、能不断适应变化、能不断自我学习和更新、充满创造力、能持续开拓未来的组织。学习型组织有五个要素：自我超越、改善心智模式、建立共同愿景、团队学习和系统思考。学习型组织能够较好地迎接一个不断变化、无法预期的未来世界。

2.绩效理论　理查德·斯旺森（1942—）首先将绩效概念引入人力资源开发理论。他认为人力资源开发就是一个通过雇员的能力来提高组织绩效的过程。绩效理论的出现，标志着人力资源开发从以学习为中心转移到以绩效为中心。这个转变意义重大，因为在实际中人力资源开发虽然为组织提供了很多服务，但是这些服务并不都是以提高绩效为中心的。为提高人力资源开发对于组织的战略价值，以及在组织中的地位和可视性，人力资源开发必须为实现组织目标做出贡献，必须围绕组织中关键的效绩要求来开展工作。人力资源开发的基本目的是学习还是效绩，至今在美国的学术界还是一个争论热点。根据绩效理论，绩效有三个层次：个人、群体和组织。以下六个因素影响着绩效的提高：动机和期望，雇员对组织的看法；技能和知识；资源、工具和环境；个人的能力；数据和信息、效绩的标准和反馈；激励、奖励和结果。把绩效理论和系统理论相结合，就出现了"高绩效工作系统"的概念，这是当今人力资源、组织行为和管理领域广泛谈论的话题。高绩效工作系统是指这样一种组织构建，这种构建能把工作、人员、技术和信息进行最优组合从而产生最高绩效，即能够对消费者需求、环境变化和机会做出有效的反应。把绩效理论和系统理论相结合，还能够在不同层次上对绩效的缺陷和问题做出诊断和分析。

3.知识管理理论　随着知识生产、分配和使用的发展，知识已取代传统的土地、自然资源、资本和劳动力成为推动经济增长的主导力量，如何对知识的获取、分配、使用和创造进行管理，就成为人力资源开发的核心课题。知识管理就是运用集体的智慧提高应变和创新能力。知识管理的目标是实现知识共享。知识管理的基本原则：员工比资产更重要；员工身上的专业能力与技术是最有价值的组织资产。知识管理理论要求我们在人力资源开发的过程中，重视对知识的生产、分配、创造和使用的管理，要求将整个政府、各种组织的运作过程建立在知识生产、创新和使用的基础之上，将知识作为整个社会的核心资产进行管理，使知识资产、知识产权、智慧、操作知识等生产要素成为国家和组织的核心资本。同时，我们要改变只重视知识的使用，而忽视知识的获取、共享和创造的传统观念，重视知识与知识之间的相互沟通、相互融合，重视人才自主的创造和发展，为知识创造建立良好的环境。

第三节　健康企业人力资源绩效管理

一、绩效管理概述

（一）绩效管理的相关概念

1.绩效　绩效分为组织绩效和个人绩效。组织绩效指的是健康企业的整体绩效，即企业组织在一段时间内任务的数量、质量、效率等方面的完成情况，是否达到预期产出目标。个人绩效是指健康企业员工在完成工作目标与任务时所表现出来的且可被评估的能力、态度、行为与业绩。个人绩效是组织绩效的基础，组织绩效是通过个人绩效实现的。

2.绩效考评　也称为绩效考核、绩效评估，是由健康企业根据工作目标或制定的标准，采用科学的考评方法，收集绩效相关信息，对员工在绩效考核期内的工作表现、工作成果、职责履行情况进行系统性、概括性的评价，并将考评结果反馈给员工的过程。

3. 绩效管理　是指立足于企业战略目标，确保员工的工作活动和产出与企业目标相一致，由企业管理者与员工进行持续沟通，为员工提供必要的支持与指导，改进员工行为，改善员工绩效水平的过程。一个完整的绩效管理系统应包括绩效计划、绩效实施、绩效考评、绩效反馈，以及绩效结果应用等一系列连续的活动。

（二）绩效管理与绩效考评的联系与区别

1. 绩效管理与绩效考评的联系　绩效考评是绩效管理的重要环节，为绩效管理的实施提供基础与前提；绩效管理是绩效考评的支撑，有效的绩效考评依托于绩效管理活动的顺利开展。

2. 绩效管理与绩效考评的区别　①管理过程不同：绩效管理是从企业战略层面对绩效进行整体把控，伴随管理活动的全过程，是一个完整的管理系统；绩效考评是对员工个人或部门的绩效进行评价，是管理过程中的局部环节和手段。②关注重点不同：绩效管理具有前瞻性，关注未来的绩效与长远的发展；绩效考评则着眼于过去的绩效和成果。③参与方式不同：绩效管理重视双向沟通，尤其注重事前沟通与承诺，使管理者与员工形成一种友好的合作关系；绩效考评偏向单向沟通，强调事后判断评价，管理者与员工之间是命令和从属的关系。

二、绩效管理的基本流程

绩效管理是人力资源管理系统中的关键部分，同时本身也是一个完整的闭环控制系统，包括绩效计划、绩效实施、绩效考评、绩效反馈和绩效考评结果应用五个环节。

（一）绩效计划

绩效计划是绩效管理的初始环节，由管理者与员工双方共同讨论，确定绩效考核期内员工要达到的绩效目标和绩效标准的过程。绩效计划确定了绩效管理的方向，是员工开展工作的指南。

制定绩效计划一般分为准备、沟通和确认三个阶段。准备阶段是保证绩效计划合理有效的基础，在准备阶段，管理者与员工双方必须明确企业的战略目标和发展规划，然后将企业整体目标分解落实为部门目标，结合员工的工作职责和上一绩效周期的绩效考评结果，确定员工本绩效周期的绩效目标。在沟通阶段，管理者与员工进行充分的交流，建立绩效评价指标体系，确定关键指标和权重，制定衡量标准，了解员工在达到绩效标准的过程中可能遇到的困难与障碍，为员工提供必要的资源与帮助，以保证绩效目标的实现。经过周密的准备和充分的沟通之后，双方达成共识、统一目标，形成绩效计划，并确认签字。

（二）绩效实施

绩效计划制定完成后，就进入绩效实施环节。在本环节，员工按照签订的绩效计划开展工作，管理者对员工进行工作监督与指导，广泛收集员工绩效表现的信息，对已经或可能出现的问题予以解决，保证绩效目标的实现。在这个环节主要包括三项任务，分别是持续的绩效沟通、积极的绩效指导与全面的绩效信息收集。

绩效沟通要求管理者与员工建立良好的关系，与员工就工作的进展情况保持持续的、充分的沟通，可以采用书面报告、会议沟通、一对一面谈等正式沟通的方式，也可以选择走动式沟通、工作间歇交流或集体团队活动等开放灵活的非正式沟通方式。

绩效指导是由管理者给予员工适当建议，发现问题与障碍时向员工提供支持，帮助员工进行职业生涯规划，将员工自身发展与绩效提升紧密融合，合力提升绩效水平的过程。

绩效信息收集必须基于事实，避免主观臆断，进行全面、客观、准确的记录和整理，为绩效考评提供依据，也为人事决策提供参考。

（三）绩效考评

绩效考评是绩效管理的核心环节，可以对员工的工作起到督促作用，进而推动企业整体绩效水平提升。在这一阶段，由企业选择合适的考评主体，采用科学的方法，对绩效期内员工的产出结果和行为表现做出评定。

绩效考评的主体，主要包括被考评者的直接上级、直接下属、同事、本人和客户（服务对象）。这些主体从不同角度对被考评员工进行评价，各具优势，其中上级、下属、同事与被考评者接触较多，了解其工作内容、工作表现，评价比较全面深入；员工自我评估可以更深刻地进行自我认识与剖析，有助于提高员工参与意识；客户（服务对象）不容易受到人为因素干扰，评价更加客观真实。

关于绩效考评的内容，是由考评的目的所决定的，通常集中于工作业绩、工作能力、工作潜力、工作态度和工作行为五个方面。

绩效考评的周期长短不一，一般与企业的实际情况、考评的工作量、被考核者的工作性质、报酬发放周期等因素有关，可以分为月度、季度、半年度和年度，也可以以某项任务完成时间为周期。切忌考评过于频繁，不仅会增加考评人员工作量，也会使员工过于关注考评，忽略绩效；考评周期也不可以过长，以免无法及时对员工进行监控评价，不利于工作的改进。

（四）绩效反馈

绩效反馈是绩效考评的接续环节，在绩效考评结束后，管理者将考评结果告知员工，指出不良绩效，并对绩效进行归因分析，双方一起探讨在下一考评周期如何改进绩效。绩效反馈对绩效管理起着非常重要的作用，通过绩效反馈可以赋予员工知情权，让其及时了解考评结果；帮助员工检视自身问题，为改善绩效提供依据；同时也提供了一个良好的双向沟通机会，可以了解员工工作的实际情况和困难，向员工承诺企业能够提供的帮助，传递企业对员工的期望，在此基础上双方讨论协商下一周期绩效目标，并制定绩效改进计划。

绩效面谈是绩效反馈最重要的实现手段，为了保证绩效面谈的效果，需要注意以下几点：①明确谈话目的。向员工说明面谈的目的，让员工不要存在紧张或抗拒的心理，保证绩效面谈顺利进行。②谈话内容要具体。谈话内容不能是抽象的、泛泛的一般性概述，要有针对性，并且用客观数据和具体事实等支持绩效结论。③对事不对人。面谈焦点集中在绩效，关注问题解决，而不是员工个人的性格特征。避免直接批评员工，更不能贬低攻击员工，多肯定、多鼓励，形成友善信任的面谈氛围。

（五）绩效考评结果应用

绩效考评结果应用是绩效管理系统中不可或缺的一项工作，是对前几个环节的深化与延续。绩效考评结果能否被有效应用，不仅影响绩效管理工作的顺利进行，还会影响人力资源管理其他环节工作的开展。

绩效考评结果主要应用于两个方面，一是根据绩效评价结果进行绩效诊断，找出工作中存在的问题和差距，确定绩效改进的内容与措施，为制定绩效改进计划奠定基础；二是绩效考评结果比较客观公正地显示了员工的工作表现、对企业的贡献程度、与岗位的适配程度，可以为员工职位变动、薪酬调整、招聘选拔、培训发展等人力资源管理工作提供依据。

三、绩效考评的方法

绩效考评方法是实施绩效考评的具体手段与支撑，会直接影响绩效考评结果。绩效考评方法多种多样，不同的方法适用条件不同，科学地选择绩效考评方法，可以保证考评结果的合理性与准确性。常用的绩效考评方法包括下列几种。

（一）比较法

比较法是通过员工之间绩效的相互比较，对员工进行排序，从而确定员工的等级和名次。

1. 排序法　是根据某一评价维度，将考评对象的绩效表现按照优劣程度进行排序。由于对比实施的过程不同，排序法又分为简单排序法和交替排序法。简单排序法是按照员工绩效表现从好到差依次进行排列。交替排序法是首先挑选出表现最好的和最差的，分别作为第一名和最后一名，然后在余下的员工中再选择出最好的和最差的，作为第二名和倒数第二名，以此类推，直到将所有员工排列完毕，最终得到所有员工的排名。

2. 配对比较法　是依据考评要素将所有被考评的员工进行一一比较，绩效优者记为"+"，绩效差者记为"−"，然后核算每一名员工的正负号数量，进行排序（表 7-1）。

表 7-1　配对比较绩效考评表

对比人	A	B	C	D	E	得分	排序
A		+	−	+	+	3	二
B	−		−		+	1	四
C	+	+		+	+	4	一
D	−	+			+	2	三
E	−	−	−	−		0	五

3. 强制分布法　就是遵循正态分布规律，按照预定好的评价等级和所占百分比，算出各个等级包含的人数，根据被考评员工绩效情况，把他们强制列入某一等级（表 7-2）。

表 7-2　强制分布法绩效考评表

等级（占比）	优秀（10%）	良好（20%）	一般（40%）	较差（20%）	很差（10%）
被考评员工	张某	刘某	王某	于某	高某
		李某	龙某	朱某	
			徐某		
			孙某		

（二）量表法

量表法是根据绩效考评维度列出相关行为因素清单，然后将每个因素划分成不同的等级，对每一等级赋予不同的分值，对照员工表现进行判断赋分，最后相加得到绩效总分（表 7-3）。

表7-3　员工绩效考评量表

姓名		部门		职位		
考评时间			考评分数			
考评因素		优秀 （5分）	良好 （4分）	一般 （3分）	较差 （2分）	很差 （1分）
工作任务量						
工作质量						
技能掌握情况						
工作积极性						
团队合作性						
出勤情况						
考评者意见： 考评者签名：						
员工意见： 员工签名：						

（三）关键事件法

关键事件法是记录直接影响员工绩效表现的关键性行为的一种评价方法，由负责考核的管理人员把员工在完成工作任务时所表现出来的特别优秀的行为和特别糟糕的行为记录下来，以此作为对员工评价的依据。关键事件法是用"事实"说话，应用这种方法，有几点需要注意：①所记录的事件是与绩效相关且影响突出的，既包括好的行为表现，也包括坏的行为表现，但是不包括平常的、一般的行为。②要全面记录员工工作中的关键事件，避免遗漏。③所记录的应该是客观确切的行为或事情，而不是对某种品质的评判。

（四）目标管理法

目标管理是彼得·德鲁克（PeterF．Drucker，1909—2005）于1954年在其所著的《管理实践》一书中提出的，他认为"企业的使命和任务必须转化为目标"，目标是组织的期望，是工作的指引，也是衡量个体活动有效性的标准。目标管理法实际上就是由上级与下级一起协商，将企业总目标进行分解，共同决定绩效目标，并且定期检查目标完成情况的一种管理方式。目标管理法属于结果导向型的考评方法，关注实际产出，所以在设计绩效目标时要遵循一些要点，保证绩效目标的实效性：①绩效目标要具体明确，并且员工通过努力能够实现。②绩效目标要能够量化，保证考评衡量时客观清晰。③绩效目标要及时动态调整，与社会环境、企业战略相适应。④绩效目标要与公司的战略目标、部门的任务和员工的职责相关联。

（五）平衡计分卡法

平衡计分卡法是将企业长期战略逐层分解转化为具体的绩效目标，从财务、客户、学习与成长、内部经营过程四个角度构建平衡、完善的绩效评价体系，员工通过比对各项绩效目标来规范自身行为。平衡计分卡既是一种绩效考评方法，也是一个战略管理系统，通过多维驱动，实现企业战略目标与员工个体目标的有机统一。

（六）360 度考评法

360 度考评法也被称为全方位考评法，是一种比较全面的考评方式，由与被考评员工接触较多、能够直接观察被考评员工工作表现的上级、下级、同事、员工本人、客户或服务对象等相关主体担任考评者，对被考评员工进行全方位、交叉性的考核，将不同考评主体赋予不同权重，最后进行汇总，得到被考评员工的综合绩效考评结果。

第四节　健康企业从业人员构成与职责

一、健康企业从业人员的构成

健康企业从业人员是以人的健康为核心，秉承现代健康管理理念，以维持健康、改善健康和促进健康为目的，在各类健康企业中从事产品生产、服务提供、信息传播等工作的所有人员，是推进健康企业高质量发展的根本要素和关键支撑。

由于健康企业内涵丰富，覆盖领域众多，服务范围广泛，提供产品或服务形式多样，目前对健康企业从业人员没有统一的构成分类，根据不同的标准，可进行如下划分。

（一）按照人员隶属企业的行业分类

1. 药材种植（养殖）企业从业人员　指在未经加工或用于药品配制，以及中成药加工的动植物药材原料的种植、养殖、采集的企业中，从事标准化、规范化种植或养殖的专业人员，为药材的栽培、种植与养殖提供持续性服务，保证原料的质量与产量。

2. 健康制造企业从业人员　健康制造企业指直接用于人体疾病预防、治疗、诊断，进行健康危险因素监测与干预，维护民众健康，提升健康状态的医药工业生产与食品加工企业，涵盖药品企业（包括化学药品、中药、中成药、生物药品等）、医疗器械企业（包括医疗诊断、监护及治疗设备、康复辅具、健康智能设备等）、医药衍生品企业（包括医学护肤品、营养和保健品等）和健康食品企业，在上述企业中从事生产、质检、研发、管理、销售等工作的相关人员，统称为健康制造企业从业人员。

3. 健康服务企业从业人员　健康服务企业通常是指能够提供医疗卫生、康复护理、健康管理、养生保健、健康保障、健康教育等服务，以满足广大人民群众健康需求为目的的企业、机构或组织，具体包括医疗卫生机构、医学检验中心、医学影像中心、护理机构、康复机构、健康养老机构、健康旅游机构、康体运动企业、养生保健企业，还包括健康咨询公司、商业保险机构等。在这些企业中能够为不同群体提供多层次、多元化的健康促进活动，实现服务对象心理与生理共同健康，接受过专业教育培训、具备专业知识的服务人员，均属于健康服务企业从业人员范畴。

4. 健康支撑企业从业人员　健康支撑企业包括健康环境管理企业、健康大数据企业、医药产品流通企业和医疗卫生机构建筑企业。这些企业通过治理污染与环境监测评估，对健康数据进行处理加工，对健康相关的软硬件进行开发维护，对药品及健康产品进行批发与零售，对卫生机构进行建设与修缮等途径，以间接的方式营造了良好的健康环境，进而促进全民健康水平的提升。在这些企业中围绕健康促进开展工作的各类人员，就是健康支撑企业的从业人员。

NOTE

（二）按照人员提供的服务内容分类

1. 医疗卫生服务人员　指在医院、基层医疗卫生机构、专业公共卫生机构及其他机构工作的在岗专业技术人员，包括执业（助理）医师、注册护士、药师（士）、检验技师（士）、影像技师（士）和见习医（药、护、技）师（士）等卫生专业人员。这些人员依法依规开展疾病诊断、治疗、药剂、护理、医技等活动，以减轻服务对象疾病或损伤的症状和严重程度，恢复或维持其最佳身体状态。

2. 健康管理与促进服务人员　是指以健康、亚健康、疾病群体和重点人群（妇女、儿童、老年人、残疾人、低收入群体等）为服务对象，以提高人们健康水平为目的，能够开展预防保健、健康教育、养老关爱、健康检查、康复护理、健康照料、休闲养生、心理咨询、健身培训等一系列有针对性的、适宜服务的相关人员。这些人员帮助服务对象实现生理、心理与社会适应上的完好状态。具体包括健康教育与知识普及人员、健康体检人员、营养师、养老护理员、按摩师、母婴护理员、康复治疗师、健身教练、心理咨询师等。

3. 健康保险保障服务人员　指的是承担健康保障委托管理服务等与健康有关的保险服务的从业人员。这些人员除提供基本医疗保障服务、城乡居民大病保险服务、补充医疗保障服务、工伤和生育保险服务等一般健康保障服务外，还会根据服务对象的不同需求，提供不同类型的商业健康保险服务，并根据健康原因导致的损失进行补偿给付。主要包括健康保险管理人员、健康保险营销人员等。

4. 相关健康服务人员　是指其他与健康相关的服务行业的从业人员，涉及药品、医疗用品及器材、营养保健品、体育用品等各类健康产品批发与零售，健康设备和用品租赁，健康类图书、报刊、音像制品印刷与出版，健康产品仓储与配送，医疗仪器设备修理与维护，智慧服务平台开发与建设等领域，包含经营销售、出版发行、快递物流、市场调查、工程技术、法律服务等系列岗位的工作人员。

（三）按照人员从事的岗位性质分类

1. 卫生技术人员　指在医疗卫生机构、护理机构、康复机构、疗养院、健康体检中心等卫生保健机构中，具有专业知识、技能和经验，能够直接为服务对象个体实施疾病诊断控制、康复医疗、预防接种、健康照护、健康体检，开展健康风险评估，实施健康干预，提供保健调理、健康教育与咨询等服务的专业人员。

2. 研发人员　是指为了满足广大社会民众的健康需求和企业自身发展需要，研制、设计、开发新产品、新技术、新服务并进行应用实施，或对现有产品、服务进行工艺革新、功能改进、服务延伸的知识型人才，是健康企业发展的核心组成人员。

3. 生产人员　是能够严格遵照企业产品质量控制体系与技术标准，按照生产工序操作规程，负责医药、医学设备、保健用品等相关产品的标准化配制、生产与制造，有效保证产品质量的技术型人员。

4. 管理人员　是指在各类健康企业中从事党政、人事、财务、科教、后勤、安全保卫等行政管理工作，担负领导职责或具体管理任务的工作人员，他们能够编制各项规章制度和业务计划，并做好各个部门、各项工作的综合协调，为企业正常运转提供保障。

5. 销售人员　是能够把握市场动态与市场信息，根据企业发展方向和产品（服务）经营策略，开展企业市场推广的工作人员，他们立足企业产品（服务）概念与作用，向有需求的对象推荐本企业的产品或服务，不断扩大产品受众人群覆盖率，塑造企业品牌形象。

6. 采购人员 是指为了满足企业生产经营需要，严格按照采购计划，履行采购程序，组织采购工作实施的相关人员，他们负责采购计划制订、审核、洽谈、筛选、购买、接收、清点、检验与入库等内容，保证企业生产与服务所需物资得到及时供应。

7. 仓储人员 是具备现代仓储基本知识与技术，能够熟练使用仓储设备与工具，规范化完成物品接收、盘点、入库、分拣、整合、储存、搬运、出库等任务，做好物品与材料的妥善保管与存放的工作人员。这些人员对有特殊保管要求的物品，能够按照其物理、化学、生物特性及法律规定实施专门管理。

8. 信息技术人员 包括"互联网＋"健康服务人员和信息技术服务人员两类。"互联网＋"健康服务人员主要面向服务人群，利用互联网、手机 App 等现代通信设备提供线上健康咨询、健康科普、健康数据检索等信息服务，开展预约挂号、在线问诊、就医导航、产品销售等互联网活动。信息技术服务人员主要面向健康企业，负责对健康数据处理、存储与加工，负责健康相关应用软件系统的开发，承担网络与软硬件的运行维护等事宜，为健康企业开展工作夯实信息化基础。

二、健康企业从业人员的特征

健康企业从业人员与其他类型企业的从业人员相比，具有独特、鲜明的特征。

（一）专业性

健康企业的生产经营离不开信息技术、生命科学、生物工程等高新技术的支持，其产品与服务具有较高的技术附加值。由于技术含量高、服务难度大，因此从事生产、研发、服务等各项工作的人员必须具备专业知识技能与经验，并不断拓展认识的广度和深度，才能胜任这类具有高度专业性的工作。

（二）持续性

由于疾病的复杂性、服务对象个人机体状态的差异性、健康服务的多样性，要求健康企业在岗人员坚持守正创新，持续学习，紧跟时代步伐，顺应时代发展，不断进行知识更新，积累实践经验，提高技能水平，革新技术工艺，才能更好地胜任工作岗位，满足广大群众多元化、多层次、全生命周期的健康需求。

（三）社会性

健康企业与公众利益密切相关，承担着巨大的社会责任。健康企业从业人员提供与预防、医疗、保健、康复等相关的健康产品、技术、服务，这些直接关系人的生命与健康，也会影响社会稳定与经济可持续发展，所以必须严把质量与效果关，提升全民健康水平，实现经济效益与社会效益有机统一。

三、不同岗位人员的工作职责

（一）卫生技术人员的工作职责

1. 与服务对象进行良好的沟通，根据服务对象的病症与表现，通过医学服务技能进行疾病的筛查、检验、检查与诊断，利用临床医疗、药物等手段治疗、缓解病症，达到使服务对象恢复健康的目的。

2.测量服务对象的机体功能状态，判断对象个体的健康水平，收集健康信息，开展健康监测，进行风险评估，采取健康干预，并实施效果评价。

3.运用中医药技术疗法，进行体质辨识，辨证地开展疾病预防、保养身心、康复调理、增进健康等服务。

4.为需要照护的对象提供以减轻疼痛、改善健康状况为目的的专业化照顾与护理服务。

5.向服务对象提供医药、医疗、康复养生、心理健康、营养健康、体育运动等与健康有关的专业咨询与教育科普服务。

（二）研发人员的工作职责

1.根据市场需求构思并确定新产品、新技术或新服务，制定研发计划，并进行可行性分析论证。

2.确定新产品、新技术或新服务的研发方案、实施流程和所需资源设备与工艺技术，并执行、测试与检验方案，及时对其进行修改与优化。

3.与物资供应部门、生产部门进行资源材料、工艺技术与设备操作对接，并开展相关核查工作。

4.将新产品、新技术或新服务投放市场，全面监测，收集反馈信息，对产品使用或服务提供过程中出现的问题进行调整，持续提升服务对象满意度。

5.不侵占他人知识产权成果，保障本企业研发项目的自主知识产权。

（三）生产人员的工作职责

1.严格按照生产流程和操作规程，熟练使用生产仪器设备，从事药品、医疗用品、健康食品及器材等健康相关产品的生产活动，保证健康相关产品的标准化与高质量。

2.根据生产情况进行材料、设备的调拨与分配，提高生产效率，控制生产成本。

3.做好生产器械与设备保养、修配与维护，处理生产器械与设备折旧、报损、报废事宜。

4.保证安全生产，消除安全隐患，避免生产安全事故。

（四）管理人员的工作职责

1.编制人事、财务、科教、后勤、安全保卫等各项规章制度，并组织实施，监督检查落实情况。

2.协同企业各部门开展财务分析工作，负责企业日常财务处理，做好资金筹措、预算、运转、使用和预警等工作，保证企业资产供应与安全。

3.负责企业后勤保障、固定资产管理、对外接待往来、环境卫生、安全保卫等行政性事务，为其他工作有序开展奠定基础。

4.根据企业发展战略制定人力资源规划，进行人力资源管理，编写岗位说明书，组织人员招聘选拔、培训开发、绩效考核，制定具有竞争力的薪酬福利政策，保障员工职业健康，妥善处理劳动关系。

（五）销售人员的工作职责

1.根据企业发展战略及企业产品（服务）特点制定运营方案，不断开拓业务、开发市场，拓宽渠道与平台，完成销售计划与目标，提高市场占有率。

2.开发、对接、服务目标群体，建立良好的客户关系，开展商务洽谈、合同签订、售后反馈等工作，完善客户服务管理体系。

3.挖掘与把握目标群体需求，设计、策划、执行各类宣传推广活动，不断提升用户感知，扩大企业影响力。

4.关注和分析本企业自有产品与服务，定期对服务对象和竞争对手进行分析总结，持续优化业务实施过程。

（六）采购人员的工作职责

1.根据企业生产经营与服务目标，制订企业物资供应计划，实时掌握现有库存数量，监控物资库存周转，做好协调，确保所需物资的及时供应。

2.进行市场调研和价格分析，开拓供应渠道，选定供应商，与供应商进行洽谈，签订合同，并建立良好的供应关系，保证供应渠道合法、采购物资质优、交易价格合理，对不合格供应商及时进行处理与剔除。

3.督促供应商的供货情况，会同仓储等部门人员对采购物资进行清点与查验，验收合格后办理入库，若发现问题及时联系供应商，按合同规定进行相应处理。

（七）仓储人员的工作职责

1.统筹部署储存物资，做好仓储工作计划，合理规划仓位，布置并使用仓储设施设备。

2.负责物资入库、配送、出库等日常管理工作，做好入库物资的安置、在库物资的保存盘点，能够及时提供完整、准确的库存动态信息，保证账、物相符。

3.掌握所存物资现状，保证各类型物资在库安全有序，部署做好防火、防水、防虫、防霉、防盗等安全和卫生措施，避免由于管理不当造成损坏、变质、丢失等问题。

（八）信息技术人员的工作职责

1.负责信息化平台、应用软件、运营系统的开发与建设，运维工具的搭建与优化，进行应用监控与维护，保证平台、软件及系统的平稳运行与网络安全，遇到问题与故障能够及时诊断处理，排除故障。

2.利用互联网服务平台、智能移动终端等通信技术，为居民提供健康咨询、健康科普等健康信息服务，提供预约挂号、线上诊疗、远程医疗、健康监测等移动互联健康服务。

3.运用信息技术对健康数据收集、处理与存储，利用云平台进行大数据处理、云存储、云计算、云加工。

知识拓展

健康管理师

　　健康管理师是指从事个体或群体健康的监测、分析、评估，以及健康咨询、指导和健康危险因素干预等工作的专业人员，是2005年10月劳动和社会保障部第四批正式发布的11个新职业之一。同年，劳动和社会保障部办公厅发布《关于同意将医疗救护员等2个新职业纳入卫生行业特有职业范围的函》，将健康管理师纳入卫生行业特有职业范围。2007年，劳动和社会保障部、卫生部组织专家制定了《健康管理师国家职业标准》。2017年9月，健康管理师被正式纳入国家职业资格目录。根据人社部发布的《关于做好水平评价类技能人员职业资格退出目录有关工作的通知》，2021年起，健康管理师改为职业技能等级认定，不再是国家统一考试，而是由有鉴定资质的认证机构负责认定。

　　健康管理师共设三个等级，分别为三级健康管理师、二级健康管理师和一级健康管理师，通过职业技能等级认定后，颁发相应的职业技能等级证书。

本章小结

　　本章从健康企业人力资源管理的各个环节出发，介绍了健康企业人力资源规划、招募、培训、开发的概念、特点、原则、方法、意义等。接着，基于健康企业特点，介绍了健康企业人力资源绩效管理的计划、实施、反馈等环节，以及绩效管理的几种常用方法。此外，还阐述了健康企业从业人员的构成，以及不同从业人员的职责。同时，本章还介绍了人力资源开发的几种常见理论。

思考题

1. 健康企业人力资源管理包括哪些环节？
2. 健康人力资源培训有哪些常用方法？
3. 为保证绩效管理的实效性，应该按照什么流程开展绩效管理工作？
4. 健康企业从业人员和其他类型企业的从业人员相比，有何独特的特征表现？

第八章　健康企业财务管理

【学习要求】

1. 掌握健康企业财务管理的内涵及相关概念。

2. 熟悉对健康企业进行财务分析的指标和方法、健康企业筹资的渠道与方式，以及健康企业筹资管理与投资管理的基本要求。

3. 了解健康企业存货与固定资产的管理与控制方法。

案例导入

引领中医药行业高质量发展

随着国家对中医药事业创新发展的加速推进，中医药服务水平与效能不断增强，与此同时，中医药凭借其独特的理念思路和方法在抗击疫情中发挥了重要作用，显示出良好的临床疗效。BYS 作为中医药健康领域的龙头企业，已完成生物医药健康产业的全产业链布局，形成大南药、大健康、大商业、大医疗四大业务板块，在糖尿病、心脑血管、抗菌消炎、清热解毒、肠外营养、止咳镇咳、跌打镇痛、风湿骨痛、妇科及儿童用药、滋补保健等领域形成齐全的品种系列；2022 年度，集团实现营业收入人民币 707.88 亿元，同比增长 2.57%；利润总额为人民币 50.4 亿元，同比增长 6.78%；归属母公司股东的净利润为人民币 39.67 亿元，同比增长 6.63%。研发投入 8.19 亿元，总资产高达 746.65 亿元。

价值创造将是未来各个行业发展的创新点、驱动力，倒逼财务工作具备创新思维、方法和手段，倒逼企业成为一个价值创造的组织，让企业在同样资源配置下，变得更加成熟和卓越。

数据来源：BYS 集团 2022 年度财务报告。

财务管理是一切管理活动的共同基础，是企业内部管理的中枢。企业的中心目标就是围绕着如何以较小的消耗取得尽量大的经济效益，加强财务管理，能够促进企业节约成本、控制费用、降低消耗；通过资金的筹集调度，合理运用资金，提高资金的使用效率，防止资金的浪费；通过对存货的管理，优化库存结构，减少存货积压，做到经济库存；通过价格的拉动，增加企业的收入。因此，充分发挥财务管理的龙头作用，就能更加有效地提高经济效益。

随着我国经济实力和人民生活水平的提高，人口老龄化现象的出现，以及自我健康意识的增强，围绕大健康行业衍生出了一系列产品、服务等新的领域，自 2000 年我国成立第一批健康管理企业以来，经过 20 多年的发展，目前已经形成了大健康产业五大基本群体：以医疗服务机构为主体的医疗产业，以药品、医疗器械、医疗耗材产销为主体的医药产业，以保健食品、健康产品产销为主体的保健品产业，以健康检测、咨询服务、调理康复和健康促进为主体的健康管理服务产业，以养老市场为主体的健康养老产业，逐渐形成了健康企业的行业环境背景。健康企业环境的形成，不仅对医疗行业相关企业的运营管理在战略及业务拓展等方面产生了较大影响，也对其财务管理产生了重要影响。首先，健康企业环境的形成，对医疗行业的财务管理模式提出了新的要求；其次，健康企业环境的形成，对医疗行业的财务风险防控意识产生了重要影响；最后，健康企业环境的形成，对财务管理制度的完善性和严谨性提出了新的要求。因此，加强健康企业的财务管理十分必要。

第一节   健康企业财务管理基础

一、健康企业财务管理内涵

财务管理是在一定的整体目标下，关于资产的购置（投资）、资本的融通（筹资）、经营中的现金流量（营运资金），以及利润分配的管理。财务管理是企业管理的一个组成部分，它是根据财经法规制度，按照财务管理的原则，组织财务活动、处理财务关系的一项经济管理工作。健康企业财务管理是指根据财经法规制度与原则，处理大健康领域相关企业财务活动及财务关系等一系列工作的总称。

健康企业财务活动是指以现金收支为主的企业收支活动的总称。在市场经济条件下，拥有一定数额的资金，是进行生产经营活动的必要条件。例如，企业生产经营要用资金购买厂房、设备、原材料，还要为管理人员和工人定期支付工资，要向国家缴纳税款等，这些都是资金的支出活动。此外，健康企业为经营活动筹集资金和售出生产的商品都会带来资金的流入，这些是资金的收入活动。健康企业的经营活动不断进行，也就会不断产生资金的收支。资金的收支构成了企业经济活动的一个独立方面，这便是企业的财务活动。具体可以概括为以下四个方面，即筹资引起的财务活动、投资引起的财务活动、经营引起的财务活动、利润分配引起的财务活动。这四个方面相互联系、相互依存，健康企业在经营过程中，要有计划地协调和控制好资金的收支，长期的入不敷出，企业生存将难以维系。

健康企业财务关系，是指企业在组织财务活动过程中与各有关方面发生的经济关系，包括企业同其所有者间的财务关系，企业同其债权人、债务人之间的财务关系，企业和被投资单位直接的财务关系，企业和税务机关及行政部门之间的财务关系，企业各部门和各级单位之间的财务关系（图 8-1）。

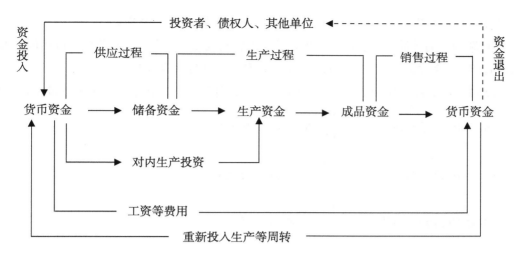

图 8-1　财务活动的内容

二、时间价值的概念

时间价值是客观存在的经济范畴。离开了时间价值因素，就无法正确计算不同时期的财务收支。时间价值的基本原理表明不同时间点上的资金不能直接比较，同时揭示了不同时间点上的资金之间的换算关系，是财务决策的基本依据。

时间价值在西方通常称为货币的时间价值，其概念并不完全统一，传统说法：即使在没有风险和没有通货膨胀的情况下，1 元钱在今天的价值也大于一年以后的价值。货币时间价值的实质是资金周转使用后的增值额，从理论上讲，相当于没有风险、没有通货膨胀条件下的社会平均资金利润率。

三、时间价值的计算

货币时间价值一般都是按照复利的方式计算。所谓复利，就是不仅本金要计算利息，利息也要计算利息，即通常所说的利滚利。资金时间价值按复利计算，是建立在资金再投资这一假设基础之上的。

（一）复利终值和现值的计算

1. 复利终值的计算　终值又称未来值，是指若干期后包括本金和利息在内的未来价值，又称本利和。

例 8-1：10 万元存入银行，年利率为 10%，从第一年到第五年，各年年末的终值可计算如下：

一年后 10 万元的终值 $=10\times(1+10\%)=11$（万元）

两年后 10 万元的终值 $=11\times(1+10\%)=10\times(1+10\%)^2=12.1$（万元）

三年后 10 万元的终值 $=12.1\times(1+10\%)=10\times(1+10\%)^3=13.31$（万元）

四年后 10 万元的终值 $=13.31\times(1+10\%)=10\times(1+10\%)^4=14.64$（万元）

五年后 10 万元的终值 $=14.64\times(1+10\%)=10\times(1+10\%)^5=16.10$（万元）

以此类推，可得出复利终值的一般计算公式：

$$FV_n = PV(1+i)^n$$

NOTE

式中，FV_n 为复利终值；PV 为复利现值；i 为利息率；n 为计息期数。

2. 复利现值的计算   复利现值是指以后年份收到或支出资金的现在价值。可用倒求本金的方法计算。由终值求现值称为折现，在折现时使用的利息率称为折现率。

例 8-2：若年利率为 10%，从第一年到第五年，各年年末的 10 万元，其现值可计算如下：

$$\text{一年后 10 万元的现值} = \frac{10}{(1+10\%)^1} = 9.09 \text{（万元）}$$

$$\text{两年后 10 万元的现值} = \frac{10}{(1+10\%)^2} = 8.26 \text{（万元）}$$

$$\text{三年后 10 万元的现值} = \frac{10}{(1+10\%)^3} = 7.51 \text{（万元）}$$

$$\text{四年后 10 万元的现值} = \frac{10}{(1+10\%)^4} = 6.83 \text{（万元）}$$

$$\text{五年后 10 万元的现值} = \frac{10}{(1+10\%)^5} = 6.21 \text{（万元）}$$

以此类推，可以得出复利现值的一般计算公式：

$$P = \frac{F_n}{(1+i)^n}$$

其中：$(1+i)^n$ 为复利终值系数，可表示为（F/P，i，n）

$\frac{1}{(1+i)^n}$ 为复利现值系数，可表示为（P/F，i，n）

在实际工作中，其数值可以查阅按不同利率和时期编成的复利终值表和复利现值表。

（二）年金终值和现值的计算

年金（annuity，简称 A）是指一定时期内每期相等金额的系列收付款项，具有定期、定额、系列三个特点。折旧、利息、租金、保险费、养老金等通常都表现为年金的形式。年金的每次资金收付发生时间各有不同。每期期末收款、付款的年金，称为普通年金（后付年金）；每期期初收款付款的年金，称为预付年金（先付年金）；距今若干期以后发生的每期期末收款、付款的年金，称为递延年金（延期年金）；无限期连续收款、付款的年金，称为永续年金。其中，后付年金是最常见的年金形式，也是其他年金形式的基础，因此，以下对后付年金终值和后付年金现值做重点介绍。

1. 后付年金终值   犹如零存整取的本利和，它是一定时期内每期期末金额收付款的复利终值之和。

例 8-3：某医院连续五年每年年末存入银行 10 万元，年利率为 10%，5 年后年金终值如图 8-2 所示。

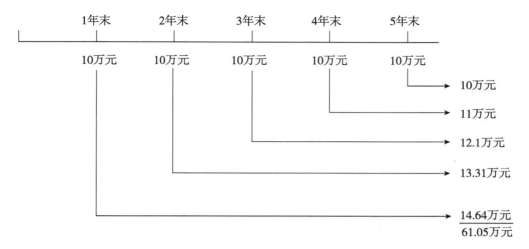

图 8-2　10 万元年金 5 年的终值

上例逐年的终值和年金终值，可计算如下：

第 1 年末 10 万元终值 $=10\times(1+10\%)^4=14.64$（万元）

第 2 年末 10 万元终值 $=10\times(1+10\%)^3=13.31$（万元）

第 3 年末 10 万元终值 $=10\times(1+10\%)^2=12.1$（万元）

第 4 年末 10 万元终值 $=10\times(1+10\%)^1=11$（万元）

第 5 年末 10 万元终值 $=10\times(1+10\%)^0=10$（万元）

10 万元年金五年的终值 $=10+11+12.1+13.31+14.64=61.05$（万元）

因此，后付年金的计算公式：

$$FA_n = A(1+i)^0 + A(1+i)^1 + A(1+i)^2 + \cdots + A(1+i)^{n-2} + A(1+i)^{n-1}$$

$$= A\sum_{t=1}^{n}(1+i)^{t-1} = A\frac{(1+i)^n - 1}{i}$$

其中：

FA_n 为年金终值；

A 为每次收付款项的金额，即年金数额；

t 为每笔收付款项的计息期数；

n 为全部年金的计息期数。

$\sum_{t=1}^{n}(1+i)^{t-1}$ 为年金终值系数或年金复利系数，通常写作（F/A，i，n）。

2. 后付年金现值　是一定期间内每期期末等额的系列收付款项的现值之和。

例 8-4：某医院预计五年内每年年底取得收益 10 万元，年利率为 10%，年金现值如图 8-3 所示。

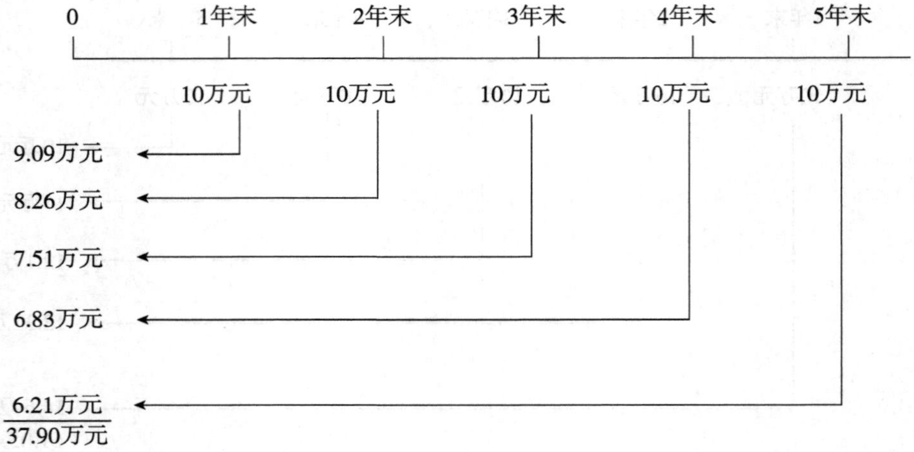

图 8-3　10 万元年金 5 年的现值

上例逐年的现值和年金现值，可计算如下：

一年后 10 万元的现值 $= \dfrac{10}{(1+10\%)^1} = 9.09$（万元）

两年后 10 万元的现值 $= \dfrac{10}{(1+10\%)^2} = 8.26$（万元）

三年后 10 万元的现值 $= \dfrac{10}{(1+10\%)^3} = 7.51$（万元）

四年后 10 万元的现值 $= \dfrac{10}{(1+10\%)^4} = 6.83$（万元）

五年后 10 万元的现值 $= \dfrac{10}{(1+10\%)^5} = 6.21$（万元）

10 万元年金 5 年的现值 $=9.09+8.26+7.51+6.83+6.21=37.9$（万元）

年金现值的一般计算公式：

$$PA_n = A\frac{1}{(1+i)^1} + A\frac{1}{(1+i)^2} + \cdots + A\frac{1}{(1+i)^{n-1}} + A\frac{1}{(1+i)^n}$$

$$= A\sum_{t=1}^{n}\frac{1}{(1+i)^t} = A\frac{1-(1+i)^{-n}}{i}$$

$\sum\limits_{t=1}^{n}\dfrac{1}{(1+i)^t}$ 为年金现值系数或年金贴现系数，可简写为（P/A，i，n）

那么后付年金现值的计算公式可写为：

$$PA_n = A \times（P/A，i，n）$$

上式中，年金终值系数和年金现值系数即（F/A，i，n）和（P/A，i，n）的数值可以查阅年金终值表和年金现值表获得。

四、风险报酬

（一）风险报酬的概念

风险（risk）是指一定条件下和一定时期内可能发生的各种结果的变动程度。健康企业的一项经济活动有多种可能的结果，其将来的财务后果是不确定的，存在一定风险。企业的财务决策，几乎都是在存在风险和不确定性的情况下做出的。离开了风险，就无法正确评价企业报酬的高低。风险是客观存在的，按风险的程度，可以把企业财务决策分为三种类型。

1. 确定性决策　决策者对未来的情况是完全确定的或已知的决策，称为确定性决策。例如，无论个人或是健康企业购买国库券，到期得到的收益几乎是确定的，因此，投资国库券的决策就是确定性决策。

2. 风险性决策　决策者对未来的情况不能完全确定，但它们出现概率的具体分布是已知的或可以估计的，这种情况下的决策称为风险性决策。

3. 不确定性决策　决策者对未来的情况不仅不能完全确定，而且对其可能出现的概率也不清楚，这种情况下的决策称为不确定性决策。从理论上来讲，不确定性是无法计量的，但在财务管理中，通常为不确定性规定一些主观概率，以便进行定量分析。不确定性决策确定主观概率以后，与风险性决策就十分近似了。因此，在健康企业财务管理中，对风险与不确定性并不做严格区分。

一般而言，投资者都力求回避风险，之所以有人进行风险性投资，是因为风险投资可以得到额外的报酬——风险报酬。所谓风险报酬，是指投资者因为冒风险进行投资而获得的超过时间价值的那部分报酬。

风险报酬有两种表示方法：风险报酬额和风险报酬率。但在财务管理中，风险报酬通常用相对数——风险报酬率来计算。在实际工作中，对两者并不严格区分，通常以相对数——风险收益率进行计量。在不考虑物价变动的情况下，投资收益率（即投资收益额对于投资额的比率）包括两部分：一部分是资金时间价值，它是在没有投资风险情况下得到收益，即无风险投资收益率；另一部分是风险价值，即风险投资收益率。其关系是：

投资收益率 = 无风险投资收益率 + 风险投资收益率

（二）风险与报酬的权衡

风险和报酬是一种对称关系，它要求等量风险带来等量报酬，即风险报酬均衡。简单来说，就是高风险要求高报酬，低风险只能获得低报酬。根据风险报酬均衡原则进行财务管理运作的一般目标：在一定的风险下，使收益达到较高的水平，或在收益一定的情况下，将风险维持在较低的水平。

第二节　健康企业财务分析

一、财务分析概念及作用

财务分析是依据企业生产经营活动与财务管理活动的内在关系，以健康企业财务报表和其他资料为依据，采用专门的技术和方法，系统分析和评价企业过去和现在的财务状况与变动趋势。财务分析的概念有狭义和广义之分。狭义的财务分析即财务报表分析，是指以企业财务报表为主要依据，对企业的财务状况、经营成果、现金流量等进行分析与评价，为企业未来的财务决策和财务计划提供重要依据。广义的财务分析是在财务报表分析的基础上，结合公司概况分析、企业优势分析、企业发展前景分析，以及证券市场分析等，总结企业的财务状况，发现企业的财务问题，并对引发财务问题的经营相关因素与财务决策的合理性做出判断。财务报表分析是财务分析的基础，本节主要以财务报表分析为重点进行阐述。

财务报表是对企业财务状况、经营成果、现金流量的结构性表述，其组成主要应包括：资产负债表、利润表、现金流量表、所有者权益变动表和附注。资产负债表反映企业在某一时点的财务状况；利润表反映企业在一定会计期间的经营成果；现金流量表反映企业在一定会计期间的现金及现金等价物流入和流出情况的财务报表；所有者权益变动表反映构成所有者权益各组成部分的增减变化情况；附注是对上述报表中列示项目的文字描述或明细资料，以及未能在这些报表中列示项目的说明。为了便于后面的分析，下面列示了经过简化处理的某健康企业的两张基本财务报表，见表 8-1 和表 8-2。

健康企业进行财务分析的作用是了解过去、评价当前、判断未来，这对于大健康产业背景下，健康企业行业面临较高的竞争风险和财务风险尤为必要。企业财务分析的结果与结论主要有以下两方面用途：首先，为企业管理层优化资源配置、调整经营决策、实现价值管理目标提供依据。在大健康产业背景下，医疗行业相关企业面临较高的市场竞争压力，在此情况下，进行合理的财务分析，充分利用财务管理理论中的相关成本分析和控制工具方法提升成本管控的靶向性，有效降低自身的运营管理成本，提升综合竞争力；通过财务分析，可对筹资活动和营运资金管理等实现全过程的动态监控，从而能够有效防控财务风险的发生，提升财务风险应对能力。其次，为企业外部的债权人、权益资本投资者、客户、供应商及各类中介机构等财务信息使用者提供企业财务状况与变化趋势的信息，为其对健康企业的可持续增长能力与价值增值能力提供财务判断依据。表 8-1 和表 8-2 分别为 A 医疗健康服务有限公司资产负债表及利润表。

表 8-1　A 医疗健康服务有限公司资产负债表

时间：2022 年 12 月 31 日　　　　　　　　　　　　　　　　　　　　　　　　　单位：万元

资产	年初数	年末数	负债与所有者权益	年初数	年末数
流动资产			流动负债		
货币资金	250	312.5	应付票据	400	500
交易性金融资产	350	300	应付账款	400	300
应收账款	850	750	应付职工薪酬	300	100
存货	650	850	流动负债合计	1100	900
流动资产合计	2100	2212.5	非流动负债		
非流动资产			应付债券	300	300
可供出售金融资产	100	100	长期借款	200	200

续表

资产	年初数	年末数	负债与所有者权益	年初数	年末数
固定资产	450	500	非流动负债合计	500	500
非流动资产合计	500	600	负债合计	1600	1400
			股东权益		
			股本	500	500
			资本公积	175	180
			盈余公积	175	200
			未分配利润	150	532.5
			股东权益合计	1000	1412.5
资产合计	2600	2812.5	负债和所有者权益合计	2600	2812.5

* 股面值 1 元，发行在外 1000 万股。

表 8–2　A 医疗健康服务有限公司利润表

时间：2022 年度　　　　　　　　　　　　　　　　　　　　　　　　　　　　　　单位：万元

项目	上年累计数	本年累计数
一、营业收入	4000	5000
减：营业成本	2500	3000
税金及附加	0	0
销售费用	400	500
管理费用	350	500
财务费用	250	250
资产减值损失	0	0
加：公允价值变动收益	0	0
二、营业利润	500	750
加：营业外收入	0	0
减：营业外收入	0	0
三、利润总额	500	750
减：所得税费用	125	187.5
四、净利润	375	562.5

注：A 医疗健康服务有限公司 2022 年度分配普通股股利 360 万元。公司所得税税率为 25%。

二、财务分析方法

（一）水平分析法

水平分析法又称比较分析法，指将反映公司报告期财务状况的信息（特别指财务报表信息资料）与反映公司基期或某一基准期财务状况的信息进行对比，研究公司各项经营业绩或财务状况发展变动情况的一种财务分析方法。

（二）垂直分析法

垂直分析与水平分析不同，它的基本点不是将公司报告期的分析数据直接与基期进行对比求出增减变动量和增减变动率，而是通过计算报表中各项目占总体的比重或结构，反映报表中的项目与总体的关系情况及其变动情况。

（三）趋势分析法

趋势分析法是根据公司连续几年或几个时期的分析资料，运用指数或者完成率的计算，确定分析期各有关项目的变动情况和趋势的一种会计分析方法。趋势分析法既可用于对财务报表的整体分析，即研究一定时期报表各项目的变动趋势，也可对某些主要指标的发展趋势进行分析。

趋势分析法的一般步骤：第一，计算趋势比率或指数。通常指数的计算有两种方法：一是定基指数，二是环比指数。定基指数就是各个时期的指数都是以某一固定时期为基期来计算的。环比指数则是各个时期的指数以前一期为基期来计算的。趋势分析法通常采用定基指数。第二，评价与判断。根据指数计算结果，评价与判断公司各项指标的变动趋势及其合理性。第三，预测未来的发展趋势。根据公司以前各期的变动情况，研究其变动趋势或规律，从而可预测出公司未来发展变动情况。

（四）比率分析法

比率分析法是财务分析最基本、最重要的方法。正因为如此，有人甚至将财务分析与比率分析等同起来，认为财务分析就是比率分析。比率分析法实质上是将影响财务状况的两个相关因素联系起来，通过计算比率，了解它们之间的关系，借以评价公司财务状况和经营状况的一种财务分析方法。

（五）因素分析法

因素分析法是依据分析指标与其影响因素之间的关系，按照一定的程序和方法，确定各因素对分析指标差异影响程度的一种技术方法。因素分析法是经济活动分析中最重要的方法之一，也是财务分析的方法之一。

三、判断财务指标优劣的标准

企业的财务分析总是通过一系列的财务指标来进行的。然而，计算出的财务指标必须与一定的标准进行对比，才能判断财务状况的好坏，因此，选择财务指标的判别标准便成为一个十分重要的问题。通常，判别的标准有以下几种。

（一）以经验数据为标准

经验数据是在长期的财务管理实践中总结出来的，被实践证明是比较合理的数据。经验数据有绝对标准和相对标准之分：全部收入应大于全部费用、资产总额大于负债总额，属于绝对标准，而流动比率等于 2 左右、负债比率在 50% ～ 70% 之间比较合适，则属于相对标准。

（二）以历史数据为标准

历史数据是企业在过去的财务管理工作中实际发生的一系列数据，如上年实际数据、上年同期数据、历史最好水平等。在与历史数据进行对比时，要注意剔除因物价变动、会计核算方法变更等带来的一系列不可比因素，以便合理判断企业的财务状况。

（三）以同行业数据为标准

同行业数据是指同行业有关企业在财务管理中产生的一系列数据。如同行业平均数据、本国同行业先进企业数据、国际同行业先进企业数据等。通过与同行业数据的对比，可以发现企业财务管理中存在的差距与不足，以便及时采取措施，赶超同行业先进水平。在与同行业指标对比时，也要注意指标之间的可比性。

（四）以本企业预定数据为标准

预定数据是企业以前确定的力争达到的一系列数据。企业事先确定的目标、计划、预算、定额、标准中的相关数据等都可以看作预定数据。通过与预定数据进行对比，可以发现实际数据与预定数据存在的差异，以便及时加以改进，保证预定数据能够顺利实现。

四、健康企业财务报表分析指标

（一）财务风险分析指标

反映财务风险的主要指标为偿债能力分析，它是指资产的变现能力，是衡量企业支付债务能力的重要指标。主要指标包括资产负债率、流动比率和速动比率。

1. 资产负债率 是由企业的负债总额与资产总额进行对比，反映企业全部资金中，有多大的比例是通过借债筹集而来的，是衡量企业长期偿债能力的方式。

$$资产负债率 = \frac{负债总额}{资产总额} \times 100\%$$

2. 流动比率 是由流动资产与流动负债进行对比所确定的比率，反映流动资产对流动负债的保障程度，可用来衡量企业短期偿债能力。根据西方财务管理经验，流动比率等于 2 的时候较好。流动比率太低，表明企业缺乏短期偿债能力；流动比率太高，虽然能说明短期偿债能力强，但也说明企业的现金、存货等流动资产有闲置或利用不足的现象。

$$流动比率 = \frac{流动资产}{流动负债}$$

3. 速动比率 是由速动资产和流动负债进行对比所确定的比率。在流动资产中，存货变现能力很差，所以当企业的流动资产变现时，存货极可能产生损失，用流动比率来反映偿债能力有时候会出现失误，因此，从流动资产中剔除存货去计算速动比率，可用以衡量短期偿债能力。

$$速动比率 = \frac{速动资产}{流动负债} = \frac{流动资产 - 存货}{流动负债}$$

例 8-5： 请根据表 8-1 相关资料，计算 A 医疗健康服务有限公司流动比率、速动比率、资产负债率，并分析其偿债能力。

$$流动比率 = \frac{流动资产}{流动负债} = \frac{2212.5}{900} = 2.46$$

$$速动比率 = \frac{流动资产 - 存货}{流动负债} = \frac{2212.5 - 850}{900} = 1.51$$

$$资产负债率 = \frac{负债总额}{资产总额} = \frac{1400}{2812.5} = 49.78\%$$

分析：A 医疗健康服务有限公司每 1 元的流动负债都有 2.46 的流动资产作为保障，高于经验值 2，短期偿债能力较强；其速动比率为 1.51，高于经验值 1，属于正常范围之内，同时还应该结合行业和企业的具体情况分析；在该健康企业的全部资产中，有 49.78% 来自负债，该指标需要与行业经验值比较，来判断企业的长期偿债能力。

（二）资产营运能力分析指标

营运能力分析主要反映健康类企业资本利用的情况和效果，反映医疗卫生机构的盈利能力和盈利水平。营运能力是财务目标实现的物质基础。健康企业营运能力的主要指标包括应收账款周转率、存货周转率、总资产周转率、固定资产周转率。

1. 应收账款周转率　包括应收账款周转率和应收账款天数。应收账款周转率是由一定时期内的赊销收入净额与应收账款平均余额进行对比所确定的比率。应收账款周转天数是指一定时期内（一般为 1 年）应收账款收回的平均天数。

$$应收账款率 = \frac{赊销收入净额}{应收账款平均余额}$$

$$应收账款周转天数 = \frac{360天}{应收账款周转率} = \frac{应收账款平均余额 \times 360天}{赊销收入净额}$$

2. 存货周转率　是由营业成本与存货平均余额进行对比确定的比率。有存货周转率和存货周转天数两种表示方法。正常情况下，一定时期内存货周转次数越多，存货周转天数越少，说明存货周转越快，存货利用效果好。但是，存货周转过快，也可能说明企业管理方面出现问题，比如经常短缺、采购过于频繁等。在实际工作中，应结合销售、管理等各项政策进行分析。

$$存货周转率 = \frac{营业成本}{存货平均余额}$$

$$存货周转天数 = \frac{360天}{存货周转率} = \frac{存货平均余额 \times 360天}{营业成本}$$

$$其中：存货平均余额 = \frac{期初存货余额 + 清末存货余额}{2}$$

3. 总资产周转率　是由营业收入与资产平均总额进行对比所确定的比率。其计算公式：

$$总资产周转率 = \frac{营业收入}{资产平均总额}$$

其中：

$$资产平均总额 = \frac{期初资产总额 + 期末资产总额}{2}$$

4. 固定资产周转率 是由企业的营业收入与固定资产平均净值进行对比所确定的比率。其计算公式：

$$固定资产周转率 = \frac{营业收入}{固定资产平均净值}$$

其中：

$$固定资产平均净值 = \frac{固定资产期初净值 + 固定资产期末净值}{2}$$

例 8-6： 假设 A 医疗健康服务有限公司 2022 年 5000 万元的营业收入中有 80% 是赊销，根据表 8-1 和表 8-2 的相关数据，请分析计算某健康企业资产营运能力。

$$应收账款周转率 = \frac{5000 \times 80\%}{(850 + 750) \div 2} = 5（次）$$

$$应收账款周转天数 = \frac{(850 + 750) \div 2 \times 360}{5000 \times 80\%} = 72（天）$$

$$存货周转次数 = \frac{3000}{(650 + 850) \div 2} = 4（次）$$

$$存货周转天数 = \frac{(650 + 850) \div 2 \times 360}{3000} = 90（天）$$

$$固定资产周转率 = \frac{5000}{(450 + 500) \div 2} = 10.52（次）$$

$$总资产周转率 = \frac{5000}{(2600 + 2812.5) \div 2} = 1.85（次）$$

分析：由计算可知，A 医疗健康服务有限公司的应收账款每年可周转 5 次，周转期为 72 天；存货每年可以周转 4 次，周转一次需要 90 天；固定资产周转率为 10.52，说明固定资产利用情况良好，这也需要结合具体情况分析，如果企业生产能力已饱和，再扩大销售就需要对固定资产进行投资，应引起相关人员的重视；总资产周转率为 1.85，需要同历史水平及行业水平比对分析。

（三）盈利能力分析指标

盈利能力主要指健康企业赚取利润的能力。无论投资者还是债权人，都认为获利能力十分重要，因为健全的财务状况必须有较高的获利能力来支持。健康企业的管理人员也十分重视获利能力，因为要实现财务管理的目标，就必须不断提高利润、降低风险。

1. 营业毛利率 是由营业毛利与营业收入进行对比所确定的比率，反映了毛利与营业收入的对比关系，是反映健康企业活力能力的主要指标，这一指标越高，说明获利能力越强。

$$营业毛利率 = \frac{营业收入 - 营业成本}{营业收入} \times 100\%$$

2. 营业净利率 是由净利润与营业收入进行对比所确定的比率。反映了净利润与营业收入之间的对比关系。该指标越高，说明企业通过经营活动获取利润的能力越强。

$$营业净利率 = \frac{净利润}{营业收入} \times 100\%$$

NOTE

3. 净资产收益率　又称股东权益报酬率，是由净利润与净资产平均总额进行对比所确定的比率。反映所有者权益投入资金的获利能力。该指标越高，说明企业的获利能力越强。

$$净资产收益率 = \frac{净利润}{净资产平均总额} \times 100\%$$

例 8-7： 计算 A 医疗健康服务有限公司盈利能力。根据表 8-1 和表 8-2 相关数据，可计算如下：

$$营业毛利率 = \frac{5000 - 3000}{5000} \times 100\% = 40\%$$

$$营业净利率 = \frac{562.5}{5000} \times 100\% = 11.25\%$$

$$净资产收益率 = \frac{562.5}{(1000 + 1412.5) \div 2} \times 100\% = 46.63\%$$

（四）发展能力分析指标

企业发展能力是指企业未来的发展潜力和发展速度。通过计算相应项目在某一期间的增长率作为企业发展能力评价指标。

$$某项目增长率 = \frac{当期数据 - 上期数据}{上期数据}$$

评价企业发展能力指标包括营业收入增长率、净利润增长率、总资产增长率等。

例 8-8： 请计算分析 A 医疗健康服务有限公司发展能力。根据表 8-1 和表 8-2 相关数据，可计算如下：

$$营业收入增长率 = \frac{5000 - 4000}{4000} \times 100\% = 25\%$$

$$净利润增长率 = \frac{562.5 - 375}{375} \times 100\% = 50\%$$

$$总资产增长率 = \frac{2812.5 - 2600}{2600} \times 100\% = 8.17\%$$

分析：由计算可知，A 医疗健康服务有限公司营业收入增长率和利润增长率较为客观，总资产增长率为 8.17%，说明公司规模在 2022 年有所增长。具体还应结合行业基本情况和企业的经营状况等因素判断。

第三节　健康企业财务筹资与投资

将企业获得的资本投放到能够创造增长价值的活动中，是企业价值管理的核心。基于公司价值管理的财务决策是对长期价值创造能力产生重大影响的财务判断与财务政策选择，其中，筹资决策与投资决策是影响企业发展最主要的决策。

一、筹资管理概述

筹资活动是企业财务管理的重要内容之一，无论是初创时期，还是扩张时期和发展时期，企业成长的各个阶段都需要融通资金。所谓"巧妇难为无米之炊"，这句话形象地反映了资本在企业经营活动中的重要性。

健康企业筹资管理是指企业根据自身生产经营、对外投资、调整资本结构等需要，通过一定的融资渠道，经济有效地筹措资本。通常所说的筹资，主要是指长期资金的筹集。短期资金则归入营运资金中进行管理。筹资要解决的问题，就是向谁、在什么时候、以什么方式、筹集多少资金；而筹资所要达到的理想境界，就是适时、适量、合理、合法地筹集资金。

大健康产业的日益发展对健康企业筹资管理活动产生了以下两方面的影响：一方面，对筹资规模有了更大的需求。在大健康产业背景下，较大规模的投资将是现实情况，而投资所需要的资金必然要以较大的筹资规模为前提，才能满足相应的资金需求和流动性需求。另一方面，对筹资能力提出了更高的要求。即在筹资过程中需要由较宽的融资渠道和合理的筹资结构比来确保健康企业在筹资过程中具备筹资成本较低、偿债压力较小和流动性充裕的优势。

二、资金筹集的来源与方式

筹资来源是指企业筹集资金的源泉。我国企业长期筹资的来源主要包括政府资金、银行资金、非银行金融机构、其他法人资金、个人资金、企业内部资金，以及国外等。

筹资方式是指企业筹集资金的具体形式和工具。企业长期筹资的方式主要包括吸收投入资本、发行股票、长期借款、发行债券、融资租赁和留存收益。

筹资来源和筹资方式的关系非常密切。同一筹资来源往往可以采用不同的筹资方式取得，而同一筹资方式又往往适用于不同的筹资来源。企业在筹资时，应当注意筹资来源和筹资方式的合理配合。

三、企业筹资管理的要求

企业筹资管理的基本要求是要分析评价影响筹资的各种因素，讲求资金筹集的综合经济效益。具体来说，应做到以下几点。

（一）认真分析筹资环境，提高环境适应能力

筹资环境是影响企业筹资活动的各种因素的集合，包括金融市场、金融机构和金融政策等金融环境，宏观经济政策、物价变动、经济周期等经济环境，以及相关法律法规构成的法律环境等。企业在筹资活动中，需要清楚地认识所处的各种筹资环境，正确地预见环境的发展变化。只有这样，才能有效地筹集所需资金。

（二）周密研究资金需求，努力提高筹资效果

筹资是为了用资。企业是否筹资、筹资多少等都要视用资需求而定。因此，企业在筹资之前，必须周密地研究资金投向、确定资金需求量，使资金的筹集量与需求量达到平衡，防止因筹资不足而影响资金投放，或因筹资过剩而导致资金浪费。

（三）认真选择筹资来源和方式，力求降低资金成本

不同的筹资来源和筹资方式，其筹资的难易程度、资金成本和财务风险各不相同。因此，

NOTE

企业筹资要综合考察各种筹资来源和筹资方式，选择最适合企业的筹资来源和方式，以便降低综合的资金成本。

（四）适时取得资金，保证用资需要

筹资和用资不仅在数量上要匹配，而且在时间上也要衔接。因此，企业筹资要根据资金的使用时间合理安排，避免因取得资金过早而造成使用前的闲置，或因取得资金滞后而贻误用资时机。

（五）合理安排资本结构，保持收益与风险平衡

企业的资金包括权益资金和债务资金。企业的权益资金和债务资金的比例要适当，既要防止负债过多，增大企业财务风险，又要有效地利用负债经营，提高权益资金的收益水平。

四、投资管理概述

投资是指投放财力于一定的对象，以期在未来获取一定利润的经济行为。在市场经济条件下，企业能否把筹集到的资金投放到收益高、回收快、风险小的项目上，对其生存和发展十分重要。

进行投资决策是实现企业增长战略、进行业务布局、实施资源配置的关键性财务决策，对企业未来发展方向有着决定性的影响。投资决策主要针对为扩充产能的固定资产投资及其相应的流动资产投资、对控股子公司的股权投资、对其他企业的股权参股与控制性投资，以及金融资产投资等方面的财务问题。投资具有价值增长能力的项目，可以通过提高企业未来创造现金流的能力，从而实现良好的财务流动性。

五、投资管理的基本要求

企业投资的重要意义在于发展生产、获取利润、降低风险，从而达到增加企业价值的目的。企业能否实现这一目标，关键在于能否在风云变幻的市场环境下，抓住有利的投资机会，做出合理的投资决策。为此，企业在投资时必须坚持以下基本要求。

（一）认真进行市场调查，及时捕捉投资机会

捕捉投资机会是企业投资活动的起点，也是企业投资决策的关键。在市场经济条件下，投资机会受诸多因素的影响，尤其是市场需求变化。企业在进行投资前，必须认真进行市场调查和市场分析，寻找最有利的投资机会。市场是不断发展变化的，对于市场和投资机会的关系，也应从动态的角度去把握。随着经济的不断发展，人民生活水平不断提高，消费需求日新月异，从而创造出无数的投资机会。

（二）建立科学的投资决策程序，认真进行投资项目的可行性分析

在市场经济条件下，企业的投资会面临一定的风险。为了保证投资决策有效，必须按照科学的决策程序，认真进行投资项目的可行性分析。投资项目的可行性分析主要是对投资项目技术上的可行性和经济上的有效性进行论证，运用各种方法计算出相关指标，以便合理确定不同投资项目的优劣。财务部门是对企业的资金进行规划和控制的部门。因此，投资项目的可行性分析离不开财务人员的参与。

（三）及时足额地筹集资金，投资项目的资金供应

企业的投资项目，特别是大型投资项目，必须有及时足额的资金供应。否则，企业就可

能会错失投资机会，甚至迫使项目中途下马，造成巨大损失。因此，在投资项目上马之前，必须科学预测所需资金的数量和时间，采用适当的方法筹措资金，保证投资项目顺利完成，尽快产生投资收益。

（四）认真分析风险与收益的关系，适当控制投资风险

收益与风险共存。企业价值既取决于收益，又受制于风险。因此，企业在进行投资时，必须在追求收益的同时认真考虑风险。只有在收益和风险达到较好的均衡时，才有可能不断增加企业价值，实现财务管理目标。

第四节　健康企业资产管理

企业的资产代表其经济实力。从资产的流动性来看，企业拥有的总资产可分为流动资产和非流动资产。非流动资产，尤其是固定资产体现了企业的规模，流动资产则体现了企业的营运能力。根据健康类企业经营内容的不同，其资产管理的重点也有所不同。但无论何种类型的健康类企业，均要合理规划流动资产与非流动资产的比例，并对其进行分类管理。

在流动资产中，存货作为重要的一项，一般情况下占工业类健康企业总资产的 30% 左右；商业流通类健康企业的则更高，其管理利用情况如何，直接关系企业的资金占用水平和资产运作效率。在非流动资产中，固定资产是企业能力的重要组成部分，对企业的固定资产加强管理，可以使企业提高效率和活力。本节主要以存货管理和固定资产管理为核心，对健康类企业资产管理进行阐述。

一、存货的管理与控制

（一）存货的概念与分类

存货是指健康类企业在医疗服务或其他活动中持有以备耗用或出售的药品、卫生材料等。存货区别于固定资产等非流动资产的最基本的特征，是企业持有存货的最终目的是耗用，包括可供直接耗用的，如医院的药品等；也包括需经过进一步加工后才能出售和耗用的，如再加工材料或制剂药品等。

健康类企业的存货根据其经营范围的不同，主要可分为以下几种。

1. 卫生材料　如医院等医疗服务机构在向患者提供医疗服务的过程中，经一次使用即转化为费用的医用物资，包括医疗用血、用氧、放射材料、化验材料、消毒材料、一次性用品等。

2. 低值易耗品　是指单位价值低、容易损耗、不够固定资产标准、多次使用不改变实物形态，但易于损坏需要经常补充和更新的物品，包括医疗用品、办公用品、棉纺织品、文娱体育用品、炊具、其他用品等。

3. 其他材料　是指为满足健康类企业日常需要而储备的除低值易耗品、医用卫生材料以外的其他公用物品，包括布匹、办公用品、清洁工具、燃料、维修材料及其他用品。

4. 在加工材料　在组织医疗服务活动及管理工作过程中，有时需要对一些药品、卫生材料、其他物资进行炮制、加工后使用，这些处在加工过程中的药品、材料、包装物及发生的加

工费，统称为在加工材料。

5. 药品　如健康类企业为了开展医疗相关业务活动，用于诊断治疗疾病的特殊商品。

（二）储存存货的原因及相关成本

1. 储存存货的原因

（1）保证服务或耗费的需要　企业可能会存在存货不足的问题，即使是市场供应量充足的物资也是如此。这不仅因为不时会出现某种材料的短缺，还因为企业距供货点较远而需要必要的途中运输及可能出现的运输故障。一旦提供服务或耗费所需某种物资短缺，企业将被迫停顿，造成损失，为了避免或减少损失，企业需要储备存货。

（2）价格成本的考虑　零购的价格往往较高，而批量购进在价格上经常有优惠。但是，过多的存货要占用较大的资金，并且会增加仓储费、保险费、维护费、管理费等在内的各项开支。存货占用资金是有成本的，占用过多会使支出增加，并导致结余减少；各项支出的增加更直接使成本上升。进行存货管理，就要尽力在各种存货成本与存货效益之间做出权衡，达到两者的最佳结合。这也就是存货管理的目标。

2. 储备存货的相关成本

（1）取得成本　是指为取得某种存货而支出的成本，通常用 TC_a 来表示。分为购置成本和订货成本。其中，购置成本是指存货本身的价值，经常用数量与单价的乘积来确定。订货成本是指取得订单的成本，如办公费、差旅费、电话费等支出。订货成本中有一部分与订货次数无关，如常设机构的基本开支等，称为订货的固定成本，通常用 F_1 来表示。另一部分与订货次数有关，如差旅费、邮资等，称为订货的变动成本。每次订货的变动成本用 K 表示，订货次数等于存货年需要量 D 与每次进货批量 Q 之比，其公式：

$$订货成本 = F_1 + \frac{D}{Q}K$$

因此，取得成本 = 订货成本 + 购置成本 = 订货固定成本 + 订货变动成本 + 购置成本。

即：$TC_a = F_1 + \frac{D}{Q}K + DU$

D 为年需要量；U 为单价；DU 为购置成本。

（2）储存成本　是指因储存存货而发生的成本，包括存货占用资金应计的利息、仓库费用、保险费用、存货破损和贬值损失等，通常用 TC_C 来表示。储存成本也可分为固定成本和变动成本。固定成本与存货数量的多少无关，如仓库折旧、仓库职工的固定工资等，通常用 F_2 来表示；变动成本与存货的数量有关，如存货资金的应计利息，存货的破损和变质损失、存货的保险费用等，其单位变动成本可用 K_C 来表示。计算公式：

$$TC_C = F_2 + K_C\frac{Q}{2}$$

（3）缺货成本　是指由于存货供应中断而造成的损失，包括材料供应中断造成停工损失、库存缺货造成的拖欠发货损失及由此带来无法开展相关服务而造成的损失。如果紧急采购代用材料解决库存材料中断之急，那么缺货成本表现为紧急采购代用材料而增加的购入成本。缺货成本用 TC_S 表示。

　如果以 TC 来表示储存存货的总成本，它的计算公式：

$$TC = TC_a + TC_c + TC_s$$

$$= F_1 + \frac{D}{Q}K + DU + F_2 + K_C\frac{Q}{2} + TC_s$$

(三) 存货决策

存货决策是决定进货项目、选择供应单位、决定进货时间和进货批量、涉及存货决策的基本思路。财务部门要做的是决定进货时间和决定进货批量（分别用 T 和 Q 表示）。按照存货管理的目的，需要确定合理的进货时间和进货批量，使存货的总成本最低。最低储备存货总成本时的订货量称为经济订货批量。有了经济订货批量，就可以很容易找出最适宜的订货时间。

与存货总成本有关的变量很多，为了简化或舍弃一些变量，先研究解决简单的问题，即经济订货批量基本模型。经济订货批量基本模型需要设立的假设如下。

1. 健康企业能够及时补充存货，即需要订货时便可立即取得存货。

2. 能集中到货，而不是陆续入库。

3. 没有缺货，即无缺货成本，TC_s 为零，这是因为良好的存货管理本来就不应该出现缺货成本。

4. 年需求量固定不变，即 D 为已知常量。

5. 日需求量是固定不变的。

6. 没有数量折扣，即 U 为已知常量。

7. 健康企业现金充足，不会因现金短缺而影响进货。

8. 所需存货市场供应充足，不会因买不到需要的存货而影响其他。

在上述假设前提条件下，存货总成本的公式可以简化为：

$$TC = TC_a + TC_c = F_1 + \frac{D}{Q}K + DU + F_2 + K_C\frac{Q}{2}$$

当 F_1、K、D、U、K_C 为常数时，TC 的大小取决于 Q。为了求出 TC 的极小值，对其进行求导，可得出下列公式：

$$Q^* = \sqrt{\frac{2DK}{K_C}}$$

上式称为经济订货量的基本模型。

存货的年订货成本、年存储成本、年总成本之间的关系，如图 8-4 所示。

根据这个公式，还可以求出与经济订货批量有关的其他指标，即：

$$N_* = \frac{D}{Q} \qquad\qquad N^* \text{ 为最佳订货次数}$$

$$TC(Q^*) = \sqrt{2KDK_C} \qquad\qquad TC(Q^*) \text{为存货总成本}$$

$$t^* = \frac{1年}{N^*} \qquad\qquad Q^* \text{ 为最佳订货周期}$$

$$I^* = \frac{Q^*}{2}U \qquad\qquad I^* \text{ 为经济订货量占用资金}$$

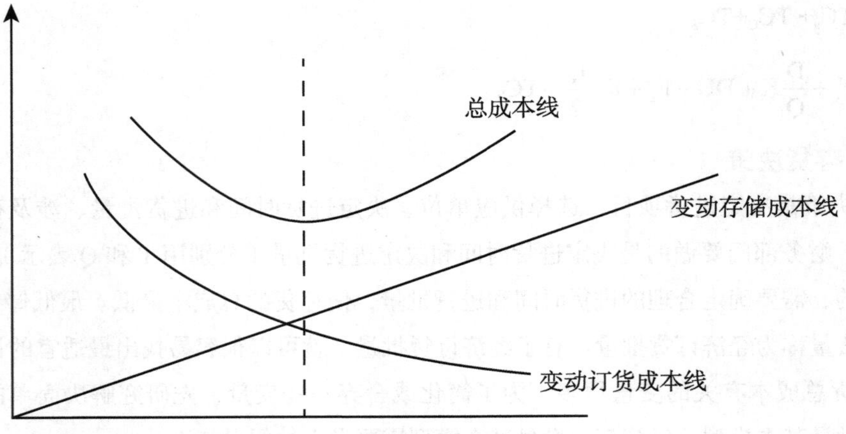

图 8-4   经济订货批量基本模型图

例 8-9：某医院每年耗用某种材料 3600kg，该材料单位成本 10 元，单位储备成本为 2 元，一次订货成本 25 元，则：

$$Q^* = \sqrt{\frac{2DK}{K_c}} = \sqrt{\frac{2\times3600\times25}{2}} = 300\,(\text{kg})$$

$$N^* = \frac{D}{Q} = \frac{3600}{300} = 12\,(\text{次})$$

$$TC(Q^*) = \sqrt{2KDK_c} = \sqrt{2\times25\times3600\times2} = 600\,(\text{元})$$

$$t^* = \frac{1\text{年}}{N^*} = \frac{12}{12} = 1\,(\text{个月})$$

$$I^* = \frac{Q^*}{2}U = \frac{300}{2}\times10 = 1500\,(\text{元})$$

二、固定资产管理与控制

（一）固定资产的概念与特点

固定资产是健康类企业在提供相关服务过程中的重要劳动资料。它能够在若干个经营周期中发挥作用，并保持其原有的实物形态；但其价值则由于损耗而逐渐减少。这部分减少的价值以折旧的形式分期转移到相关支出中，并获得相应的收入补偿。以公立医院为例，《医院财务制度》和《基层财务制度》对固定资产的定义是一致的，即"固定资产是指单位价值在 1000 元及以上（其中专用设备单位价值在 1500 元及以上）、使用期限在一年以上（不含一年），并在使用过程中基本保持原有物质形态的资产。单位价值虽未达到规定标准，但耐用时间在一年以上（不含一年）的大批同类物资，应作为固定资产管理"。固定资产作为企业重要的非流动资产，具有以下特点。

1. 投资金额大，资金占用时间长，风险较高   固定资产是健康企业的主要物资设备，也是企业的物质基础。它的数量和技术状况，标志着健康企业的物质技术力量。一般来说，医疗、健康企业投资于固定资产上的资金数额都比较大，尤其是一些医疗服务机构，其专业设备投资有时高达数百万元，甚至上千万元。并且固定资产投资所占用的资金时间较长，需要经过几年至几十年才能收回，这就决定了固定资产投资的风险较高。所以，健康企业在对固定资产立项投资时，必须经过周密的市场调查、严格的审批程序和科学的投资决策。固定资产投资一旦出现失误，会给企业带来重大的经济损失，影响企业的长远发展。

2. 固定资产价值的双重存在　在健康企业的经营过程中，固定资产的价值随着固定资产的使用而损耗，逐渐地、分步地转移，脱离固定资产的实物形态，转化为累计折旧，而未转移的部分则仍然存在于固定资产的实物形态中，直到固定资产丧失其全部功能。这样固定资产的价值就获得双重存在，一部分转化为折旧形态，另一部分继续存在于固定资产实物形态中。

3. 投资的集中性和回收的分散性　健康企业进行固定资产投资，需要一次全部投入资金，具有投资的集中性；而固定资产投资的回收是通过折旧方式逐渐地、部分地得到价值补偿的，因而具有分散性。这种投资的集中性和回收的分散性，要求企业在进行固定资产投资时，不仅要科学慎重决策，还要结合其回收情况合理规划固定资产的现金流量。

4. 固定资产价值补偿和实物更新是分别进行的　固定资产的价值补偿是在平时使用固定资产从而取得相关收入实现的，它是逐渐完成的；但是，实物更新则是在固定资产已经报废时进行的，是一次性的。因此，固定资产的价值补偿和实物更新在时间上是错配的。这就要求在固定资产管理中，要统筹规划，合理安排固定资产的更新时间，保证固定资产实物更新的资金来源。

（二）固定资产的分类

为了加强固定资产管理，必须对固定资产进行科学分类。固定资产可按照不同的标准进行分类，按资产类型的不同，固定资产可分为以下四类。

1. 房屋及建筑物　指健康企业拥有占有权和使用权的房屋、建筑物及其附属设施。其中房屋包括办公用房、业务用房、库房、职工宿舍用房、职工食堂、锅炉房等，建筑物包括道路、围墙、水塔等，附属设施包括房屋、建筑物内的电梯、通信设备、输电线路、水气管道等。

2. 专业设备　指健康企业根据业务工作实际需要购置的各种具有专门性能和专门用途的设备，如医用电子仪器、光学仪器、医用超声仪器、激光仪器等。

3. 一般设备　指健康企业用于业务工作的通用设备，如交通设备、电子设备等。

4. 其他固定资产　指健康类企业具有占有权和使用权的文物及陈列品、图书等，以及以上各类未包括的固定资产。

（三）固定资产管理

固定资产的管理是有关固定资产方面的一切管理工作的总称。它包括建立健全固定资产管理机构、规章制度；编制固定资产维修计划，进行经常修理和大修理；确定固定资产的折旧率；对固定资产进行定期清查；采取措施提高固定资产的利用率；尽量减少未使用的固定资产，及时处理不需用的固定资产；拟定固定资产的更新、改造、扩建和清理方案等。

健康企业的固定资产往往种类多、数量大，应当根据管用结合的原则把固定资产管理权限和责任落实到有关部门和使用单位，实行固定资产归口分级管理，把固定资产的经济管理和技术管理结合起来。

例如，对医院来讲，固定资产的归口管理，就是按照固定资产的类别按职能部门负责归口管理，如专用设备属于药械或医务部门，其余各类属于行政或总务部门。然后再按使用地点，由各级使用单位负责具体管理，使用单位要对职能部门负责，建立固定资产管理使用责任制，进一步落实到科室、班、组或个人，实行谁用谁管。这样就可以做到层层负责，物物有人管，使固定资产的安全和有效利用得到可靠的保证。

（四）固定资产的内部控制

固定资产的控制范围与其业务流程紧密相关，可以划分为购置、使用、变动与处置三个环节，每个阶段都有细化的业务过程。

1. 固定资产购置管理　健康企业根据业务发展的实际需要和资源条件，建设或购置固定资产。固定资产的购置包括选择、设计、可行性论证、订单、运输、安装等一系列过程。由于固定资产的投资往往具有一定的风险性，为了防止盲目构建和决策失误所造成的损失，在购置管理中，需进行可行性论证，这是最为重要的工作。

（1）购置必要性　固定资产购置的必要性，一般应从一个单位所担负的工作任务和现有状况等因素入手进行分析评价。如果为完成工作任务所必需且现有设备不能胜任，那么购置某固定资产就是必要的。对于某些大型、精密、价格昂贵的仪器设备的购置，还应根据当地的疾病分布和发病状况统筹安排设备布局。一般来说，健康医疗仪器设备都有特定的适用范围，如果忽略当地的疾病分布和发病率状况，盲目购置与本地健康医疗需求不相适应的设备，必然会造成设备的闲置和浪费。

（2）技术可行性分析　是指对欲购置固定资产的功能、精密度、灵敏度、自动化程度、安全性、可靠性、易维修性和消耗材料的易获性等技术标准进行分析和评价。从多种同类型设备中选取性能好、价格低的设备作为购置对象，是进行技术论证的根本目的。

（3）社会效益分析　健康企业固定资产的投资效益首先体现在社会效益上。社会效益主要体现在投资能否提高我国的医学科技水平，能否为人民健康和解除疾病做出贡献，能否降低或减轻人民防病治病的总费用或经济负担（包括防病治病所支付的直接费用和间接费用，如患者就诊的总费用应包括医药费用等直接支出和误工损失及差旅费等间接支出）等方面。显然，对于能提高社会效益的固定资产应予优先购置，反之则应严格控制。

（4）经济效益分析　在购置固定资产时，不仅考虑该资产在技术上是否先进，还应考察它在经济上是否合理。其常用方法有投资回收期法、平均报酬率法、净现值法、现值指数法。

2. 固定资产使用和变动处置管理　健康企业固定资产的使用包括企业日用和对外投资、出租、出借、担保等方式。健康企业的设备要制定专门的操作规程，严格按照操作规程使用；特别对大型仪器设备应规定专人操作，其他人员未经许可不得操作使用，并且对每次开机检查治疗都有详细记录。另外，为了发挥固定资产的最大效用，还应建立固定资产的日常保养、维护和维修制度，建立岗位责任，保证固定资产的正常使用。

固定资产的对外投资、出租、出借，必须进行可行性论证，逐级审批后执行。同时，要加强固定资产处置管理制度，明确固定资产处置（包括出售、出让、转让、对外捐赠、报损、报废等）的标准和程序，按照管理权限逐级审批后执行。加强固定资产变动与处置控制，对于提高固定资产的利用率及使用效率、提高管理水平等具有重要意义。

本章小结

　　本章首先介绍了健康企业财务管理的理论基础，即资金的时间价值观与风险报酬观，这是健康企业进行财务管理与决策的基本前提。接着，具体阐述了健康企业进行财务分析的方法，重点介绍了健康企业财务风险分析、资产营运能力分析、盈利能力分析和发展能力分析的指标。筹资决策与投资决策是影响企业发展最主要的决策，第三节介绍了健康企业筹资的主要渠道与方式、筹资管理与投资管理的基本要求。健康企业的资产代表其经济实力，存货和固定资产是企业资产管理的核心，本章第四节阐述了存货的概念与分类、相关成本，重点解释了存货经济批量订货模型；介绍了固定资产的概念与分类、管理与控制。

　　思考题

　　1. 财务管理的时间价值观与风险报酬观是什么？

　　2. 健康企业进行财务分析的依据是什么？

扫一扫，查阅本章数字资源，含PPT等

第九章　健康企业信息管理

【学习要求】

1. 掌握数据、信息和知识的含义及它们之间的关系；
2. 了解信息系统的相关概念和管理信息系统的基本概念、功能和作用；
3. 熟悉信息系统是如何影响健康企业管理实践的。

案例导入

GY 集团：打造世界一流生物医药与健康企业

2021 年，GY 集团有限公司（以下简称"GY 集团"）成为全球首家以中医药为主业进入《财富》世界 500 强的企业。GY 集团，通过传承精华、守正创新，用最先进的科研技术，打造大众最需要的健康产品与服务，进一步推进中医药现代化、国际化、科普化和大众化，加快时尚中药的产品与技术创新、产业跨界与文化创新，挂牌成立"GY 集团时尚健康生活方式研究院"，实现高质量发展。GY 集团积极发展健康电商产业，抢抓机遇，落实健康电商发展战略，整合集团电商业务资源，以"健康"为核心理念，以数字化转型为契机，以"穗康健康生活"平台的商业化运营为抓手，实现 GY 集团电商业务的突破式发展。

资料来源：金琳 . 广药集团：打造世界一流生物医药与健康企业［J］. 上海国资，2022（1）：62-64.

纵观人类文明，我们能够清晰地看到，世界得以不断前进的背后，是劳动者提供的源源动力。劳动者是社会发展的中坚力量，是社会财富、精神文明的创造者。劳动者的健康、安全和福祉，关系经济的可持续发展和社会的和谐稳定。世界卫生组织和国际劳工组织积极倡导建设健康企业，实现体面工作，保护劳动者的健康。

习近平总书记指出，健康是促进人的全面发展的必然要求，是经济社会发展的基础条件，是民族昌盛和国家富强的重要标志，也是广大人民群众的共同追求。

健康企业是劳动者重要的工作场所，健康企业建设是促进劳动者健康的有效载体。每一个劳动者都是中国精神的承载者、中国道路的践行者、中国力量的主力军，他们在平凡的岗位上托举着人民的期待、国家的梦想。我国正在全面给予劳动者们健康的归属感和幸福感，夯实中华民族伟大复兴的健康之基，建设健康信念，助力健康中国建设。

第一节　数据、信息与知识

信息时代是一个"知识就是力量"的时代，信息和知识变成了企业成功的关键因素，信息也成为战略性的资源。人们通过信息来了解市场的需求，支持产品的开发，调节和控制着企业的发展方向。企业要想在激烈的商业竞争中存活下来，必须比以往更多地利用信息以获得竞争优势，保持自身的竞争力。信息究竟是什么？信息、数据和知识有什么区别和联系？区分这些术语，了解它们之间的关系，对于我们了解健康企业信息管理的性质，以及有效地管理信息都非常重要。

一、数据

数据是对客观事物的符号表示，是用于表示客观事物的未经加工的原始素材，如图形符号、数字、字母等。它是可识别的、抽象的符号，可以是数字、文字、图像，也可以是计算机代码。

数据的类型非常丰富，可分为数值数据和非数值数据两大类。非数值数据包括除数值数据以外的其他数据，例如，图片、表单、声音、图像等。数值数据使得客观世界严谨有序。非数值数据使得客观世界丰富多彩，给我们更加直观和生动的印象。

二、信息

信息论奠基人克劳德·香农（Claude Shannon，1916—2001）认为，"信息是用来消除随机不确定性的东西"。控制论创始人诺伯特·维纳（Norbert Wiener，1894—1964）认为"信息是人们在适应外部世界，并使这种适应反作用于外部世界的过程中，同外部世界进行互相交换的内容和名称"。信息是客观世界各种事物的特征的反映，它是经过加工的、有意义的数据。

一般而言，信息具有如下重要特征。

事实性是信息的中心价值，不符合事实的信息不仅没有价值，其价值还可能为负。不真实的信息有害而无利。

完整性是指包括所有重要事实的信息，不完整的信息容易给决策带来偏差。例如，只了解经济发达地区经济发展状况，对国家的宏观调控并无裨益。

扩散性是信息的本质特征。信息的扩散存在两面性，一方面有利于信息的传播，另一方面则可能造成信息的贬值。

共享性是信息的重要性质，即信息可以被共同接收、共同占有及共同享用。同时，信息具有时效性，过了时效就毫无价值。

三、知识

经济合作与发展组织（Organization for Economic Co-operation and Development，OECD）在 1996 年的年度报告《以知识为基础的经济》中将知识分为四大类：知道是什么的知识（know-what，属于事实方面的知识），知道为什么的知识（know-why，事物的客观原理和规律性方面的知识，属于科学方面的知识），知道怎样做的知识（know-how，技巧、技艺、能力方面的知识，属于技术方面的知识），以及知道是谁的知识（know-who，特定的社会关系、社会分工和知识拥有者的特长与水平，属于经验与判断方面的知识）。前两种类型的知识和第三种类型知识的一部分属于可编码化的知识，一般较易获得，第三种类型知识的另一部分和第四种类型的知识一般属于隐含性知识与判断类知识，即"意会知识"，一般难以获得和掌握。

"知识"是可以区分出层次和等级的。"知识框架"从低到高分为四个等级：数据、信息、知识与智慧（图 9-1），知识再经过分析和演绎，则会形成人类智慧。数据是原始素材；信息是可以对比且具有相关背景资料的数据；知识是可用于指导行动的信息；智慧是为达到特定目标而运用知识的能力。

对于客观对象原始素材，通过一定的技术手段采集整理形成数据，对应的是数据管理。数据经过一定的加工，对决策者产生一定的影响，从而发生增值，转化为信息，相对应的是信息管理。一般从管理层与技术层相结合的角度进行信息管理。从信息到知识的转换，需要知识获取的方法与管理领域知识相结合进行知识创新，对应的是知识管理。

数据、信息与知识之间的关系可以概括如下。

数据是大量事实、测量结果和统计值的集合。数据一般是孤立、零散的，对于决策者没有特定的含义。数据是使用约定俗成的关键词，对客观事物的数量、属性、位置及其相互关系进行的抽象表示，以适合在这个领域中用人工或自然的方式进行保存、传递和处理。

信息是有条理的或者加工过的数据。作为知识层次中的中间层，信息往往是依托数据并高于数据的。信息是具有时效性的、有一定含义的、有逻辑、经过加工处理、对决策有价值的数据流。信息的重要意义在于它能够影响接收方的理解、判断和行为。信息和数据的主要区别是信息具有相关性和目的性。

知识是对信息的提取和整理，是人们在社会实践活动中得到的认识和经验的总和。具体地说，知识就是人们对客观世界的规律性的认识。

在数据、信息和知识这三者关系之中，信息与知识对人们的价值远大于数据，而知识的价值又远远超出信息的价值。

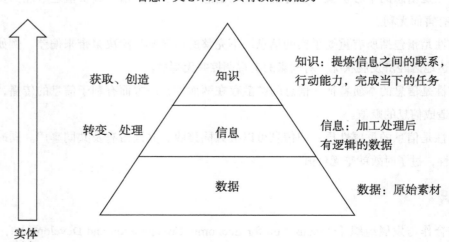

图 9-1　数据、信息与知识的关系

第二节　信息系统

一、信息系统的定义

信息系统（information system，IS）是基于计算机技术、网络互联技术、现代通信技术和各种软件技术，集各种理论和方法于一体，提供信息服务的人机系统，最终功能是支持组织内的决策与控制。信息系统中包含了与组织内、外部环境中重要的人员、地点和事物相关的信息。信息系统的基本逻辑结构如图 9-2 所示。

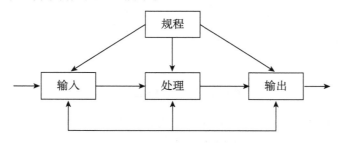

图 9-2　信息系统的基本逻辑结构

信息系统是一个复杂的概念。从技术角度来说，信息系统是一组相互关联、相互作用、相互配合的部件，是一个整体，能够收集、存储、处理、传输和使用数据，并可以提供完成特定任务所需的信息。

二、信息系统的作用

企业应用管理信息系统的最终目的是改善绩效与创造利润。以企业的角度来看，信息系统是帮助企业创造价值的重要工具。信息系统可以在许多方面为企业带来价值，例如，支持管理决策的制定，提高企业流程的执行力等。企业的信息流动，即收集、记录、存储、传递、汇总、报告这一连串的信息行为，形成了一条信息价值链（information value chain）。每一个企业都有一条信息价值链，该链条上各环节信息传递的快捷流畅则是实现企业整个价值链管理的有力保证。如图 9-3 所示，在这条价值链中，原始的信息会被系统地获取，并在不同的阶段进行转换，以增加信息的价值。

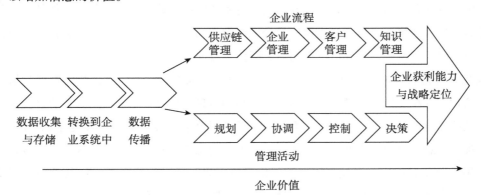

图 9-3　企业价值信息链

信息系统是企业为了应对外部环境的挑战，基于信息技术而建立的组织与管理方面的商业解决方案。该方案要求企业管理者从组织、管理及技术三个维度来认识信息系统（如图9-4所示）。管理者需要有从系统层面了解企业组织、管理和信息技术，以及应用信息系统解决企业所面临的问题与挑战的能力。

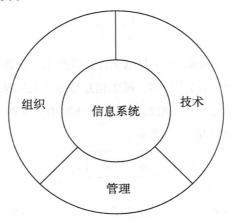

图 9-4   信息系统的三个维度

1. 组织维度   组织的关键要素是员工、结构、作业程序、政治与文化。组织包含不同的层级与特定的功能。这些功能是由组织所执行的专门化工作，包括销售和营销、制造、财务、会计及人力资源。标准作业程序是组织长久以来为完成任务所发展出来的规则。许多企业的流程与标准作业程序都已并入信息系统的管理范畴内。组织需要各式各样的人员与技能。除了管理者，还包括知识工作者、数据工作者、生产或服务人员。每个组织都有自己独特的文化背景、价值观与行事风格，而且是被大部分成员所接受的。组织文化常常在信息系统中体现。

2. 管理维度   管理者要了解组织所面对的众多情况，做出决策并规划行动方案来解决问题。组织中各层级的管理角色与决策不尽相同。高层主管负责公司产品与服务的长远战略规划，中层管理者负责执行高层主管的计划，而作业管理者则负责监控公司的日常运作。不论哪一级的管理者，都应具有创意，能够以创新的方案解决问题。同时，每一层级的管理者也有其特定的信息及信息系统需求。

3. 技术维度   信息技术是管理者应对改变的众多工具之一。技术维度重点关注信息系统的技术解决方案，关注对象包括计算机软硬件、存储技术和通信技术等。计算机硬件包括计算机处理器、各类输入输出与存储设备，以及将这些设备连接在一起的各式媒介。计算机软件指的是详细、程序化的指令，用以控制与协调信息系统中的计算机硬件组件。存储技术指的是用来存储数据的各式媒介，以及管理这些媒介内部数据结构的软件。通信技术包括实体设备与软件，可以连接不同的硬件，并可以在两地之间传送数据。

信息系统是管理的手段和工具，而管理是信息系统的目标和任务，企业管理与信息系统是相互依赖、互相支持的。健康企业信息管理强调信息、信息技术、信息人员等多要素的集成管理。这些要素只有按照一定的原则配置成一个有机整体的信息系统，才能显现它们的价值。信息系统以信息基础设施为基本运行环境，由人、信息技术及设备、运行规程等组成，目的是及时正确地收集、加工、存储、传递和提供信息，以实现对组织各项活动的管理、调节和控制。开发信息系统的目的是更好地利用信息资源，提高管理决策的水平。

第三节　管理信息系统

　　信息时代的企业将信息视为与人、财、物一样重要的资源。企业运营和管理决策离不开信息，信息在管理的全过程中起基础性的作用。管理活动是管理者向管理对象施加影响，以及管理对象向管理者做出反应的两个相互联系过程的统一体，而整个活动是在一定的管理环境中进行的。如果缺少管理者、管理对象、管理环境，以及管理活动的有关信息，任何管理都是无法进行的。

一、管理信息

（一）管理信息的定义

　　一般将管理信息定义为在企业生产经营活动中收集的，经过加工处理、给予分析解释、明确意义后，对企业经营管理活动产生影响的数据。从控制论的角度看，管理过程就是信息收集、传递、加工、判断和决策的过程。

（二）管理信息的特点

　　1. 原始数据来源的离散性　管理信息的来源为健康企业中各生产环节和有关职能管理部门，信息的收集、整理、传递、存储、加工和分配送发具有不同的频率和周期，这就决定了数据收集工作的复杂性和繁重性。

　　2. 信息资源的非消耗性　管理信息一经收集，就可以多次使用。信息用户越多，使用越广泛，花费在收集、检查、存储、加工数据上的费用就可分摊到大量的输出信息单位上，因而可降低信息的单位费用。

　　3. 信息处理方法的多样性　信息处理的绝大部分工作是逻辑处理，主要有检索、核对、分类、合并、总计、转录等，方法比较简单，但很多是重复进行的。另外，还有算术运算。随着企业管理水平的提高，必然要应用现代数学方法，采用一些比较复杂的优化模型，如网络优化模型、线性规划模型等进行业务优化处理。

　　4. 信息量大　管理活动中要接触、处理的信息十分庞杂。企业产品或商品的种类、数量，生产用的物资、设备、工具，企业职工的情况，以及财务、供应、销售、协作单位状况等，都是管理部门必需的信息。

　　5. 信息的时空不一致性　产品的生产相关信息是在车间的制造过程中产生的，信息加工一般在职能科室或信息处理中心进行，而信息的使用者则是职能科室、有关部门领导和上级机关。在时间上，对于不同的信息，信息收集和传递的次数、加工的次数和周期、使用的频率等也各不相同，信息处理工作更加复杂化。

（三）管理信息的分类

　　1. 按信息稳定性分类　可以分为固定信息和流动信息两类。固定信息指具有相对稳定性的信息，一段时间内可以在各项管理任务中重复使用，不发生质的变化。它是企业一切计划和组织工作的重要依据。流动信息又称为作业统计信息，它反映生产经营活动中的实际进程和设计状态。它随着生产经营活动的进展而不断更新，因此时效性较强。企业管理信息系统的工作质量很大程度上取决于固定信息的组织。无论是现行管理系统的整顿工作，还是应用现代化手段的电子计算机管理系统的建立，一般都是从组织和建立固定信息文件开始的。

2. 按决策层次分类   可以分为战略信息、战术信息和业务信息三类。信息是决策的依据，没有信息，决策就是空中楼阁。企业管理是分层次的，不同层次需要不同的信息，决策层次与信息的关系和特点如图 9-5 所示。

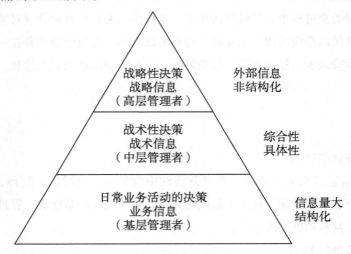

图 9-5   决策层次与信息的关系和特点

战略信息提供给企业高层管理者，用于进行战略决策。战略信息的概括性、综合性强，表现形式不规范，大部分来自企业外部，信息量小。战术信息提供给企业中层管理者，用于完成大量计划编制、资金周转、资源分配等工作。战术信息内容不完全定型，处理方法也不完全定性，信息来源于企业内部和企业外部。业务信息提供给企业基层管理人员，用于执行已制定的计划、组织生产或服务活动。具体业务决策一般是定期重复进行的，所处理的信息内容具体，形式规范，来源明确；信息大部分来自企业内部，信息量大，对信息的处理方法很有规律。

二、管理信息系统

（一）管理信息系统的定义

管理信息系统是一个以人为主导，利用计算机硬件、软件、网络通信设备及其他办公设备，进行信息的收集、传输、加工、存储、更新和维护，以企业获得竞争优势、提高效益和效率为目的，支持企业高层决策、中层控制、基层运作的集成化人机系统。

管理信息系统为管理提供信息，是一个部门的管理工具，它强调管理方法和技术的应用，强调把信息处理的速度和质量扩大到组织机构的所有部门，从而增强组织机构中各职能部门的管理效率和能力。

对管理信息系统的理解有广义和狭义之分。广义的管理信息系统包括各种形态、各种模式的用于经济、管理领域的计算机信息系统。狭义的管理信息系统指为组织内部管理层服务的一类计算机信息系统，是广义管理信息系统中的一部分。

（二）管理信息系统的特点

管理信息系统具有整体性、辅助管理与决策、以计算机为核心、动态性等特点。

1. 整体性　是指管理信息系统在功能内容上体现出的整体性，以及开发和应用技术步骤上的整体性。它要求即使实际开发的功能仅仅是组织中的一项局部管理工作，也必须从全局的角度规划系统的功能。

2. 辅助管理与决策　是指在管理工作中应用管理信息系统只能辅助业务人员进行管理，提交有用的报告和方案来支持领导人员做出决策。因而，要发挥管理信息系统的这个特性，人员管理工作必须有相应的管理思想、方式和流程。

3. 以计算机为核心　管理信息系统是一个人机系统，这是它与信息处理的其他人工手段的明显区别。

4. 动态性　管理信息系统既具有时效性，也具有关联性。当系统的某一要素（如系统的目标）发生变化时，整个系统也必须随之发生变化。因而管理信息系统的建立并不是一劳永逸的，需要在实际应用中不断地完善和更新，以相对延长系统正常运行时间，提高系统效益。

（三）管理信息系统的功能

从使用者的角度来看，管理信息系统具有多种功能，各功能之间通过信息建立联系，形成一个有机结合的整体，它的具体功能如下。

1. 数据处理　数据的收集、输入、传输、存储、加工处理和输出。

2. 事务处理　将管理人员从繁重的重复性事务处理中解脱出来，用更多的精力思考管理问题，从事创造性劳动。

3. 预测功能　运用数学、统计或模拟等方法，根据过去的数据预测未来的情况。

4. 计划功能　合理安排各职能部门的计划，并为不同的管理层提供相应的计划报告。

5. 控制功能　对计划的执行情况进行监测、检查，比较执行情况与计划的差异，并分析其原因，辅助管理人员及时用各种方法加以控制。

6. 辅助决策功能　运用数学模型，及时推导出有关问题的最优解，辅助各级管理人员进行决策。

（四）管理信息系统的结构

总体来看，管理信息系统可以看作由图 9-6 所示的应用系统、计算机系统、数据库系统、通信与网络系统、用户和系统管理人员六部分有机地构成。

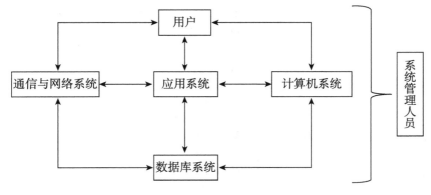

图 9-6　管理信息系统的一般结构

1. 应用系统　应用系统是管理信息系统的核心和实质性构件，由一系列实现管理职能和支持管理职能的应用软件构成，一般安装于应用服务器或客户端计算机。各模块之间通过信息交互进行相互配合运作。

应用系统依赖支持其运行的基础部分，应用系统的支持环境为管理信息系统的有效运行提供环境保障（图 9-7）。支持环境的组成要素及其质量直接影响着管理信息系统是否顺利运行，并为组织管理、运行和决策带来价值，反过来，管理信息系统的有效执行对支持基础部分提出了要求，甚至做出改变。支持环境由人员、战略、组织、管理、决策、数据资源和基础设施七个部分组成。这些部分相互联系、相互影响，并直接决定着管理信息系统效能的发挥。管理信息系统与组织之间的关系是动态的。

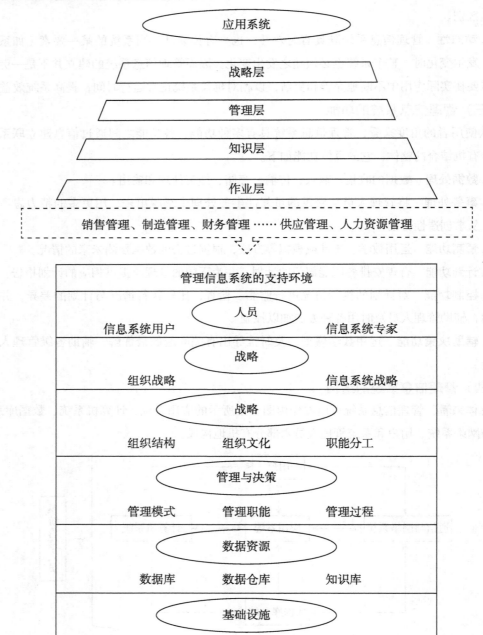

图 9-7 应用系统支持环境

2. 计算机系统 计算机系统是管理信息系统的工具构件，负责具体解释和执行应用系统的程序指令。计算机系统的构成主要包括计算机硬件和系统软件。目前流行的计算机系统结构主要有客户端／服务器（client/server，C/S）、浏览器／服务器（browser/server，B/S）等结构。对于 C/S 结构，应用系统主要安装在由用户直接使用的客户端计算机上，也有部分安装在后台的服务器上。共享的数据库系统基本都安装在数据库服务器上。B/S 结构是目前比较流行的形式。这种模式下，客户端计算机只安装 IE 等常用浏览器，应用系统和共享的数据库系统被安装在服务器上。现在越来越多地采用数据库系统和应用系统分层的配置形式，即所谓的"客户端＋应用服务器＋数据库服务器"的三层结构。

3. 数据库系统　　数据库系统通常由数据库管理系统、数据库和数据管理员组成。数据库由数据库管理系统统一管理，数据的插入、修改和检索均要通过数据库管理系统进行。数据管理员负责创建、监控和维护整个数据库，使数据能被任何获授权人员有效使用。数据库管理员一般由业务水平较高、资历较深的人员担任。数据库系统是存储、管理、提供与维护系统数据或信息的基础性构件，一般安装于数据库服务器。

4. 通信与网络系统　　通信与网络系统是企业信息化的基础设施，两者与计算机系统结合构成计算机网络系统。通信与网络系统需要配置通信设备、网络设备及相关的软件。对于跨地区的计算机网络系统，还配有 Web 服务器、邮件服务器、防火墙等安全控制服务器。

5. 用户和系统管理人员　　管理信息系统是一个人机系统，"人"包括用户和系统管理人员。将用户纳入管理信息系统也意味着机器不可能完全替代人，用户的经验和能力永远是企业最为重要的资源。系统管理人员负责系统的管理和维护，保证系统的正常运行和适时更新。现代企业一般都设有信息管理部门，全面负责企业的 IT 应用和信息管理工作。

（五）管理信息系统对健康企业的影响

1. 管理信息系统对健康企业管理实践的影响　　管理信息系统对健康企业管理实践的影响主要体现在以下几个方面。

（1）对运营管理的影响　　管理信息系统对运营管理的影响主要体现在提高效率方面，即减少人力和提高劳动生产率。在生产计划执行过程中，若情况发生了变化，需要迅速对计划进行一些调整，可以用信息系统实现即时调整和优化，这就增强了企业管理的灵活性。用管理信息系统来提高效率的好处不只在于节省人力、加快速度，还体现在可以多做出几个方案，从中选择一个最优方案，使有限的资源得到有效利用。

（2）对管理者行为的影响　　一方面，管理的科学化使管理者能够借助现代化管理信息系统提高管理效率。管理的科学化对管理者的思想、观念、行为等方面会产生深远的影响，比如要求工序清楚，工时、定额合理准确，管理的流程、程序、步骤标准化、精准化和科学化。

另一方面，管理者决策习惯的改变。科学的决策过程一般是调查研究、收集资料，分析、提出方案，再进行方案比较，选出较好方案，进行验证和执行，这是当代的系统决策方式。推行管理信息系统或者借助管理信息系统进行决策，仍然需要遵循这一决策流程。现代管理者遇到重要的管理问题时，不是先下结论，而是先收集信息，依靠管理信息系统和有关专家进行分析，或者邀请外界的咨询公司辅助分析，然后才是研究方案，得出结论、制定决策。遇到问题以科学的方式应对，借助管理信息系统收集并分析现有信息，已经逐渐成为现代管理者解决实际问题时的一种决策行为习惯。

（3）对组织的影响　　管理信息系统对组织形式的影响主要是扁平化，这也是当代管理组织发展的方向。扁平化就是减少管理的层次，扩大管理的幅度，从而简化管理。扁平化的条件如下：

第一，减少管理层次。此时上级所要面对的下级数量会增加。如果管理模式不做改变，管理者可能会力不从心。

第二，下级主动决策。在扁平化的组织中，下级的主动进取是很重要的。敢于决策，就是在自己权限范围内尽可能做出正确的决策。

第三，协同信息。在业务流程中，下一个活动的需求信息就是对上一个活动的命令。

扁平化组织是一种自适应的组织。自适应创造了复杂性，使得组织越来越复杂，成为复杂系统。组织中的成员主要以横向联系为主，其联系则是按成员数的二次方增长。对于这样复杂的组织，要想控制和运行得好，只有依靠信息。扁平化组织应是信息量充足的组织。

2. 管理信息系统对健康企业传统商业活动的影响   企业数据或信息已经成为一种重要资源，信息系统对传统商业活动产生了重要影响，具体体现在以下几个方面。

（1）社会化的价值创造   随着信息传播方式的改变，健康企业与消费者之间的关系日渐趋向平等、互动、相互影响。目前互联网用户创造的信息和数据已经成为海量数据信息的重要来源。企业通过与网民群体的密切互动，主动引导网民群体参与其业务流程管理中的关键环节，如创意、设计、生产、质量保证、市场推广、销售和客户关系管理等，并根据网民群体的互动反馈来进一步完善产品的优化与创新，实现企业与网民群体的协同发展。以人工智能、大数据为代表的新兴科技逐步被推广和应用，大数据的深度应用对健康企业管理信息系统中数据的采集、存储、检索、分析等提出了各种挑战。健康企业必须充分利用大数据技术的优势来为自身创造价值。

（2）网络化的企业运作   企业的运作及其生态正日益走向网络化和动态化。现代企业的生产管理与商务决策在很大程度上依赖于社会媒体、网民群体、上下游合作企业，以及竞争对手所构成的"网络生态系统"，并逐渐呈现出纵向整合和横向联合的两种新发展趋势。在纵向整合方面，大规模企业群体以供应链为纽带紧密联系起来，分工协作、互利共生，从而实现供应链向价值链和网络生态链的转变；在横向联合方面，网络化商务模式改变了企业组织之间的竞争模式，使得地理上异地分布、组织上平等独立的多个企业，在谈判协商的基础上能够建立密切合作关系，形成动态的"虚拟企业"或"企业联盟"。这种新型组织形式能够实现企业资源的优化、动态组合与优势资源共享。

（3）实时化的市场洞察   健康企业理解市场和洞察需求的能力正日益走向实时化和精准化。快速积累的海量数据或信息为企业营销带来了前所未有的机遇。在网络条件下，企业能够记录或搜集顾客在各个渠道（如社会化、移动化的媒体与渠道）的行为数据，根据消费者行为（如顾客产品感知、品牌参与、产品购买、购买后的口碑和社会互动）的大数据分析，从而设计出高度精准、绩效可高度定量化的营销策略。未来的商业可以精准地根据每一位用户的兴趣与偏好，为他们提供专属的个性化产品和服务。

（4）商业模式创新与机遇   信息时代，企业的价值链在不断延伸的同时，也将在数据的指导下向着更符合客户需求的方向发展。企业的盈利一定要依靠为客户提供更多的价值来实现。在现代数据处理技术下，关于商业模式的内涵也正由经济、运营层次向战略层次延伸，强调商业模式要能在特定的市场上创造可持续竞争优势。大数据技术的发展给商业模式创新带来了机遇，健康企业商业模式变革将围绕数据的获取、存储、分析、使用等过程展开。商业模式创新目标包含产品创新、过程创新、营销创新及组织创新。

第四节　数字经济时代健康企业信息管理创新

一、数字经济和实体经济深度融合的意义

习近平总书记在党的二十大报告中强调："加快发展数字经济，促进数字经济和实体经济深度融合，打造具有国际竞争力的数字产业集群。"发展数字经济是把握新一轮科技革命和产业变革新机遇的战略选择，推动数字经济和实体经济融合发展是推动我国经济高质量发展的重要方面。

推动互联网、大数据、人工智能等同各产业深度融合，对于促进实体经济提质增效升级具有重要意义。

第一，促进数字经济和实体经济深度融合，是推动传统产业转型升级的必然选择。运用互联网、大数据、云计算、人工智能、区块链等技术赋能传统产业，既能提升生产效率，也能提高产品质量，有助于为企业迈向产业中高端打开新空间。把握数字化、网络化、智能化方向，推动健康企业数字化，利用互联网新技术对传统产业进行全方位、全链条的改造，提高全要素生产率，才能更好发挥数字技术对经济发展的放大、叠加、倍增作用。

第二，促进数字经济和实体经济深度融合，也有利于提升产业链供应链韧性和安全水平。数字技术、数字经济可以推动各类资源要素快捷流动、各类市场主体加速融合，帮助市场主体重构组织模式，实现跨界发展，打破时空限制，延伸产业链条，畅通国内外经济循环，从而形成有韧性的产业链供应链。促进数字经济和实体经济深度融合，既能催生健康企业新业态新模式，又能增强产业链供应链稳定性和竞争力。

第三，促进数字经济和实体经济深度融合，不仅能产生商业价值、产业价值，还能产生重要的社会价值。数字技术极大拓展了生产要素流通的空间半径，降低了物流成本，这使得产业链供应链的溢出效应不断显现。

总之，面向未来，协同推进数字产业化和产业数字化，促进数字技术和实体经济深度融合，必能为健康企业高质量发展注入强劲动能。

二、经济时代健康企业发展新趋势

数字经济时代为健康企业提供了新的发展契机，健康企业信息管理呈现出新的发展趋势，即"信息和业务数字化"新方式，主要表现为在云计算、大数据、人工智能等技术不断应用于企业的过程中，基于数字化技术的支持，真正实现了业务与技术的交互。企业可以利用数字技术改变商业模式，并提供创造收入和价值的新机会，它是转向数字业务的过程，即基于同一个底层的数据库，把所有的人、IT（信息技术）系统、自动化系统联通在一起，建立一个"数字化工厂"。

（一）企业竞争新局面——跨界竞争

数字化革命催生新产业时代。工业时代是原有生产要素的组合，而在新产业时代，数字化把原有要素全部更新为数字的价值，出现了新的组合，新组合完全改变了各个产业的空间。

数字技术带来的跨界竞争成为时下热点研究话题。从未涉足这个行业的企业加入该行业时，对这个行业边界的理解是截然不同的，可以从另外一个全新的视角重新审视这个行业市场，并找到适合自己的进入点。

（二）企业合作新机遇——互利共生

数字化时代在拓展了产业边界的同时，也改变了商业竞争的底层逻辑。数字化转型是对传统商业关系进行重构的过程，重构之后的新型商业关系形态重新定义了企业 – 产品 – 用户的市场角色，代表着更强连接、更加紧密、更多交互、更多维度的价值创造模式，也成为企业在数字化革命中赢得竞争优势的关键所在。

为了更好地面对数字经济时代所带来的管理方面的挑战，把握住市场方面的机遇，处理好生产要素变化这一局面，在企业管理过程中，要及时地调整企业战略措施，结合数字科技的应用，重新规划企业资源配置和业务流程。同时，需要合理配置新的人员，以达到可以快速响应市场对于产品和服务需求的变化，降低其对企业生产力的影响。

三、数字科技在健康企业管理变革中的应用

（一）大数据技术与管理变革

1. 大数据信息 4V 数据化变革　其一，海量数据化（volume）。移动互联网技术下，大数据作为信息采集、储存、整理的数据中心，提供社会生产生活各领域的海量数据资源。其二，数据传输多样化（variety）。大数据中心出现，原本点对点的数据传输方式得到创新发展，点对面、面对面的数据传输方式多样化发展。其三，数据处理高效化（velocity）。大数据作为全面的、多样化信息集结结构，可以实现市场供需信息的全面识别，提供充分处理的准确数据。其四，数据价值化（value）。大数据的信息全面渗透到社会生活和企业生产的各个层面，数据成为社会价值创造的新生产要素，数据信息实现了价值赋能的数据化发展。

2. 企业管理的数据化决策变革　在数字化经济时代，健康企业要想达成企业的长期发展目标、提升市场竞争力，就要进行契合数字经济时代特征的管理变革。这种数据化的管理决策新方式其实是对于有效信息沟通渠道下企业决策实践的应用，有助于决策实践向及时反馈、调整的科学决策管理转化。

首先，从企业组织内环境变化上来说，大数据实现了企业信息渠道的构建和有效沟通，员工与领导沟通渠道的优化便于重要信息在企业中的真实传递，企业管理凝聚力显著增强，跨部门、联合生产的组织管理决策新方式出现。

其次，就企业外延发展来看，市场信息从多元大数据中心网状扩散，企业作为多数据中心的一个节点，基于数据网络的信息流动实现了对行业现状和主要竞争对手发展动向数据的及时掌握，进行全面市场认知的数据化管理决策调研和科学的决策调整，且企业市场敏感度随数字技术的进步不断提高，数据作为新生产要素渗透到企业生产各个方面，数据化决策成为企业发展决策的主要方式，推动企业管理方式的变革。

因此，大数据技术应用推动健康企业管理变革的重点在于，大数据技术使信息数据全面

渗透到企业管理中，企业竞争的实质转变为对数据资源的竞逐，以数据使用为核心的数字技术发展成为企业制定发展战略关键因素之一。要实现企业对时代发展的适应，还要实现科学的企业数据信息管理。同时，数字信息在企业价值创造流程中，表明企业管理变革的方向是实现企业对大数据超体量、多元化信息数据的及时处理、传递。也就是说，大数据下的决策数据化管理变革有助于健康企业融入动态经济，提高企业环境适应性，以科学的决策指导企业核心竞争力培育，实现数字经济时代下数据技术快速迭代的企业长期稳定发展。

（二）区块链技术与管理变革

1. 区块链推动企业管理变革逻辑　　一般来说，区块链推动健康企业管理变革的总体逻辑表现为通过区块链技术应用实现信息数据价值赋能，并基于数据链化的企业内外部数据价值互联，实现数据价值赋能的价值创造模式变革，推动企业管理变革发展。

区块链推动管理变革的逻辑包含三个层次的理解。

其一，区块链实现企业组织架构变革。为实现组织规模效益，企业一直通过构建科层组织进行企业管理，而科层组织发展在一定程度上束缚了企业生产效率的提升，对企业内外部环境变化敏感度降低，这就意味着科层组织架构的企业发展难以适应数字化经济时代。区块链技术应用于企业管理后，弱中心化、信息公开和不可篡改特点的组织内沟通渠道建立，使得企业组织架构趋于向扁平化、柔性的科学组织架构变革。

其二，区块链实现企业盈利模式变革。区块链技术可以实现交易信息及时、企业间竞争交易模式简化，为实现企业极大化价值创造提供有效数据信息支持，而企业盈利模式作为企业价值创造过程的结果，随着区块链数据应用技术的发展，在企业深入渗透，向共享化、协同化盈利方式转变。

其三，区块链推动企业管理变革。数字化时代的企业发展是多要素整合下价值创造的结果，即需要全方位、综合化协同企业资源实现数字化转型发展。区块链技术的应用为企业资源协同提供技术支持，在弱中心化的数据处理下，企业实现对企业资源的具体化利用及有效划分，实现企业资源和管理目标的精准匹配，提供企业管理优化路径。同时，广泛使用的数据作为资源协调的载体，亦实现了企业价值创造和数据价值再赋能发展，即实现了企业生产、制造多层次的企业价值创造创新，推动整体的企业管理变革。

2. 数据要素再赋能价值创造　　对数据赋能价值创造要从企业管理层次进行多元化理解，下面从企业管理的四个方面介绍数据赋能的企业价值创造。

一是以数据驱动的决策价值创造，通过对市场竞争数据充分收集，进行全面化市场调查与预测，进行数据驱动的科学化企业决策，充分实现决策价值。

二是以数据驱动的流程价值创造，区块链技术实现企业闭环发展，利用企业内部高效沟通渠道，企业生产同市场需求精准结合，促进企业生产流程优化和流程价值创造。

三是以数据驱动的产品价值创造，企业生产设计的市场需求信息及时获取，数据要素实现了需求信息分类的个性化产品价值。

四是以数据驱动的技术价值创造，本质上是数据要素的使用，驱动企业创新的实现，而创新的实现是数字化时代企业管理价值创造的集成结果，进而推动管理变革。

（三）人工智能与管理变革

1. 人工智能与企业管理联结　　目前，人工智能作为数字化时代技术发展的重要技术创新

NOTE

方向，其影响范围涵盖机器学习、心理学、哲学、认知科学、生物学、信息学等多个学科领域，就企业管理层面来看，人工智能技术实现了技术与企业管理的联结。

数字化时代的数字技术与企业数据信息系统互联，开启智能制造新时代，改变了企业管理的决策环境，企业智能化信息处理技术的发展实现了企业对数据资源利用效率的提升，即通过人工智能技术在企业的应用，强化了企业环境感知敏感性，提高了企业管理决策能力和效率。人工智能作为一种企业或企业的管理者拥有的应用技术，带来了更为便捷、科学、综合的企业管理、价值创造的实践。以人工智能为平台的企业管理实现了管理层面的智能化发展，人工智能技术作为连结数字化技术和企业管理的重要技术，推动着企业管理层的智能化变革和优化。

2. 健康企业制造管理智能化变革   在健康企业生产制造过程中，传统企业管理信息沟通、资源调配的固有劣势严重制约了企业数字化发展和企业核心竞争力的实现。随着数字化时代人工智能技术的广泛使用，企业管理智能化成为企业管理变革主趋势，即实现人工智能技术下，企业管理协同发挥人类智能、人工智能、组织智能及社会智能多元主体的深度学习能力，实现企业智能化管理变革，以适应动态经济环境。而人工智能技术的发展和应用对企业管理的影响，主要体现在其促进了智能化企业制造管理变革。

事实上，人工智能正在引领健康企业管理变革，变革逻辑：通过智能感知技术实现精准需求预测，实现供需匹配的企业生产，提升企业制造运营、生产能力，实现无人化、智能企业制造管理发展。

目前，人工智能助力智能制造的典型场景主要有三类。

一是人工智能助力产品智能制造。人工智能技术对企业产品生产进行智能化分析，智能化实现产品技术创新，如智能芯片、AI 产品等。

二是人工智能助力服务产品智能发展。人工智能技术为健康企业提供更为精准的增值服务，助力实时、精准的广告信息传递的企业市场营销流程的实现，并基于实时监测、管理和风险预警技术，实现智能技术支持的产品售后维护等，实现健康企业智能化发展。

三是人工智能助力智能化生产。嵌入企业生产流程各个环节的人工智能技术，实现了机器多流程、复杂生产线的智慧识别，智能生产供应链的形成实现了生产效率、企业智能生产力的提升。而不论是产品智能制造、智能化服务，还是智能生产，都是企业生产管理的重要组成部分，人工智能技术实现的企业生产流程的智能化发展，也就是人工智能推动企业管理变革的典型举措。

数字经济的关键生产要素是数字化的知识与信息，核心驱动力为数字技术创新，重要载体是现代信息网络。把数字技术与实体经济进行进一步融合，可以使传统产业数字化和智能化水平不断提高，快速构建健康企业新型治理模式。

健康企业不断加大数字技术在工作中的应用，企业业务环境的数字化和工作内容的数字化，迫使健康企业必须提高对数据的管理应用和分析能力。企业增加数据要素投入，有助于降低管理成本，提高资源配置效率和市场竞争力，助力健康企业高质量发展，推动健康企业迈向新一代智能化发展阶段。

健康企业管理变革是为了企业可以更好地适应新环境、迎接新挑战而做的准备工作。在环境变化中做好管理变革是一个企业的核心能力，它可以让健康企业在时代变革的潮流中基业长青。

案例分析一

JD 打造"一网四平台"全方位数字化服务体系

近年来，随着大数据、云计算、人工智能技术的快速发展和广泛应用，数字经济愈发成为推动经济高质量发展的新动能。

2023 年初，JD 针对企业客户打造了"一网四平台"的全新数字化服务模式。其中，"一网"是 JD 联合政府、合作伙伴等发起"满天星计划"，打造了全国性的数字化中小企业服务网络；"四平台"是在满足企业数字化采购服务基础上，建设了"人才融通平台""数字化服务平台""创新协作平台""资讯智联平台"四类服务阵地。通过"一网四平台"，JD 形成了全方位深度服务企业客户的能力，打造了专业、敏捷、高效、智能的客户服务体系，实现了由采购平台向综合企业服务平台的升级转型。

JD 从生产、运营、服务等环节入手，通过"补链、强链、固链"举措提升企业的供应链韧性。在生产端，JD 通过输出大数据能力，帮助商家缩短新品研发周期，优化生产，降低周转成本和库存风险，管控产品质量，保证商家生产端能够精准、高效地运转。在经营和服务端，JD 通过数字化经营"锦囊"，为商家提供流量、资金、工具、服务等权益。

思考：党的二十大报告提出，坚持把发展经济的着力点放在实体经济上，也强调加快发展数字经济，促进数字经济和实体经济深度融合。2023 年中国经济笃定信心，稳中求进。在数字经济和实体经济深度融合方面，JD 集团有哪些战略举措？

资料来源：打造"一网四平台"服务模式 助力企业客户数字化升级，新浪新闻，2023 年 3 月 13 日。

案例分析二

中医药大数据与人工智能快速发展

"十四五"时期是信息化创新引领中医药高质量发展的重要机遇期。但中医药信息化发展不平衡、不协调、不深入等问题还比较突出，与数字中国、中医药传承创新发展、全民健康信息化要求存在较大差距，基础设施、数据应用等方面存在较大短板弱项。

由于人口老龄化、慢性病高速增长、医疗资源供需失衡，以及地域分配不均衡，当前社会发展形势对医疗卫生服务提出了新的要求，使得当前医疗企业亟待改变运营方式，不断探索医疗智能化转型。中医结合人工智能、大数据则可以在基层发挥巨大优势，通过中医人工智能软硬件结合，赋能基层，可最大程度帮助中医在基层真正达到可及性和可得性，解决基层医疗资源分布不平衡的实际需求，逐步形成技术合成－数据管理－专业研究－服务链接－教育培训"五位一体"的中医四诊智能化平台，从而赋能基层医生，推动中医全面现代化发展，为"健康中国"构筑坚实基础。

1. "信息技术＋医疗健康"的深度融合　依据国家智慧医疗发展战略需求，"信息技术＋医疗健康"的深度融合，为推行中医智慧医疗提供了良好的外部环境，大数据的快速发展将会导致越来越多的 IT 基础设施建立在一个数据平台上，即使用人工智能改进流程自动化和科学决策。

国家中医药管理局在《"十四五"中医药信息化发展规划》中指出，到 2025 年，基本建成与中医药管理体制相适应、符合中医药自身发展规律、与医疗健康融合协同的中医药信息化体系；完成中医药政务信息化网络建设，实现省级中医药管理部门互联互通；中医医疗智慧化水平明显提升，加强全民健康保障信息化工程中医药业务平台应用及完善，鼓励各级中医医疗机构规范接入区域全民健康信息平台，探索构建与区域全民健康信息平台互联互通的中医药信息平台，畅通数据共享通道，增强数据管理和应用能力。

2. 采用智能化、集成化和移动化的中医诊疗体系　在医院、社区和家庭，通过远程互联网大数据来对接居家养老、慢病管理、医疗信息化、辅助决策、中医治疗等医疗服务。智能中医可穿戴设备将赋能健康管理模式。一是智能医学检测和可穿戴式设备，包括中医四诊、经络检测等；二是中医工程与医学大数据挖掘，比如中医专家系统、中医专家知识图谱、活态传承等；三是智能医学信息处理与中医服务机器人，以打造推拿机器人和艾灸机器人为主；四是智能医学康复设备的制造。

（1）中医"望闻问切"智能诊疗。由于受到时空限制，传统的中医诊疗过程必须当面完成，且不同医师对同一病例的诊断可能有较大差异，但"互联网＋云端远程医疗"的智能穿戴设备可以快速捕捉物联网远程体征，对病情做出更加精准的判断。目前，已应用于多个场景，如街道社区健康管理、连锁药店客户体质检测、康养机构慢病调理、中医养生等。

（2）实现中医经络智能可视化。在传统的中医诊疗形式上，例如针灸，利用筋膜的三维重建，可以清晰地看到整个筋膜的结构，包括骨折的部位、神经损伤的部位等。

（3）构建中医药语义智能网络与中医药现代知识体系。中医药的长远健康发展，不仅需要智能医疗体系的构建和智能穿戴设备的应用，更需要以底层的中医药现代知识体系为抓手进行智能升级。中医药现代知识来源多样、多模态，其知识体系是动态变化的，而以现有的中医药术语标准等为基础，构建中医药术语数据库和语义智能理解原型平台，在中医文献中挖掘中医基本术语，可以为中医药基础术语框架研究和中医药术语的内涵外延及定义研究提供数据支撑。

大数据不仅可以应用在中医药的医疗体系中，还快速高效地满足政府部门需求和社会公众需求。智慧医疗需要数据和智能来构筑每一个环节，通过业务上的智能化、资源上的功能化，以及服务上的人性化，实现业务管理与业务数据双向联动的建设目标和应用场景落地。中医药行业大数据与人工智能的快速发展，必将促进对未来智慧医疗体系的构建，推动中医药行业数字化发展进程，共同促进智慧医疗的实现。

资料来源：网络。

思考：请结合国家智慧医疗发展战略和《"十四五"中医药信息化发展规划》相关内容，详细谈谈中医药大数据和人工智能在推动中医智慧医疗、数字化发展进程中有哪些思考和实践。

本章小结

本章首先介绍了信息、数据、知识的定义和它们之间的相互关系，详细分析了信息是经过加工后的数据，它能对接收者的行为产生影响，对接收者的决策具有价值。其次，重点阐述了管理信息的作用，它是对企业生产经营活动中收集的数据经过加工处理，给予分析解释、明确意义后，对企业经营管理活动产生影响的数据。再次，重点介绍了管理信息系统通过处理管理信息，支持企业高层决策、中层控制及基层运作管理，能为管理决策提供信息服务。最后，着重分析了数字经济时代对健康企业发展的影响，以及健康企业发展的机遇、挑战与创新。

思考题

1. 什么是数据？什么是信息？什么是知识？三者之间有何区别？
2. 什么是管理信息系统？管理信息系统的特点和功能是什么？
3. 管理信息系统对健康企业管理实践的影响是什么？
4. 数字经济时代，健康企业信息管理创新包括哪些内容？

NOTE

扫一扫，查阅本章数字资源，含PPT等

第十章　健康企业市场营销管理

【学习要求】

1. 掌握市场营销的概念和目标市场营销战略类型；掌握市场细分的概念、产品生命周期的概念、产品组合策略、健康企业服务营销组合策略。

2. 熟悉市场细分的标准、产品生命周期各阶段的特点和营销策略、服务营销三角形。

3. 了解市场营销观念的演变和市场细分的原则、服务营销与传统营销的区别。

案例导入

良好的营销策略助力产品发展

咽喉药市场品牌众多，竞争激烈。GL药业针对市场现有的产品形式，深入调研咽喉疾病患者的需求后发现，很多症状不严重的患者并不喜欢用药。基于此，GL药业不断推出新的产品来满足不同程度咽喉问题的不同需求，降低了咽炎产品尝试门槛的同时，也全面解决了咽喉问题。针对不同的消费群体和差异化需求，GL药业陆续推出了清喉利咽颗粒、好爽润喉糖、咽炎片、复方青橄榄利咽含片、菁韵含片、草本糖润喉糖等产品，其中MYSN清喉利咽颗粒被中国非处方药物协会评为"中国重点类别非处方药"。GL药业的营销方式紧跟时代步伐，通过线上线下双渠道营销的方式吸引更多的消费者，其中包括直播带货、网络平台互动等。在很多同类竞争产品降低广告投入的情况下，GL药业在网络媒体和传统媒体上加大了广告投入，树立和强化品牌形象，使之专业权威的形象深入消费者内心。GL药业通过市场细分战略和有效的营销组合策略，使其MYSN品牌产品在咽喉药市场一直处于领头羊的位置，并被评为"最受消费者欢迎之消费者值得信赖品牌"及"店员推荐率最高品牌"。

资料来源：摘自该产品官方网站。

党的二十大报告提出，人民健康是民族昌盛和国家强盛的重要标志。把保障人民健康放在优先发展的战略位置，完善人民健康促进政策。深入开展健康中国行动和爱国卫生运动，倡导文明健康生活方式。随着我国人民生活水平提高所带来的消费理念变化升级，越来越多的消费者愿意为自己的身体健康付出更多的花费。如何能够在激烈的健康产业竞争中脱颖而出，占领更多市场，是很多健康企业需要面对的问题。因此，健康企业的市场营销对企业发展起着至关重要的作用，其中系统的营销策略和管理方式能够为健康企业的成功提供强有力的支撑。

第一节 现代市场营销理论概述

一、市场的概念及构成要素

（一）市场的概念

市场是现有的和潜在的购买者合集，这些购买者共同的某个需要或欲望能通过交换关系得以满足。市场的发展本质上是一个由消费者（买方）决定，而由生产者（卖方）推动的动态过程。通常来说，组成市场的双方中，买方需求是决定性的。

（二）市场的三要素

市场的三要素，是指客户、购买欲望和购买力。三者缺一不可，在三者的共同作用下才能形成市场。客户直接决定着市场的大小；购买欲望是指人们对某种商品有了欲望和需求，才有可能促成购买和消费；购买力是指客户有经济能力购买产品。如果只有购买欲望而没有购买能力，也不可能形成交换，无法促成消费和购买。

$$市场 = 客户 + 购买欲望 + 购买力$$

很多企业在判断某一产品是否有市场时，往往通过这三个要素进行考量。例如，很多国内企业都很青睐于开发并销售中老年人使用的保健食品或药品，其原因往往是这类产品不但有庞大的消费者群体，同时这类消费者群体对自身健康又十分重视，会有强烈的购买欲望，并且拥有一定的积蓄，具备一定的购买力。

二、市场营销的定义及相关概念

（一）市场营销的定义

根据菲利普·科特勒（Philip Kotler，1937—）的观点，市场营销是一个社会过程，在这个过程中，个人和团体可以通过创造、提供和与他人自由交换有价值的产品与服务，来获得他们的所需所求。

（二）市场营销的核心概念

1. 需要、欲望和需求 人的需要是市场营销的基础。需要是指人们对于生存与发展的基本要求。欲望是指想得到基本需要的具体满足物的愿望。需求是指人们有能力购买并且愿意购买某个具体产品的欲望。

2. 效用、费用与价值 效用是指消费者对能满足其需要与欲望的产品所做出的有效性综合评价。费用是消费者在为获得某种效用而必须支付的成本，其中还包括消费者所付出的货币成本、时间成本、体力成本和精神成本。价值是指效用与费用的比较。费用越低，效用越高，则价值越大，消费者的满意程度则会越高，反之则会影响消费者对产品的满意程度。健康企业需要不断地提高效用与费用的比值，在这两方面多努力，以期使更多消费者满意，为企业带来更好的收益。

3. 产品或服务   是指能够给市场提供的用来满足人们需要和欲望的任何事物，其价值在于满足人们的欲望。产品作为服务的载体，可以是有形的，也可以是无形的。无论是哪种形态，健康企业都要"两手抓、两手都要硬"，做到让消费者满意。

4. 交换和交易   交换是指从他人之处取得所需之物，并以自己的某种东西作为回报的行为。交换是市场营销的核心。交换作为一种过程，如果双方对于此交换达成了协议，那么我们就称为发生了交易。例如，消费者用 1000 元购买了某项健康体检服务，这就是典型的货币交易。

三、市场营销观念的演进

随着社会经济的发展、市场的演进、市场环境的变迁，市场营销学观念也在不断地变化。变化的趋势基本是从以企业为中心的观念，转变为以消费者为中心的观念，再转变为以社会利益为中心的观念。

（一）以企业为中心的市场营销管理观念

这种营销活动的观念是基于将企业利益作为市场营销的最终追求和终极目标这一指导理念，包括生产观念、产品观念和推销观念等。

1. 生产观念   这种观念重视生产，轻视市场。这种观念盛行于市场需求旺盛，社会产品供应能力相对不足的情况。持有这样观念的企业往往会认为消费者可以接受任何他能买到并买得起的产品。企业的管理核心就是如何提高生产效率并扩大市场范围，增加产量，降低成本。

2. 产品观念   在企业具备较强的产品创新能力，同时产品的替代品较少，且消费者有强烈的欲望寻求高质量、有差异产品的情况下，企业则更加重视产品而忽视市场。与生产观念一样，产品观念也是以产定销的观念。

3. 推销观念   持有推销观念的企业认为，推销的效果决定了产品的销量。企业的管理核心就是积极销售和扩大推广。这种观念往往适合于市场供过于求、市场竞争激烈，或消费者有购买惰性或抗拒心理的情况下。虽然与前两者观念没有本质的变化，都是建立在以企业为中心的基础上，但推销观念的可取之处在于，企业开始重视开发潜在的客户，重视客户的拓展。

（二）以消费者为中心的市场营销管理观念

以消费者为中心的观念又称为市场营销观念，这是一种客户至上的观念。这种观念更加重视满足客户的需求。其主要的出发点是客户需要什么产品，我们就提供什么产品。企业的管理核心主要是围绕消费者，开始展开市场调研，根据市场和企业自身条件确定目标市场，针对目标市场和自身产品定位组织产品的研发与生产。企业力争能够比竞争对手更好地满足客户需求。与上述观念相比，以消费者为中心的观念更加重视产品、价格、分销渠道，以及促销这四项要素的整体协同。这种观点不是以扩大消费者需求获取利润为目标，而是以满足消费者需求创造利润为目标。重点是倾向于以客户为导向，重视整体营销并追求客户的满意。

（三）以社会利益为中心的市场营销管理观念

全球环境破坏、资源短缺、人口爆炸等问题日益严重，要求企业顾及消费者的整体利益与整个社会的长远利益。党的二十大报告指出："我们坚持绿水青山就是金山银山的理念，坚持山水林田湖草沙一体化保护和系统治理，全方位、全地域、全过程加强生态环境保护，生态文明制度体系更加健全，污染防治攻坚向纵深推进，绿色、循环、低碳发展迈出坚实步伐，生

NOTE

态环境保护发生历史性、转折性、全局性变化，我们的祖国天更蓝、山更绿、水更清。"

企业在追求经济利益的同时，也要兼顾社会利益。因此，市场营销学界提出了一系列的新观念，如人类观念（human concept）、理智消费观念（intelligent consumption concept）、生态准则观念（ecological imperative concept）。其共同点认为企业生产经营不仅要考虑消费者需要，还要考虑消费者和整个社会的长远利益，这一观念被称为社会营销观念（social marketing concept）。在此观念要求下，企业任务包括确定目标市场的需要、欲望和利益，比竞争者更有效地使客户满意，同时维护与增进消费者及社会的福利。社会营销观念是对市场营销观念的进一步完善发展。与传统的市场营销观念相比，社会营销观念具有以下特点：在继续坚持通过满足消费者和用户需求及欲望而获取利润的同时，更加合理地兼顾消费者和用户的眼前利益与长远利益，更加周密地考虑如何解决满足消费者需求与社会公众利益之间的矛盾。

第二节　目标市场战略

在现代市场营销理论中，市场细分（market segmenting）、目标市场（market targeting）、市场定位（market positioning）是构成企业市场战略的核心三要素，被称为 STP 营销。为了能够制定有效的市场战略，企业需要充分考虑这三项要素。

一、目标市场细分

（一）市场细分的概念

市场细分（market segmentation）是指企业通过市场调研，根据消费者差异性的需求和欲望、购买行为、购买习惯，将市场划分成若干消费者群体的市场分类过程。需求相同或类似的消费者则构成了一个细分市场。例如，根据性别可以将健康产品分为男性和女性；根据年龄可以将健康产品分为婴幼儿、儿童、青少年、青年、中年、老年；根据质量和价格可以将健康产品分为高档、中档、低档。市场细分是企业寻找市场机会的利器，健康企业通过分析和比较不同细分市场中竞争者的营销策略，去开发那些消费者需求与欲望尚未得到满足的市场。同时，结合自身条件制定出最佳的市场营销策略，在激烈竞争的"红海"市场中找到"蓝海"。

如我国庞大的保健食品市场，一直是众多食品、药品企业争夺的领域，市面上的健康保健食品更是数不胜数。但是在众多的企业中，没有哪个企业能够独占整个市场。保健食品企业通常依据消费者的性别、年龄、体质等要素进行细分，结合企业实力和产品特色，占据细分市场一定份额。

（二）市场细分的标准

产生消费者需求差异性的因素构成了市场细分的标准，也称之为市场细分的变量。这些变量主要分为以下几种。

1. 地理因素　按照消费者所在不同地理位置将健康产品市场进行划分，与其他因素相比，地理因素相对稳定，同时也更好分析，其中包括地形、气候、行政区域、城镇、交通等。由于同一区域的消费者消费偏好或消费需求有一定的相似性，因此，不同区域的消费倾向有明显的差异。

2. 人口因素　按照人口特征进行细分，包括性别、年龄、收入、家庭生命周期、职业、文化程度、民族、宗教信仰等因素。根据市场构成的三要素，人是市场中最重要的因素，没有人这一因素，营销无从谈起。也正是因为人口，才有了千差万别的差异性需求。

3. 心理因素　在地理因素和人口因素都相同的基础上，消费者仍然有着不同的消费行为和消费习惯，造成这种差异的重要因素是消费者不同的心理。心理因素主要包括消费者的个性、生活方式、社会阶层、动机、价值取向、对待商品或服务的感受或偏爱、对待价格的敏感度，以及对待商家促销时的态度等。

4. 购买行为因素　按照消费者的购买行为细分市场，其中包括消费者的购买习惯、使用产品的数量和使用频率、追求利益等。

二、目标市场选择

（一）目标市场的含义

目标市场是指企业对市场细分后，经过对每个细分市场的评估，结合自身实际情况，企业所打算进入的细分市场，或者企业计划满足的、具有某种需求的特定的客户群体。

（二）选择目标市场营销战略的条件

1. 健康企业的实力　健康企业的实力主要指健康企业的人力资源、生产、技术、资金、设备等方面力量的总和。换言之，就是企业选择的目标市场是企业自身实力所允许的并且能够发挥自身优势的领域。如果企业自身不具备相应的实力，或无法发挥自身优势，则很难在目标市场获得一席之地。

2. 市场竞争状况　对于健康企业所要进入的目标市场，应该是竞争强度较小，甚至是当前还没有竞争对手的细分目标市场。如果竞争情况比较激烈，竞争的企业实力都比较雄厚，那么企业一旦进入后，就要付出昂贵的代价。

3. 健康产品状况　健康企业所投放的目标健康产品最好是具有差异性的产品，这样能够获得更多的竞争优势和利润。如果投放产品与竞争对手产品同质性较高，那么就会失去竞争优势，无法获得更多的利润。

4. 目标市场潜量　目标市场潜量是在选定的目标市场中，当营销支出达到极限时，市场需求所能够达到的极限。对健康企业来说，目标市场潜量的分析十分重要，如果该市场狭小，没有发掘潜力，则企业进入后没有长久稳定的预期回报。所以这一潜量不单纯指当前的消费需求，也包括潜在的未来需求。长远来看，消费者的潜在需求对企业更具有吸引力。

5. 健康产品的生命周期　健康产品的生命周期分为引入期、成长期、成熟期、衰退期四个阶段。健康企业投放的健康产品所处的生命阶段不同，所选择的市场战略也会有所不同。

（三）目标市场战略类型

1. 无差异性市场营销战略　也称为无选择性市场营销战略。这是指健康企业把整个健康市场作为一个目标市场，着力寻求消费者需求的相同之处，忽略细分市场的差异。通过向市场推出一种产品并制定单一的营销策略，以迎合市场上的多数消费者。在当前激烈的市场竞争中，需要谨慎采取无差异性营销策略，单纯地通过一种产品或者品牌来满足所有的消费者变得越来越难。当产品遇到目标市场更加明确的同质化产品时，其竞争则困难重重，因为目标更加明确的产品能够更好地满足特定的目标群体或者补缺市场中的需求。例如，在补钙的药品、保健食品市场，很多原有的产品只是单一地强调补钙的功效，通过一种产品满足各类不同群体。随着竞争的日益激烈，补钙产品的市场竞争趋于白热化，很多企业纷纷将自家产品重新定位，推出了包括少儿、中老年等不同群体的补钙产品。

无差异性目标市场营销战略一般适用于以下几种情况：①市场同质性高，即市场需求差异性很小，甚至可以忽略不计。②产品处在引入期，即产品在生命周期中处于导入或引入阶段。③卖方市场，即此时市场处于供不应求的状态。

2. 差异性市场营销战略　这是一种以市场细分为基础的目标市场营销战略。采取这种战略的经营者，把产品的整体市场划分为若干个细分市场，从中选择几个细分市场作为目标市场，分别制定不同的市场营销战略，提供有差别的产品和服务，开展有针对性的营销活动。差异性的竞争策略一般适用于以下几种情况：

（1）企业实力雄厚　从资金、技术到销售渠道，企业都有一定实力，可以同时采取两种甚至更多的营销战略，进而能够更好地满足市场需要。

（2）市场竞争激烈　当细分市场竞争非常激烈时，为了能够获取更多的消费群体，需要通过采取多种营销手段吸引更多的消费者购买产品。

3. 集中性市场营销战略　指健康企业集中力量进入一个或几个细分市场，为该市场开发特定的产品，制定周密的市场营销方案，争取在较小的细分市场中获取较大市场份额。集中性市场营销战略一般适用于以下几种情况：①企业实力和资源有限，无法覆盖较多的细分市场。②市场竞争激烈，产品细分市场较多，需要从中寻找有利可图的机会。

三、市场定位

（一）市场定位的含义

如何在众多的竞争对手中突出自己的个性和特色，使健康企业的产品在激烈的竞争中处于有利位置，是市场竞争中所有健康企业都不得不面对的问题，通过市场定位，可以很好地解决这一问题。

市场定位这一概念是由艾·里斯（AL Ries，1926—2022）和杰克·特劳特（Jack Trout，1935—2017）在1972年提出的，也称为"营销定位"。市场定位的本质是树立或改变消费者对产品的认知，在消费者心中确立独特的位置，从而使该产品成功地扎根于消费者心中，使消费者将该产品与其特有的定位自然地联系起来。例如，在激烈的养生保健药品市场竞争中，云南PLYHYY集团股份有限公司开创和发展了"排毒养生理论"，第一次将排毒和养颜的概念相结合，推出了排毒养颜胶囊。实际上这就是一种定位，此定位成功地将产品特性固定在了消费者的心中，能够让消费者将产品与排毒养颜这一概念联系在一起。

（二）健康企业市场定位方式

健康企业市场定位方式主要是针对目标消费者，如何创造性地将自身产品概念和特性根植于消费者心中。健康企业市场定位方式主要包括产品的利益定位、用途定位、价格和质量定位、使用者定位、产品特征定位等。

1. 利益定位　利益定位主要是指将产品与消费者所追求的某种利益相联系的定位方法。主要包括功能性利益、情感性利益和自我表现利益。

大多数的保健食品都是以提高免疫力、抗衰老等功能性利益为诉求的。很多儿童类的药物都是满足父母关心孩子这一情感性的利益诉求。例如，XKH 药业的广告语"XKH 课堂开课了，孩子感冒老不好，多半是肺热"，这就充分体现了当孩子生病时，家长对孩子的关切，符合家长情感性的利益诉求。

2. 用途定位　强调用途是设计定位的一种有效手段，是将产品预期用途，应用的情况或使用的场合相联系的定位方法。例如，很多牙膏厂家在广告营销时，经常将自身产品定位于用途上。有的牙膏主要用于去祛牙齿上的烟渍，有的用于清新口气，有的用于治疗口腔溃疡或牙龈出血，这些都是用途定位。

3. 价格和质量定位　很多健康企业为了让消费者更加清晰明了地了解自身产品特点，通过产品的调节和产品的质量控制，在消费者心中树立自己特有的形象。例如，一些康养企业往往将高价格和高服务质量作为定位的方式，在消费者心中树立起高端的形象。

4. 使用者定位　指健康企业通过明确指出其产品使用者，并借助使用者代表进行劝说，将产品的使用者与产品联系起来，使其固化在消费者心中的定位方式。某老人鞋品牌邀请比较适龄的影视演员进行代言，关注老年人的穿鞋问题，使其专做老人鞋的品牌形象成功地根植在消费者心中。

5. 产品特征定位　是指产品策划需要回归产品本身，着重从产品本身的特色寻找真正的利益点。从产品属性、特征等方面定位，可以使消费者产生特殊偏好，从而赢得市场。TT 药业专为妇女提供药品，定位女性健康，从而取得了成功。

（三）市场定位策略

1. 领导者定位策略　领导者定位的目标是宣传突出自己的与众不同，在某些有价值的产品属性上取得领先地位；企业在目标市场上树立明显区别于竞争对手的新产品或服务；争取在消费者心中树立同品类商品第一的概念。

例如，某医药企业生产的健胃消食片，在广告宣传中将自己的产品定位于由日常食品制成的治疗胃部不适的药物，成功地打开了营销局面，避开了市场上激烈的胃药产品竞争。

2. 跟随者策略　企业通常会以模仿竞争对手先前的创新产品或经营模式为立足点，力求占领部分市场。作为市场跟随者，可以学习领导者的经验，模仿或改善领导者的产品或营销方案，其投资额通常较低。市场跟随者的目标：①保持现有的客户，并争取一定数量的新客户。②设法给自己的目标市场带来某些特有的利益。③尽力降低成本，并保持较高的产品和服务质量。

3. 填补定位策略　又称为避强定位策略或补缺式定位策略。将其位置确定于市场上的某个"空白点"，并开发、销售某种在这一空白市场中还没有的、不具备特色优势的产品。补缺者关注的市场主要具备如下特点：①有足够的市场潜力和购买力。②利润有增长潜力。③对主要竞争者不具有吸引力。④企业具备占有此补缺所必要的资源和能力。⑤企业既有的信誉足以对抗竞争者。

在 RC 肛泰上市前，市面上已有痔疮栓、痔疮膏、化痔丸、槐角丸等肛门直接给药的产品，但 RC 制药在消费者调研后发现，栓剂用药后易产生便意感而被排泄掉，致使药物不持久，患者不能得到持续治疗，也导致了药物的浪费。为了满足患者的治疗需求，RC 制药研发了肛泰。它根据中医脐疗原理，采用透皮技术，贴肚脐治疗痔疮，避免了栓剂、膏剂肛门直接给药的弊端——容易被排泄而产生药物浪费。一天贴一片，24 小时持续有效地治疗。它用药方便，随时随地可用药，在痔疮发作时，将药片往肚脐上一贴即可，不需忍痛回家用药。这一产品的推出成功，使其在已有的市场中找到了属于自己的一席之地。

第三节　市场营销基本策略

一、产品策略

（一）健康产品的整体概念

健康产品概念具有非常广泛的外延和丰富的内涵。健康产品一般是指通过交换提供给市场的、能满足消费者或用户某一健康需要和欲望的任何有形物品和无形的服务。有形物品包括产品实体及其品质、款式、特色、品牌和包装等。无形服务包括可以给客户提供的心理满足感、信任感、各种售后支持和服务保证。健康产品的整体概念主要包括五个层次，即核心产品、形式产品、期望产品、延伸产品和潜在产品。这五个层次的有机组合，共同构成了健康产品的整体概念。

（二）产品组合策略

党的二十大报告指出：到 2035 年，我们将实现教育强国、科技强国、人才强国、文化强国、体育强国、健康中国的目标。因此，大健康企业要为消费者提供更加全面的健康产品，不断变换调整自身产品组合，以期满足消费者的多样化需求。

1. 健康产品组合概念　健康产品组合是指一个健康企业提供给市场的全部产品线和产品项目的组合或结构，即健康企业的业务经营范围。产品线的组合包括四个衡量变量：宽度、长度、深度和关联度。产品组合策略的调整主要指扩大产品线组合、缩减产品线组合和产品线延伸策略。

2. 扩大产品线组合

（1）开拓产品组合的宽度　在原产品组合的基础上增加产品线，扩展企业的经营领域，采取多样化经营的战略。减少对某些单一产品的依赖，降低企业的风险。例如，某医药企业原来只生产和销售儿童药物，为了更好地提高收益，推出了儿童的保健食品和饮品。

（2）增加产品组合的长度　使产品的覆盖范围更广泛，成为产品线更加全面的企业。例如，某健康企业原来只推出针对老年人的康养一体项目，当前又推出了针对年轻人的康养加旅游项目，做到了产品线的延长。

（3）加强产品组合的深度　在原有产品基础上增加新的产品项目，占领同类产品更多的细分市场，满足更广泛的市场需求，增强行业竞争力。

3. 缩减产品线组合　当市场需求比较旺盛，经营情况向好时，较长或较宽的产品组合能够为健康企业带来更多的利润。但是在市场不景气、市场需求下降或生产成本上升时，缩减掉那些利润率较低、市场占有率较低的产品线，会使健康企业有更多的精力关注并发展利润率较高的产品线，从而帮助健康企业保持利润，甚至获取更多的利润。

4. 产品线延伸策略　产品线延伸策略可以分为向上延伸、向下延伸和双向延伸。向上延伸是指健康企业在原有产品线上增加高档的产品项目。例如，国内某知名乳业公司为了占领高端市场，推出了比较知名的高价高质的新品牌牛奶。向下延伸是在高档产品线上增加低档产品项目。例如，某燕窝品牌在现有产品线的基础上，增加相对低端的燕窝即食产品，让更多的消费者可以购买。双向延伸是指原定位于中档的产品，在增加高档产品的同时，也增加低档产品，以期占领更多的市场份额。

（三）产品生命周期策略

产品生命周期是指产品从投入市场到最后被淘汰退出市场所经历的全部运动过程，也称为产品的市场寿命周期或经济寿命周期。产品的生命周期通常包括四个阶段：引入期、成长期、成熟期和衰退期。不同的生命周期阶段有不同的特点，因此，要采用不同的营销策略（表10-1）。

表 10-1　生命周期各阶段营销特点及营销策略

	引入期	成长期	成熟期	衰退期
营销特点	产量小，生产成本高，广告费用高、价格偏高，营销费用较高，技术性能还不完善，利润较低	销售量增长快，大批竞争者涌入，营销渠道日趋完善，价格趋于稳定，成本下降	销售增速放缓，市场竞争激烈，利润逐渐下降	产量迅速下降，价格开始下降，多数企业无利可图，产品最终完全退出市场
营销策略	突出一个"快"字，使新产品尽快进入市场并推广。可以采取快速掠取策略、缓慢掠取策略、快速渗透策略、缓慢渗透策略	突出一个"好"字，扩大市场占有率。改进产品、开发新的分销渠道、加强促销，适当调整价格等	延长产品的生命周期，获取更多利润，突出一个"改"字。改良产品性能，开发产品新用途，市场重新定位，调整市场营销组合策略等	突出一个"转"字，通常采取维持策略，缩减策略，撤退策略等

（四）产品品牌策略

品牌是构成产品整体的一个重要组成部分，一个好的品牌可以提高产品的价格，稳定市场，增强企业实力。因此，品牌策略在日益激烈的企业竞争中愈发重要。品牌策略主要有品牌化策略、品牌归属策略、品牌统分策略、品牌延伸策略和品牌重新定位策略。

1. 品牌化策略　此策略主要指企业是否采用品牌。在当前激烈的市场竞争中，健康企业为了能够在市场上赢得消费者并提高知名度，几乎没有企业不使用品牌。无品牌的目的是节省广告和包装费用，降低成本和售价，增强价格竞争优势。

2. 品牌归属策略　健康企业在确定了使用品牌后，要确定品牌的归属问题，需要明确品牌由谁管理和负责。通常是制造商品牌策略、经销商品牌策略，或者是制造商与经销商品牌混合式。例如，老字号企业同仁堂一直采用制造商品牌策略，无论生产和销售什么药品，都是以同仁堂作为其品牌。

3. 品牌统分策略　此策略通常指企业对旗下的多种产品是统一使用同一个品牌，还是不同的产品使用不同的品牌。例如，云南白药集团，无论推出什么产品，都是用"云南白药"这一品牌。

4. 品牌延伸策略　通常是企业在市场上已经拥有了具备一定影响力的某一知名品牌，利用消费者对其品牌的认可度，推出同一品牌的其他产品。

5. 品牌重新定位策略　是指企业在市场上全部或者部分改变品牌在市场上的最初定位。目的是使其产品与竞争者产品具有区分度。

二、价格策略

（一）影响定价的因素

对产品定价产生影响的因素主要包括企业的定价目标、产品成本、市场需求、竞争对手的产品和价格等。通常情况下，市场需求往往决定了产品定价的上限，产品的成本、费用则决定了产品的下限。当然，健康企业所处的地理位置、政府对某些商品价格的规定也是决定价格的因素。

（二）定价的方法

定价方法主要分为三种：成本导向定价法、需求导向定价法、竞争导向定价法。

1. 成本导向定价法　以营销产品的成本为主要依据制定价格的方法，统称为成本导向定价法。成本导向定价法中的成本主要包括固定成本和变动成本。固定成本是指不随产量变化而变化的成本，如厂房、设备折旧费等，这些成本一般不随生产量、销售量的变化而变化。变动成本是随产量和销售量的增减而变化的成本，如原材料、销售费用等，它一般与产量成正比例变化。成本导向定价法又可分为成本加成定价法、盈亏平衡定价法、目标收益定价法和变动成本定价法。

（1）成本加成定价法　在单位产品成本的基础上，加上预期的利润额作为产品的销售价格。售价与成本之间的差额即利润，称为"加成"。即：

$$价格 = 平均成本 + 预期利润$$

很多企业采取成本加成定价法，主要是基于以下优点：价格能补偿并满足利润的要求；计算简便，有利于核算；能协调交易双方的利益，保证双方基本利益的满足。但这种方法也有其弊端，其定价的依据是企业个别成本，并非整体社会成本，因此，单一地依靠自身成本定价，忽略了市场供求和竞争因素的影响。同时，也忽略了产品寿命周期的变化，缺乏适应市场变化的灵活性，不利于企业参与竞争，容易掩盖企业经营中非正常费用的支出，不利于企业提高经济效益。

（2）盈亏平衡定价法　这种方法也称为收支平衡定价法、量本利分析法、保本点定价法，是运用盈亏平衡的原理确定价格的一种方法。这种方法是指在销量既定的条件下，健康企业产品的价格必须达到一定水平，才能做到盈亏平衡、收支相抵。既定的销量就称为盈亏平衡点，这种定价方法就称为盈亏平衡定价法。能够对销量和固定成本、变动成本进行预测是盈亏平衡定价的前提。盈亏平衡价格就是企业的保本价格。其计算公式：

$$盈亏平衡价格 = 固定成本 / 盈亏平衡销售量 + 单位变动成本$$

（3）目标收益定价法　也叫目标利润定价法、目标回报定价法。这种方法是指根据企业预期的总销售量与总成本，确定一个目标利润率的定价方法。这种方法的实质是将利润作为产品成本的一部分，此时的成本和利润都是预期的，因此，也称为目标成本或目标价格。其计算公式：

$$产品价格（单价）=（总生产成本 + 目标收益）/ 产品量$$

（4）变动成本定价法　是以产品的变动成本为基础，加上一定数额的边际贡献，以二者之和作为产品定价的方法。在这种方法下，作为价格基础的变动成本可采用标准成本，也可采用近几期平均实际单位成本。

$$产品价格 = 单位产品变动成本 + 单位产品边际贡献$$

2. 需求导向定价法 这种定价方法又称为客户导向定价法、市场导向定价法，是指以消费者对产品的需求强度和对产品价值的理解作为定价依据来制定价格的定价方法。这种方法通常以该产品的历史价格为基础，根据市场需求变化情况，在一定的幅度内变动价格，以致同一商品可以按两种或两种以上价格销售。

例如，以不同消费者为基础的差别定价：如同一健康产品，根据网络线上和实体线下制定不同的两种价格。同等质量的产品，包装规格小的可定价略高。同一产品，在不同国家和地区的售价不同，主要考虑当地购买力水平。

3. 竞争导向定价法 企业密切关注竞争对手的价格，以对手的价格作为产品定价的主要依据。通常包括随行就市定价法和投标定价法。

（1）随行就市定价法 指与本行业同类产品保持相对一致价格的定价方法。适用这种定价法的产品一般需求弹性小、供求基本平衡、市场竞争较充分，且市场上已经形成了一种行业价格，企业依据对手的价格和自身的营销策略制定出高于、低于或相同的价格。

（2）投标定价法 是由买方公开招标，卖方竞争投标，一次性密封递价，到期公布中标者名单。这是我国医疗机构普遍实行集中招标采购药品以来医药企业必须采用的定价方法。

（三）定价的策略

1. 折扣定价策略 是一种特殊的降价形式，是指在健康产品原有价格的基础上，给予消费者一定的价格优惠，从而吸引更多的消费者购买的一种价格策略。折扣定价主要包括以下几种策略：现金折扣、数量折扣、业务折扣和季节折扣。

2. 心理定价策略 健康企业在制定产品价格时，运用心理学的原理，根据不同类型消费者的购买心理来制定价格。心理定价主要包括声望定价、尾数定价、招徕定价、习惯定价。

3. 差别定价策略 也称为"价格歧视"，就是企业按照时间、空间等因素，按照两种或两种以上、不反映成本费用比例的差异价格销售某种产品或服务。差别定价主要有客户差别定价、产品形式差别定价、销售时间差别定价等方式。

4. 新产品定价策略 是指产品处于导入期的价格策略。新产品定价是否合理，会影响新产品的市场推广，成功的价格策略能够帮助产品更好地销售，反之会造成新产品上市失败。主要的定价策略包括撇脂定价策略、渗透定价策略和温和定价策略。

三、渠道策略

分销渠道是一个系统的综合网络，它是由若干相互补充、配合的渠道共同组成的系统。健康企业针对自身产品的特点和目标市场，根据销售规模、等待时间、空间便利性、产品种类、服务等需要共同构成了这个系统。

（一）分销渠道类型

1. 长渠道和短渠道 很多健康产品在销售中往往都需要多个环节和中间商。超过两个的中间商分销商品，则称为长渠道。短渠道则是指生产者仅利用一个中间商或自己销售产品。渠道越多则销售的成本越高，很多健康企业可以通过削减中间商的方式，降低销售成本，提高产品竞争力。

2. 宽渠道和窄渠道 在分销的过程中，每一个流通环节使用一个中间商销售产品，则称为窄渠道。使用两个及以上或较多的同种类型中间商，则称为宽渠道。

3. 直接渠道和间接渠道　根据中间商是否参与了销售渠道，可分为直接渠道和间接渠道。没有中间商参与分销的称为直接渠道，有中间商参与分销的称为间接渠道。对于不同种类的健康企业，可以采用不同类型的渠道。例如，健康医药企业为了更好地销售药物，可以采取间接渠道让更多的分销商参与。当然，也有很多企业在销售健康产品的时候采用直接分销渠道，走直接营销的路线，以便更好地贴近消费者。

（二）分销渠道设计

分销渠道的设计通常是指建立一个全新的分销渠道，或者对现有的渠道进行改进或变更的市场营销活动。分销渠道主要包含以下四个步骤。

1. 分析客户需要的服务产出水平　主要是从客户购买了什么样的产品、在什么地方购买、为何购买、何时购买，以及如何买这几个角度分析。健康企业必须了解消费者购买一个产品时所期望得到的服务类型和水平。

2. 确定渠道目标　渠道目标是指健康企业能够为消费者提供期望达到的服务水平，其中包括如何达到、何时达到、在何处能够为消费者提供具体产品或实现其服务。生产者在考虑其渠道目标时，也会受到消费者、自身产品、供应商、竞争对手、企业自身政策，以及环境等因素的限制。

3. 确定渠道备选方案　在确定了目标渠道及受到的限制因素后，要确定未来可以选择的方案，其中要考虑中间商的数量和类型，以及渠道中每个成员的具体任务和分工。

4. 评估主要渠道方案　所确定的渠道方案都将是未来消费者能够买到产品的路线。评估渠道方案时主要考虑经济性、控制性和适应性。

（三）分销渠道管理

设计好分销渠道后，还要考虑如何能够管理好分销渠道成员。分销渠道成员包括批发商和零售商。分销渠道管理主要是对分销成员的选择、激励和评估。

1. 选择渠道成员　渠道成员的选择，就是从众多相同类型的分销成员中选出适合公司渠道结构的、能有效帮助完成公司分销目标的分销伙伴的过程。选择中主要考量渠道成员的经营经验、经营范围、财务能力、发展状况、合作愿望、信用等级等。应选择具备优良经营条件且与目标市场相符的成员。

2. 激励渠道成员　在选择渠道成员的同时，还要对渠道成员采取一定的激励，否则很难保证渠道成员尽职尽责。渠道成员能够进入销售渠道中，说明已经有了一定的激励，但这还不够。仍需要健康企业不断监督、指导和鼓励。激励的办法主要包括确保其销售权和专营权、适时的奖励政策、促销支持政策，以及提供良好的客户服务政策。

3. 评估渠道成员　对渠道成员的工作绩效要定期评估，主要评估其销售定额完成情况、平均存货水平、按时交付率、对企业产品促销与培训计划的合作情况、货款返回状况，以及客户服务水平等内容。

四、促销策略

（一）促销及促销组合定义

1. 促销的定义　促销也称为促进销售，是企业通过人员和非人员的方式，与消费者进行信息沟通，引发和刺激消费者的需求，从而促进消费者购买的活动。

2. 促销组合的定义　指企业有计划、有目的地把人员推广、广告、公共关系、营业推广等促销方式进行适当配合和综合运用，形成一个完整、系统的促销策略。

（二）人员推销策略

人员推销是指企业通过推销人员直接向推销对象进行产品或服务推销的营销活动。很多与消费者健康生活紧密相关产品的企业都采用了这样的行销策略，推销人员进入销售前沿，有针对性地对目标群体进行推销。比如深入社区、大型商超等地，有计划地开展推销活动。当然随着时代的发展，当前也出现了新兴的人员推销方式，例如，在网络社交平台进行直播推销，吸引了不同层次、不同年龄的众多消费者，这也成为新的营销业态。

人员推销策略主要包括以下几种。

1. 试探性策略　试探性营销是"刺激－反应"策略，这种策略是在不了解消费者的情况下，运用各种刺激性手段引发消费者产生购买行为的策略。

2. 针对性策略　是指推销人员在了解消费者一定情况的前提下，有针对性地对客户进行宣传、介绍，引起消费者的兴趣和好感，从而达到客户购买的目的。

3. 诱导性策略　是指推销人员运用能够刺激消费者某种需求的说服方法，诱发引导客户产生购买行为。当前很多人都在直播平台直播销售，比较有影响力的带货主播"粉丝"高达百万，在直播间对其"粉丝"使用的推销策略就包含诱导性策略。

（三）广告策略

现在的产品不断更新换代，你方唱罢我登场，同类产品的相似度很高。如何能够让自身产品吸引更多的消费者，广告起着非常重要的作用。广告是由明确的主办人发起，以付费的方式通过广告媒体向消费者或用户传播商品或服务信息的手段。广告是现代健康企业进行促销的有效方法和手段，在增强健康企业形象、促进销售等方面具有无可替代的作用。

1. 广告目标　其实质就是要在特定的时间对特定的受众（包括听众、观众和读者）完成特定内容的信息沟通任务。

2. 广告预算　是指健康企业在一定时期内分配给广告活动的总费用。企业广告经费的投入并不是越多越好，而是应该考虑影响广告效果的各种因素，采取科学的手段对成本效益比进行预算，以期用最低的成本获得最佳的效果。

3. 广告媒体的分类　由于产品品种庞杂、规格多，目标客户需求差异大，依据不同的标准，广告可以划分为不同类型。

（1）**宣传广告**　宣传广告的目标是要告诉客户有关产品的信息。这是一种报道性广告，即通过向消费者介绍产品或服务的性能、用途、价格等，以刺激消费者的初始需求。在推出新产品或新服务时，这是一种非常重要的手段。

（2）**劝说广告**　当目标客户已经产生了购买某种产品的兴趣，但还没有形成对特定产品偏好时可以用劝说广告，其目的是促其形成选择性需求，即购买本企业的产品。劝说广告突出介绍本企业产品的特色，或通过与其他品牌产品进行比较，来建立一种品牌优势。例如，在医药市场，六味地黄丸产品的竞争特别激烈，产品同质化程度较高，某药厂在广告标语中强调"药材好，药才好"这一表述，展示自身产品的特点，从而吸引更多的消费者。

（3）**提醒广告**　有些产品在市场上销售多年，虽已有相当的知名度，但厂商仍需要推出提醒广告来提醒购买者，不要忘了他们的产品。这是一种备忘性广告，这种广告有利于保持产品在客户心目中的形象。

4. 广告媒体选择　广告媒体是广告信息的载体，是健康企业通过广告向公众传递信息的媒介。常见的广告媒体有报纸、电视、直邮、广播、杂志、户外广告、电话黄页、广告册、电话、互联网和新媒体广告。正确地选择广告媒体，一般要考虑以下影响因素：

（1）按产品的使用对象选择媒介　针对不同的购买对象和使用对象，可以选择不同的宣传媒介。针对思想相对保守的中老年群体，可以采用传统的广告形式，如广播、电视；如提供的是比较新潮的产品或服务，且目标群体为喜欢追求时尚的年轻人，可以通过手机应用软件、新媒体短视频平台等方式投放广告。随着近几年互联网和大数据等新兴事物的发展，智能手机应用等新媒体平台也逐渐成为宣传其商品的新媒介。很多购物网站和社交软件所带来的效益不可小觑。例如，对于婴幼儿的产品，可以将其广告投放在与之相关的手机应用软件中，其特有的针对性和带来的效果是其他媒体无法替代的。

（2）按消费者的专业特点选择媒介　有些企业的目标市场存在着职业和专业分布的集中性，可选择与受众专业特点相适合的专业性杂志做广告，就可将信息准确地送达目标市场，如选择医药报刊做药品和医疗设备的广告。当然，随着信息技术的发展，依据产品特点在互联网平台或者专门的电脑、手机工具软件上做广告，所带来的效果是传统媒介无法比拟的。例如，专门的运动健康手机软件，或者专业网络问答平台，不但为用户提供了有价值的信息和咨询，同时也有很多意见领袖，无形中影响了消费者对产品的选择和使用。

（3）按消费者的生活习惯选择媒介　消费者总是较多地接触那些有兴趣的媒介，如果对某种媒介没有兴趣，即使这种媒介覆盖面很广，也不可能对消费者产生触动效果。对于"90后"和"00后"，网络购物成为很多人的首选购物方式，因此，在网络购物平台投放相应的广告或者相关信息，效果更加直接，针对性更强。

（4）广告媒介的量和质　广告媒介的绝对量是其产生影响力的前提，各类媒介对量的衡量不同。如报纸、杂志以发行量计，广播、电视以收听率、收视率计，路牌、交通、橱窗广告以人流量计。对于新媒体软件中的广告来说，应用软件的活跃用户数量很大程度上决定了其广告的营销效果。以社交软件微信为例，截至 2022 年，其全球用户数量大约为 12.6 亿人，其软件运营商可以根据消费者的大数据信息和产品特点，对特定人群发送相应的广告，既提高了广告的覆盖面，又提高了广告的准确程度。

所谓广告媒介的质，是指某种媒介已经建立起来的社会威望和可信度，这些对广告信息的质量都会产生重要影响。

5. 广告的设计原则　要想让广告合情合理又有自己的特色，一般要遵循以下五个原则。

（1）创造性　创造性是广告吸引消费者眼球的关键因素，广告的语言要生动、有趣，形式要多种多样，不断创新。

（2）真实性　即指广告中宣传的内容必须与实际产品的本来面貌一致，如果广告虚假，不仅会损害客户的利益，还会损害企业的信誉和形象。

（3）针对性　广告设计要针对不同的消费者心理，做出合理的有说服性的产品介绍。

（4）思想性　广告在强调经济效益的同时，更要注意精神文明，去除广告内容中不健康的因素。

（5）经济性　任何广告的最终目的都是经济效益，广告应以尽可能少的费用支出，取得最大的回报。

（四）公共关系策略

1.公共关系的含义　公共关系是指健康企业在从事市场营销活动中正确处理企业与社会公众的关系，以便树立品牌及良好的企业形象，从而促进企业产品销售的活动。

2.公共关系的活动方式

（1）宣传性公关　为了能够形成有利于健康企业发展的社会舆论导向，很多企业会通过各种媒介的运用，编印宣传性的文字、图像材料，拍摄企业宣传影像视频和组织展览，向社会传播健康企业的相关信息。

（2）征询性公关　通过征询热线、问卷调查、民意测验等形式，吸引社会各界参与健康企业发展的讨论。征询公关既可以了解社会各界对健康企业形象的认识程度，为进一步改进自身形象提供参照基础，同时又在征询过程中达到与社会各界密切联系、沟通信息的目的。

（3）交际性公关　交际性公关的方式有很多，包括健康企业召开座谈会、招待会、茶话会、专访、慰问、节目祝贺等形式，这样企业可以提高业内知名度。

（4）服务性公关　指的是企业通过向社会提供各种附加服务和优质服务的公共关系活动。例如，健康企业可以提供义诊、保健食品或用品的免费试用、关于身体健康的免费咨询等服务项目。这些活动有利于提升企业形象，树立良好的口碑。

（5）赞助性公关　健康企业通过赞助和参与文体娱乐活动，以及办学、扶贫、救灾等活动，充分表达对社会的一份责任和一片爱心，以展示企业的良好形象。例如，在发生重大灾害事件时，很多企业都纷纷捐款捐物，以此展示企业的社会责任。

3.公共关系的实施步骤

（1）公关调研　调研的主要内容包括企业现状、公众意见和社会环境三方面。

（2）公关计划　传播信息、转变态度、唤起需求为健康企业公共关系的具体目标。健康企业要根据不同时期的公关目标和公众对自身企业的认知程度，制定具体的公关计划。

（3）公关实施　这一步骤是具体的操作环节，需要充分考虑健康企业的发展阶段、公关目标及重点、公关预算、公关媒介等各种因素。这一步骤最终可以实现信息的有效传播和交流，可以达到预期效果。

（4）公关评价　效果的评价主要可以从定性和定量两方面进行。传播成效不是一蹴而就的，很难在一定时期内用统计数据衡量。当然有些成效可以被定量评价，如抱怨者数量、传媒宣传次数、赞助规模与次数等，都可以进行量化统计。

（五）营业推广策略

1.营业推广的含义　营业推广是指为刺激需求而采取的能够迅速激励购买行为的促销方式。这种激励购买的手段是基于一种假设，即消费者的购买欲望是可以通过强烈的刺激释放或提前释放的。

2.营业推广的类型

（1）针对消费者的推广　对消费者产生刺激，导致消费者迅速采取购买行动。

（2）针对中间商的推广　刺激中间商，促使中间商迅速采取购买行动。

（3）针对推广人员的推广　针对健康企业自身的推广人员展开的推广，目的是鼓励推广人员积极开展推广活动,以带来更大的销售量。

3. 营业推广的方法

(1)免费赠送 健康企业可以赠送样品、附赠品、赠品印花。免费赠品对于激发客户购买欲望,以及产品导入和市场开拓都有积极的作用。随着网络经济的普及,在网络社交媒体平台,很多中小型企业通过转发、分享和点赞的方式让利客户,从而达到开拓市场的目的。

(2)折扣优惠 通常健康企业采取发放折价券、打折扣、自助获赠、还款优惠、合作广告的方式,进行折扣让利促销。这可以使消费者在购买过程中通过较低的价格获得更多的产品和利益。

(3)促销竞赛 人们都有竞争心理,通过组织相关的竞赛活动,达到促销目的的促销方式。其中包括消费者竞赛、经销商竞赛、销售人员竞赛等。

(4)组合推广 示范推介、财务激励、联合促销、连锁促销、会员制促销都是其常见方式。

(5)产品展示 通过产品展示吸引消费者来观看产品,并提供现场的实物操作,让消费者充分了解外观、操作方法、功能,以及能够为消费者带的利益,最终达成销售目的。

(6)包装促销 通过适当的设计和包装,使之形成视觉冲击力,刺激消费者产生购买欲望。当然,良好的包装也需要良好的产品,形成最终竞争力的还是产品本身。

(7)商业贴花 又称集点优待,是指消费者每购买单位产品就可以获得一张贴花,若收集到一定数量的贴花,就可以换取某种产品或奖品。这种促销手段的目的是期望消费者重复购买。

(8)赠送优待券 通过邮寄或者商品包装中以折页等形式,赠送一定面值的优待券。消费者可以根据此优待券在购买某种产品时免付一定金额的费用。很多网络商家在给消费者邮寄商品时,也会附赠优待券,以期消费者再次购买。

第四节 健康企业服务营销管理

服务营销学兴起于 20 世纪 60 年代。随着市场竞争的加剧,服务的重要性日益突出,已成为企业在市场竞争中取胜的关键。1966 年,美国约翰·拉斯摩教授首次对无形服务同有形实体产品进行区分,提出要以非传统的方法研究服务中的市场营销问题。

一、服务营销的含义

(一)服务的含义

市场营销学者与经济学家对服务的界定不同,前者是将服务作为一种产品进行研究。1960年,美国市场营销协会(AMA)最先将服务定义为"用于出售或者是同产品连在一起进行出售的活动、利益或满足感"。

当代著名市场营销专家菲利普·科特勒(Philip Kotler,1931—)认为"服务是一种提供给消费者的活动或效益,通常是无形的,并且不以所有权的形式存在"。迄今为止,服务尚未有一个权威性的定义为人们普遍接受。但对于大多数服务而言,无形性、异质性、不可分割性、不可储存性是公认的四个最基本的特征。

（二）服务营销的含义

服务营销是企业为了满足客户对产品或服务产品所带来的服务效用的需求，实现企业预定的目标，采取一系列整合的营销策略而达成服务交易的商务活动过程。服务营销的核心理念是客户满意和客户忠诚，通过取得客户的满意和忠诚，最终实现企业的长期成长。在服务营销中，企业需要始终坚持以人为本，关注和满足客户的需求，提供优质的服务，以实现客户满意和忠诚。这与中国特色社会主义的人民至上、人民为中心的发展思想是一致的。

服务营销学是以服务产品营销和客户服务活动为研究对象的营销科学。健康服务产品是由健康企业创造和提供给客户的一种或者一组具有无形性特征的服务或利益，它是企业的销售对象和利润来源。客户服务是企业为满足客户需要而提供的增值服务，它是企业为销售有形产品或核心服务而提供的支持。

（三）服务营销与传统营销的区别

服务营销与传统营销的区别，主要体现在以下几个方面。

1. 研究对象的差异　传统营销以生产企业的整体营销行为作为研究对象，服务营销则以服务企业的行为和产品营销中的服务环节作为研究对象。服务业与一般生产企业的营销行为存在一定的差异。

2. 客户参与的不同　客户直接参与服务提供过程及其在这一过程中同服务人员的沟通和互动行为，向传统的营销理论和产品质量管理理论提出了挑战。传统营销是完全排除了客户在服务提供过程中的作用，管理的对象是企业员工而非客户。而在服务行业中，客户参与服务生产过程的事实则迫使服务企业的管理人员正视如何有效引导客户正确扮演他们的角色，如何鼓励和支持他们参与服务提供过程，如何确保他们获得足够的服务知识，达成生产和消费过程的和谐并行。在服务营销中，企业需要尊重客户的选择，保障客户的权益，实现公平公正的服务。同时，也需要通过民主的方式，听取客户的意见和建议，不断改进服务，提高服务的满意度。这也与党的二十大报告提出的发展全过程人民民主相一致。

3. 营销组合要素不同　服务过程是服务人员与客户广泛接触的过程，服务感受的优劣、质量的好坏，不仅取决于服务人员的素质，也与服务流程、客户行为密切相关，职工与客户都是服务质量的重要组成部分，因此，企业应十分重视对人的研究。市场营销学中的人只是商品买卖行为的承担者，而不是产品本身的构成因素，服务营销则强调人是服务产品的构成要素；服务营销要突出解决服务的有形展示问题，有形展示的方式、方法、途径、技巧，都是服务营销学研究的重要内容。

二、服务营销组合策略

传统营销经典组合策略是 4P 原则，即产品（product）、价格（price）、渠道（place）和促销（promotion）。由于服务具有无形性、生产与消费的不可分割性、异质性等特征，4P 原则无法有效地指导服务营销工作。美国学者布姆斯（Booms）和比特纳（Bittner）于 1981 年提出了 7P 服务营销要素组合，在原来 4P 营销组合的基础上，增加了人员（people）、有形展示（physical evidence）和过程（process）三个要素。

NOTE

（一）人员

人员是指参与到服务过程之中并对服务过程和服务结果产生影响的所有人员，包括直接服务人员、辅助服务人员、接受服务的客户，以及等待接受服务的其他客户。

所有参与到服务提供过程中的人都对客户认识服务本身性能提供了重要线索，服务提供者或与客户接触的人员尤为重要，他们的着装、个人外表，以及态度和行为，都会影响客户对服务的感知。实际上，对于某些服务，如顾问、咨询服务、教练，以及其他基于关系的专业服务，提供者本身就是服务。在许多服务情境中，客户本身也能影响服务的提供，从而影响服务质量和他们自己的满意度。例如，健康服务的客户对服务提供者制订的健康方案的遵守与否，会严重影响他们所接受服务的质量。

总之，服务现场的所有人员都直接和间接影响着服务质量，从而进一步影响客户是否购买和接受服务，因此，"人员"构成了服务营销要素之一。

对于服务企业来说，组织（尤其是管理者）如何对待服务人员，服务人员就将怎样去对待客户。有研究指出，如果管理人员帮助服务人员解决问题，服务人员也就会为客户解决问题。因此，服务企业应采取措施以提升服务人员的工作积极性。

1. 关心服务人员遇到的问题并帮助解决　管理人员应关心服务人员遇到的问题，既包括公事也包括私事。不要使服务人员时时感觉到与管理人员之间的距离，要使他们有畅所欲言的环境。

2. 让服务人员了解组织内部发生的事情　如果每个服务人员都了解组织内部发生的事情，会使企业在对客户的服务过程中得到好处。

3. 树立组织的整体观念，增强服务人员的责任感　在服务人员加入时就开始培养服务人员的责任感，让服务人员在一开始就学会对客户和对其他服务人员负责。

4. 尊重服务人员　当服务人员感觉不到被上司或同事尊重时，他在对客户提供服务的过程中往往显得急躁。管理人员在与服务人员的交往中，应注意自己的言行，处处体现出对服务人员的尊重。

5. 适当下放权力，并支持服务人员的决定　管理人员对服务人员给予充分的支持，会令服务人员做得更好。下放一部分权力，会使服务人员更加主动、积极地为客户提供服务。

（二）有形展示

有形展示是指能够直接和间接展示服务内容及服务水平的一切有形物，包括服务场所位置及其周边环境、服务场所内部设施及其布局、服务场所内部风格情调等。由于服务具有无形性和缺乏搜寻的特征，有形展示就成为客户选择和评价服务的重要依据。如果服务场所交通便利、设施豪华、富有情调，往往会给客户留下服务质量优良的印象，进而客户愿意购买和接受服务；如果服务场所位置偏僻、设施简陋、环境污浊，往往会给客户留下服务质量低劣的印象，进而客户会放弃购买和接受服务。总之，有形展示影响客户购买和接受服务，也影响客户对于服务质量的感知，因此，有形展示就构成了服务营销要素之一。

营销人员通过对有形展示的管理，将正确的信息、线索等传递给目标客户和社会公众，帮助客户更好地理解其购买对象和购买目的。由于服务产品具有不可感知的特点，有形展示就成了服务企业的最佳选择，所谓的"不可感知性"，有双重含义：一是指服务产品看不见摸不着；二是指服务产品没有统一的划分标准，难以从心理上进行把握。

NOTE

如何才能使服务更易于被客户把握？有两个原则需要遵循：

1. 将服务与易于被客户接受的有形物体相联系 有形展示是服务产品的外在表现形式，它能将服务的内涵表现出来，所以理解有形展示是客户把握服务的前提。有形物体的选择，必须以客户为中心。必须做到"名副其实"，企业必须保证，所使用的有形实物中所暗示的承诺在服务时兑现。

2. 企业的重点应放在发展和维护企业与客户之间的关系上 企业使用有形展示的最终目的，是建立企业与客户之间长久、稳定、融洽的关系。服务具有"无形性"的特点，同时它没有统一的量化标准，客户在购买中寻找的是能够被认同的"服务人员"，而非服务本身。

除此之外，还有其他一些有形展示也有助于发展企业与客户的关系。比如，企业向客户派发与客户有关的、具有纪念意义的礼物等。

（三）过程

过程是指服务企业向客户提供服务的步骤和程序。由于服务不能事先生产出来，而是由服务人员在服务现场为客户创造和提交的，服务企业究竟按照何种程序和步骤为客户提供服务，对于客户感知服务质量有重要影响。如果服务流程顺畅、清晰，客户到达方便，不需要长时间排队等待，客户一般会欣然购买和接受服务；如果服务流程复杂、混乱，缺乏标识和引导，客户到达不便，需要长时间排队等待，客户往往就会放弃购买和接受服务。总之，过程影响着客户购买和接受服务，也影响着客户对服务质量的感知，因此，过程就构成了服务营销要素之一。

服务过程是事先规划、人员协调、资源投入与控制、将服务传递给客户的全过程，其中发生了成本，产生了效益，得到了系统的产出。服务过程包括如下要素。

1. 流程规划 流程规划是对服务行为的规范化和统一化，使服务水平、数量和质量，以及所实现的功能能够达到市场的要求，使客户满意。

2. 设备布局 对服务过程中所使用的所有设备的摆放、材料的准备、客户所处的地理位置、器具的维修保养等进行布局，这样在进入正式的服务时，对客户的服务会非常便利。

3. 时间安排 从筹备服务开始到服务结束为止，进行详细的时间规划，保证服务能在规定的时间内完成，使效率达到最高、资源使用频率达到最高。

4. 作业计划 对服务过程中的每项服务设计其规格和必须达到的要求，使其标准化，在以后的服务中都应达到这一水平，这样才能使服务符合客户要求，保证质量，保持稳定成本。

5. 库存控制 服务产品虽然以服务为主导，但离不开实物发挥作用。市场需求瞬息万变，可能在短时间内产生大量需求，也可能在长时间内需求量较低，这就要求安排好合理的库存水平和及时的快递服务。

6. 作业控制 在具体服务过程中，客户要求多变，不一定能按事先的安排去做，计划会被临时打乱。这时，更强调对作业的控制，掌握信息流的变动情况与各项作业之间的衔接，在规定的时间检查预先制定的作业是否到位，出现问题及时协调解决，防患于未然。

7. 质量检测 对重点部门和重点环节的质量进行抽查，对服务质量及时检测，以确保服务能够达到预期效果。

8. 预测 在服务工作中进行长时间的积累之后，对未来可能发生的变化、客户的偏好转移、替代商品的出现等做出预测，以改进当前的服务质量。

NOTE

以上要素是任何企业在提供服务过程中所必须解决的问题，这些要素之间存在着千丝万缕的联系，因此，必须事先做好统筹规划，服务过程中要及时跟踪，以保证服务的顺利进行。

三、服务营销三角形

在服务过程中，由于人员的过多参与，使得服务过程多种多样。在服务开始之前，健康企业无法预知客户的需要与期望；在服务过程中，各类人员对服务结果的影响也是未知的；在服务结束后，企业可能也无法准确了解客户的感知服务质量和感知价值。因此，面对这一系列的不可知因素，美国学者卡尔和泽姆科将员工、技术、知识、时间和客户作为企业的资源纳入服务营销中来，形成了服务营销三角形，由外部市场营销、内部市场营销和互动市场营销三个核心部分构成。该模型将服务的三个关键参与者，即公司、员工和客户分别标注在三角形的三个顶点上，三角形的任意两点之间分别代表着三种不同的营销活动——外部营销、内部营销和互动营销。如图 10-1 所示。

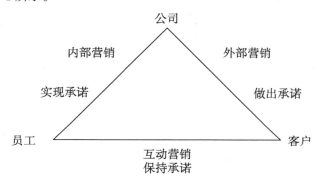

图 10-1　服务营销三角形

（一）外部营销：做出承诺

服务企业通过市场调查，了解客户的需求、期望和提供方式，要向客户做出承诺。做出承诺的方式很多，可以通过传统的营销方式，如广告、促销、价格等传递信息，也可以通过服务营销所特有的服务人员、服务设施、服务过程本身来传递信息。服务企业应根据自身的条件、基础及同行业标准，向客户提供服务保证。为了使企业的服务更加贴近客户，服务企业可以通过与客户进行双向交流，了解客户期望，使服务承诺更加可行。

（二）互动营销：保持承诺

服务企业做出的承诺必须在实际服务中得以实现。由于服务生产与消费同时进行，服务一线的员工直接向客户提供或销售服务，在服务过程中的表现及与客户的互动情况都是对企业服务质量的检验。

（三）内部营销：实现承诺

内部营销发生于实现承诺的过程中。为了使服务提供者和服务系统按照做出的承诺提供服务，他们必须具备提供服务的技艺、能力、工具和动力。这些基本的营销活动被称为内部营销。一个企业做出承诺是容易的，但要实现所做出的承诺，就必须对服务提供者进行挑选、培训，提供相应的服务设施，建立内部管理制度，建立管理标准，加强奖惩，这样才能把服务承诺保持下去。

对于服务来讲，这三项营销活动都是服务营销成功的关键。在服务营销三角形中，缺少任何一边，整个营销活动都不能获得有效的支撑。

案例分析

YL 药业以营销驱动经营业绩提升

2020 年新冠病毒感染疫情以来，YL 药业的身影频繁地出现在各大媒体的报道中，其背后是发展战略从研发驱动转向营销驱动，YL 药业以营销驱动经营业绩提升。YL 药业定期对销售数据进行分析，对核心区域的销售数量进行统计并重点突破，聚焦核心的资源向核心市场的消费者进行倾斜。作为一家以公关营销为特长的公司，YL 药业甚至还建造了一座价值 7 亿的 YL 营销大厦。YL 药业拥有着全覆盖的销售体系，销售人员超过 1 万人，销售网络覆盖城市医院部、零售部、城市社区部和基层城乡部，商销部对流通商业末端渠道和县域零售市场进行统一管理，公司将这个营销体系称为学术营销体系。2015 ～ 2021 年三季度，公司销售费用从 12 亿元（全年费用）增至 28 亿元（前三季度费用），销售费用占比 34%，研发费用占比 7%。2015 ～ 2020 年，销售人员从 1868 名增至 10734 名，研发人员从 1719 名增至 3376 名。由此可以看出，YL 药业正在加大力度，推进企业营销，而由此带来的业绩提升也是明显的。2021 年，YL 药业实现营业收入 101.17 亿元，同比增长 15.19%。

资料来源：网络

本章小结

本章首先介绍了市场营销概论，其中包括市场和市场营销的含义、市场营销的三要素，也讲述了关于市场营销学观念的演进。其次，具体阐述了目标市场战略，其核心是 STP 营销，其中包括市场细分、目标市场选择与市场定位三个方面。详细介绍了市场细分的标准、健康企业市场定位的方式，并探讨了基于市场细分，健康企业可采取的市场定位策略。同时，针对健康企业的特点，介绍了四个基本的营销策略，即产品策略、价格策略、渠道策略和促销策略。最后，在对服务营销概念进行界定的基础上，将服务营销与传统营销进行了区分。具体分析了健康企业服务营销组合策略，并进一步介绍了服务营销三角形。

思考题

1. 市场营销观念经历了哪些演进过程？
2. 市场定位策略有哪些，你所知道的健康企业都采取过哪些定位策略？
3. 健康产品定价的方法有哪些？
4. 什么是服务营销？服务营销与传统营销有哪些不同？
5. 服务营销组合策略与传统营销组合策略相比，增加了哪些？

第十一章　健康企业运营管理

扫一扫，查阅本章数字资源，含PPT等

【学习要求】

1. 掌握健康企业运营管理的相关概念；掌握运营计划的概念和编制步骤。
2. 了解质量管理体系的相关概念和基本方法。
3. 熟悉健康企业生产作业控制。

案例导入

新加坡 YK 医疗保健集团进军国内健康产业

在中新（重庆）战略性互联互通示范项目总体发展规划的指引下，亚太地区知名养老品牌——新加坡 YK 医疗保健集团与国内大型连锁化养老机构 GD 养老强强联合，在重庆成立重庆 YKBLB 养老服务有限公司，对解放碑养老服务中心项目进行运营管理合作，成为重庆首个"一带一路"中新合作医疗养老项目。

解放碑养老服务中心项目位于重庆市著名旅游景点洪崖洞附近，占地 3000 多平方米，双方的合作范围从项目的智慧养老场景、区块链大数据中心建设，到发展"三级联动、中心带站"的养老运营管理新模式，为老年人提供具有国际水准的智能化、全方位、多层次养老服务，使国内养老产业运营管理水平迈上一个新台阶。

材料来源：网络。

党的二十大报告指出："要完善中国特色现代企业制度，弘扬企业家精神，加快建设世界一流企业。"这就要求健康企业在运营管理中，要将党的二十大精神与管理工作深度融合，通过建立完善运营管理制度、加强运营管理体系建设、全面提升运营管理水平，为国家经济建设做出贡献。

自《"健康中国 2030"规划纲要》推出以来，大健康相关企业如雨后春笋般成立、发展、壮大，逐渐形成了规模化、连锁化的产业集群。随着企业的不断壮大，如何将更多的人力、物力、财力通过一系列的组织和管理，将这些资源或优势有序地投入产品或服务的提供上来，给企业的运营管理水平提出了巨大的挑战。健康企业需要对自身的运营管理及服务进行详细规划与改革创新，以帮助健康企业提供更多、更好的产品来满足人们的健康需要，提高健康水平。

第一节　运营管理概述

一、运营管理的基本概念

要全面理解运营管理是什么，首先要理解运营是什么。在创造产品或提供服务的过程中发生的一系列活动称为"运营"。运营管理（operations management，OM）是一系列通过将投入转化为产出，以商品和服务的形式创造价值的活动。这个定义可以用来解释两种类型的产出：有形的和无形的。有形的产出或商品是可以储存、转售、运输的实物，销售与生产不同，通常很容易实现自动化。有形产品可以是汽车、电视、棒球帽，甚至房屋。而无形的输出或服务是指不能触摸到但为消费者提供有价值的东西，如买机票、看医生、养老和健康管理咨询等，都是无形的服务。运营管理的重点是尽可能高效地将材料和劳动力转化为商品和服务，在组织内部创造更高水平的效率，从而实现组织利润的最大化。

健康企业运营管理同样使用来自人、材料、设备和技术的资源，以最有效的方式将这些资源转化为商品和服务，以满足消费者或客户的需求。运营管理也称作短期管理，涉及公司日常活动的管理和组织。运营管理也是中层管理，是战略管理或高层管理的补充，是一种基于企业长远眼光的管理方法。具体来说，运营管理使确定目标、制定和实施行动计划成为可能。

二、运营管理的地位和作用

一个组织有三个基本的管理系统：财务管理系统、市场管理系统和运营管理系统，如图11-1所示。这三个管理系统和其他辅助管理系统完成不同的任务，但它们有相互联系的活动。这些活动对企业的正常组织、运作乃至发展至关重要。这三个系统有各自独立的功能，但又相互依存。正是因为有这种相互依赖与合作，才能完成任务，实现企业的目标。为了增强竞争能力，企业需要做好运营管理，制定有效的流程。

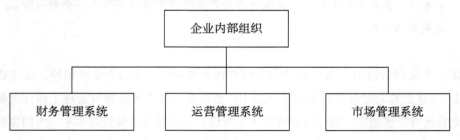

图11-1　企业主要管理系统关系图

运营管理监督一个组织的整个运营系统。运营管理对于组织无缝管理日常活动至关重要。运营管理控制所有流程，处理系统固有的问题，包括设计、操作、维护和改进。即使在突发情况下，运营管理也需要保证产品或服务能够顺利、有效、及时地提供。运营管理应确保产品符合质量标准和客户期望。满意的顾客，也意味着顾客会再次购买或向别人推荐，这会进一步提高企业的品牌价值，使其在市场上具有竞争优势。运营管理能够识别和优化服务或商品生产过程，有助于降低成本。

20世纪80年代后期，美国由于过于追求企业间的兼并，扩大经营规模，抢占市场份额，忽视了企业内部的整合，造成企业生产经营每况愈下，这为国外竞争者快速进入美国市场提供了有利的机会。外国竞争对手，尤其是日本企业，在美国市场取得了惊人的成功，显示出强大的竞争力，这使得美国企业，尤其是制造企业不得不重新思考原有的发展战略，审视内部运营管理模式。运营管理对企业长期发展的重要作用和意义可见一斑。

三、运营管理的基本内容

运营管理的范围覆盖组织的各个部门，运营管理人员会参与到产品或服务的设计、工艺改进、技术选择和管理、工作系统设计、地点规划、布局规划，以及组织产品或服务的质量提升等工作中。要完成好这些工作，前提是制定好运营管理目标，做好运营管理系统规划、控制和改进。

（一）运营管理目标的制定

企业经营管理的目标是由提高生产率、增强竞争力和实现公司总体战略三部分组成的统一体。企业战略为组织提供了总体方向，其范围非常广泛，涵盖了整个组织。运营管理目标的范围相对较窄，主要涉及组织的运作方面。运营策略涉及产品、流程、方法、资源、质量、成本、交付日期和进度安排等问题。

（二）运营管理系统的规划

企业领导人和所有者需要对产品或服务的开发、生产、销售和推广等工作进行规划，这就是运营管理系统的规划。例如，一个公司的健康产品要推向市场，这项工作就包括了解目标市场、确定市场需求、明确市场定价和营销战略，然后是产能规划，重点是确定需要生产多少产品和服务来满足客户的需求，还包括工作流程管理、工作设计和布局规划。

（三）运营管理系统的控制

运营管理系统控制包括三个部分：质量控制、费用控制、进度控制。质量是优质企业的生命线。质量控制的目的是用先进实用的质量管理方法和工具识别、分析和解决质量问题。成本控制的目的是保证产品的价格既为顾客接受，同时又为企业带来一定的利润。比如某健康体检公司，针对大量体检群体，单独设计体检套餐，采取低价策略。进度控制就是在需要的时候，把参与运营的人员、材料、设备、资金等资源组织起来，筹集到位，以保证产品或服务及时、适量地投入市场。

（四）运营管理系统的改进

任何一个运营管理系统，无论它的规划和设计多么科学，操作和控制多么精确，都不可避免地会出现一些问题，需要不断更新，这就要持续改进运营管理系统。系统的维护和完善包括系统的升级、设备的管理和可靠性、现场管理和组织的完善、管理规章制度的完善等。

第二节　运营计划的编制

运营计划的编制是根据市场的需求和企业运营能力的限制，提前考虑和安排企业运营系统的产量、品种、速度、时间、劳动力和设备配置、库存等问题。

一、运营计划的作用

运营计划是按照企业决策所确定的方案，对企业运营活动及所需要的各种资源在时间和空间上做出统筹安排，以保证运营目标的实现。

运营计划在运营管理中起着重要作用，主要表现在以下方面。

（一）实施运营决策的重要手段

运营决策决定了企业未来或现在需要做什么，但怎么做，先做什么，后做什么，并无具体步骤措施，无法真正实施。因此，为了保证决策方案的实现，还需要根据决策的要求制定合理的计划指标、时间进度、要素分配等保障措施，以便按计划付诸实施。实践证明，没有一个好的实施方案，一个明智决策是很难落地实现的。

（二）拟定各项管理职能的依据

企业运营管理的其他功能，如组织、协调、控制和其他管理活动，必须根据运营计划有组织地执行。制定组织计划、协调计划、控制计划等这些活动，就是将各职能管理功能进行详细地规划安排。只有依据运营计划去开展这些活动，才能达到预期的职能目标。

（三）引导企业实施探索的路标

在企业运营管理的过程中，总是有许多未知的、不确定的因素，并不是只有一种可能的发展趋势或发展路径，这就需要人们不断地去探索新的发展模式。在预测分析的基础上制定的运营计划，只是探索未来的"第一个路标"。一个企业用什么力量凝聚人心，鼓舞人心，激发员工信心？目标明确、步骤具体、描述清晰、内容具体的计划，是改革探索、立意创新的重要来源。

二、运营计划的分类

为了从整体上对企业运营计划体系有一个清晰的认识，有必要对企业运营计划进行分门别类地研究。根据不同的研究需求，企业运营计划大致有三类。

（一）按时间序列划分

1. 长期计划　通常称为战略计划，它规定了企业实现战略目标的主要行动步骤、阶段性目标和主要措施。其时间跨度一般在一年以上（不含一年），主要内容包括企业生产产品或服务的种类、规模的大小、生产布局、工艺设备的选择等，它为中期计划的编制规定了能力范围。

2. 中期计划　是长期计划的具体化，同时又是短期计划编制的基础，时间跨度一般为一年，通常指年度计划或特定年度内的季度计划。中期计划与员工规模、计划产量、库存数量等有关，它定义了短期生产能力决策的边界。在编制中期计划时，主要通过延长工作时间、增减员工人数、减少库存、分包等多种方案的比较，选择效益最佳的方案。

3. 短期计划　是长期计划和中期计划的具体实施，计划周期为一个月或跨月度的计划。短期计划主要反映企业在短时间内需要完成的目标和任务，与生产单位每旬、每周、每天的工作内容或工作进度直接相关。

（二）按运营层次划分

1. 战略计划　是企业最高管理层对企业未来发展的谋划，主要规定企业的战略目标与市场定位，涉及产品发展方向、生产发展规模、技术发展水平、投资总额及结构等。在时间序列上，战略计划一般与长期计划相对应。

2. 战术计划　是在战略计划的指导下，拟定企业生产经营活动，在现有资源条件下应达到的产量、品种、产值、利润等实施目标。时间期限上与其对应的是中期计划。

3. 作业计划　是对企业日常运营活动的具体安排，它是战略和战术计划的实施保证。它与短期计划的期限相对应。

企业运营计划建立在运营活动的可划分性基础上，从战略规划到作业计划，规划周期越来越短，规划单元越来越小，规划范围越来越窄，规划内容越来越具体，使得规划中的不确定因素也越来越少。它们的特点如表11-1所示。

表 11-1　不同层次计划特点

计划类型	战略计划	战术计划	作业计划
计划期	长	中	短
计划的时间单位	年	月、季	日、小时、分钟
详细程度	高度概括	分部概括	详细
不确定性	高	中	低
管理层次	高级	中级	初级

（三）按计划性质划分

1. 总生产计划　企业总生产计划是对企业未来较长一段时间内所能够获得的资源和需求之间的相对平衡状态所做的总体设想。企业的总生产计划并不规定生产每一种商品或服务的具体数量、时间和任务，而是根据企业的生产能力和需求预测，对未来很长一段时间内要生产的商品或服务的品种、数量、人力资源水平和库存的组合做出适当的决策安排。

2. 主生产计划　总生产计划只代表企业在计划年度内的产出总目标，要把它付诸实施，必须进一步将总生产计划分解为具体产品的出产计划，即每个季度、每个月、每个星期的生产任务都要根据产品的品种、型号、规格来编制，这就是企业的主生产计划。

主生产计划（master production schedule，MPS）是将总生产计划中的系列产品分解为最终产品在各个特定时期的生产数量，实际上是对产品生产进度的安排。这里的最终产品，主要是指最终完成并将出厂给企业的成品。这里的具体时间段通常以周为单位，在某些情况下，可能是十天、几天或几个月。

有了主生产计划，才有可能实施企业的综合运营计划，并据此准备材料、劳动力和设备，制定出这些资源的供应和准备计划。合理安排产品生产进度，有助于有效利用资源，提高劳动生产率，降低成本，节约流动资金，从而提高经济效益。

3. 物料需求计划　为了能够实施主生产计划，生产出产品，首先需要确保主生产计划中最终产品所需的全部物料（原材料、零部件等）和其他资源供应到位。物料需求计划（material requirements planning，MRP）就是制定企业所需原材料和零配件的生产计划和采购计划。其主要内容包括客户需求管理、产品生产计划、原材料计划和库存记录。

4. 生产作业计划　生产作业计划是企业生产计划的具体执行计划。它根据年度生产计划规定的产品品种、数量及大致交货期的要求，对每个生产单位乃至个人，在每个具体时期内的生产任务做出详细规定，从而保证整个企业生产计划规定的生产任务能够按品种、质量、产量和期限完成。

企业运营计划的框架如图 11-2 所示。

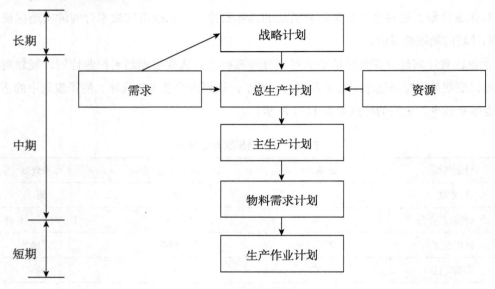

图 11-2   企业运营计划框架图

三、生产计划指标体系

生产计划的主要指标有品种指标、产量指标、质量指标、产值指标和生产周期指标。

（一）品种指标

品种指标是指企业在计划期内出产的产品名称、型号、规格和品种编号，它涉及"生产什么"的决策。确定品种指标是编制生产计划的首要问题，关系企业的生存和发展。

（二）产量指标

产量指标是指企业在计划期内出产的合格产品的数量，它涉及"生产多少"的决策，以及企业能获得多少利润。产量可以用单位、件、千克等来表示多品种、多规格的系列产品，也可通过主要技术参数进行测量，如健康一体机的血压测量、身高测量、体成分测量等。

（三）质量指标

质量指标是指企业在计划期内产品质量应达到的水平，常采用统计指标来衡量，如一等品率、合格品率、废品率、返修率等。

（四）产值指标

产值指标是指以货币表示的产出指标，能综合反映企业的生产经营成果，以便与不同行业进行比较。根据具体内容和作用的不同，产值指标分为商品产值、总产值、净产值三种。

（五）生产周期指标

生产周期是指为保证按时交货而确定的产品生产周期。正确确定生产周期非常重要，因为生产周期太短无法保证按时交货，会给用户和企业声誉带来损失。生产周期过长，不利于赢得客户，也会造成产能浪费。

四、运营计划编制方法

这里将以性质划分的计划为例进行计划编制的讲解。企业在编制总生产计划时，应充分考虑各种可能的约束条件，只有满足这些约束条件，综合计划才能称之为可行计划。

（一）企业综合运营计划主要的约束条件

1. 空间与能力的限制　企业的生产受到地域、空间、产能的限制。比如设备能力决定了企业在计划期内的最大产量，仓库面积决定了库存控制的上限，一个企业的地域、空间、产能也决定了劳动力的产能和需求等。因此，企业在编制总生产计划时，必须考虑区域、空间和生产能力。

2. 经营方针的限制　企业的生产也受其经营方针的影响，采取什么样的管理方针，是稳健发展、冒险发展还是保守发展，不仅会影响总生产计划下的产量、品种和交货期等主要数据指标，还会影响企业计划以何种方式或方法在何种时间和空间下进行组织。例如，企业规定订单接受量，企业的生产流程，外包量所占的百分比，最低、最高库存量，生产线的组织，设备的选用等。

3. 计划成本的限制　计划成本一般包括基本生产成本、聘用或解聘成本、库存成本、延期交货和缺货成本、外包成本等。

（1）**基本生产成本**　是指计划期内生产某一产品的固定与可变成本，包括原材料、折旧、管理费用的分摊成本，劳动力成本，加班成本等。

（2）**聘用或解聘成本**　聘用成本包括招聘广告费用、面试费用、手续费用、新员工培训费用，以及新员工的非熟练因素对生产率和质量的影响所带来的成本等。解聘成本主要指对解聘员工一定的经济补偿等。

（3）**库存成本**　主要指库存占用资金、存储费用、保险费用、损坏或折旧造成的费用等。

（4）**延期交货和缺货成本**　延迟交货和缺货的成本通常很难估计。延迟交货成本包括延迟交货造成的加班成本、合同违约金和商业信誉成本。缺货成本包括机会成本损失等。

（二）总生产计划的编制方法

编制总生产计划的方法很多，如经验法、试算法、线性规划法和计算机仿真法等。

1. 经验法　是管理者根据过去的统计分析资料确定生产计划。

2. 试算法　是通过计算不同生产计划的成本来选择较好的方案。由于它计算较少，简便易行，且易于理解，因此，这种方法在管理中应用最广。

3. 线性规划法　建立线性规划模型是实现资源合理利用的有效方法。线性规划方法是一种求解多变量最优决策的方法，是在各种相互关联的多变量约束条件下，求解或规划一个对象的最优线性目标函数的问题，即在一定的人力、物力等资源下，如何应用才能获得最大的经济效益。在多品种批量生产条件下，品种产量优化问题可以用线性规划来解决。

4. 计算机仿真法　由计算机控制的生产系统来实现。

（三）主生产计划的编制方法

企业在编制主生产计划时，应该注意本企业的生产类型和产品特点，根据不同类型的生产特点，采用适当的编制方法。

1. 对于需求稳定，具有稳固供应关系的企业来说，编制主生产计划的原则是均衡安排，即与总生产计划的生产任务相等或有规律地增减。具体可采用以下四种形式。

（1）平均分配形式　平均分配法将总生产任务等量分配，各季、各月的平均日产量相等。

（2）分期递增形式　分期递增法将生产任务分阶段递增，在每段时间内，平均日产水平大致相同。

（3）小幅度连续递增形式　小幅度连续递增法将生产任务在各月连续地、小幅度均匀递增。

（4）抛物线型递增形式　抛物线增量形式按照先快后慢的规律安排生产任务。

2. 对于需求波动较大、供应关系相对松散的企业来说，可按以下三种形式编制主生产计划。

（1）均衡安排形式　就是生产计划会按照月产量相等或基本相等的原则来安排。当产量大于销售量时，将一部分产品库存起来，当产量小于销售量时，将使用库存。均衡安排有利于充分利用企业的人力和设备等资源，保证产品质量，简化管理。但由于成品库存较大，这种方式占用了大量的流动资金。

（2）变动安排形式　就是安排每月的产量随着市场销量的变化而变化。因为没有库存现象，所以变动安排方式可以节约库存成本。但这种模式需要不断调整设备和人力，不利于成品质量的稳定，需要企业具有较高的管理水平。

（3）混合安排形式　混合安排形式将以上两种方式混合，分期、分阶段安排生产任务，在生产计划期间变动和均衡。为了吸收上述两种安排各自的优点，能否采用这种方式，取决于企业的自身特点。

（四）物料需求计划的编制方法

物料需求计划是指根据主生产计划中最终产品的产品结构中各级产品的隶属关系和数量关系，以主生产计划中最终产品的完工期为时间基准，逆向编制的一种现代企业中的物料计划管理模式。

物料需求计划的计划对象是相关的需求物料，即生产最终产品所需的原材料和零部件。物料需求计划是在主生产计划中解决最终产品在生产过程中的相关物料需求，而不是这些物料的独立需求问题。这种关联需求的计划和管理要比独立需求复杂得多，尤其是对于加工装配型生产企业，由于产品往往涉及上千个零部件，只要有一个零件缺货，就会影响整个产品的加工装配进度。因此，物料需求计划对于确保主生产计划的完成非常重要。可见，物料需求计划是复杂而琐碎的，同时又是非常重要的。

（五）生产作业计划的编制方法

生产作业计划的编制，是为了指导企业进行有序的作业生产，计划对象是工序、流程的具体内容。它是组织一般生产活动、建立正常生产秩序的重要手段。生产作业计划的作用是通过一系列的计划安排和生产调度，使得企业的人力、物力能够被充分利用，以保证企业每个生产环节在品种、数量和时间上都能够相互协调和衔接有序，在有节奏地均衡生产的情况下，取得良好的经济效益，保证工作效率。

NOTE

第三节　健康企业生产作业控制

生产作业过程的控制是企业有序生产的基础环节和重要内容，是实现企业正常运营活动的保障。企业制定运营计划的目的是要规范企业运营活动中的各项行为，但是从实际经验中，人们认识到，任何行为，即使是重复性的行为，也不可能与当初的计划和预算完全一致。每个计划方案的制定，都是在特定时间、特定条件下产生的。如果这些条件（包括外部和内部的条件）出现了变化，那么实际行为可能会偏离原来的计划，为了避免或减少这种偏离，控制的概念就产生了。

一、生产作业控制的概念

生产作业控制是指在生产作业过程中，根据既定的方针、政策、目标、计划和标准等，通过监督检查生产活动的进度、实际结果，及时发现偏差，找出原因并采取措施，保证完全按照既定的目标和计划去执行与实现。生产作业控制的受控对象是生产过程，其预定目标是生产计划的目标值。

虽然企业的生产计划对日常生产活动做出了详细具体的安排，但在执行过程中，因为一些随机因素和不确定因素的干扰，执行情况往往会偏离计划。生产作业控制实施的必要性，主要是因为：①生产作业时间估计不准确。在实际工作中，尤其是对于新产品，在做计划时很难将每个流程中遇到的困难和需要的时间估计得分毫不差。而生产作业时间是编制作业计划的依据，如果生产作业时间不能够准确确定，那么计划编制也就难以做到准确，生产实施中就会出现偏离计划的情况。②随机因素的影响。在生产活动中可能会遇到各种不可预测的随机因素，如员工意外缺勤、设备故障和原材料的问题，或者停电停水等。这些因素都会导致实际生产进度与计划不一致。③工作能力的差异。员工工作能力的差异也会造成实际工作结果在质量和数量上与计划要求不一致。④企业环境的动态性。企业所处环境是不断动态变化的，如市场需求、技术发展、产业结构等，为了适应环境的变化，生产计划需要适时地调整。

生产作业控制是顺利完成生产作业计划的一种手段。管理一个现代企业，需要协调生产过程中各个方面的活动，实现生产活动的预定目标。没有生产运营控制，就难以进行有效的生产运营管理。搞好企业的生产经营管理，不仅要科学地计划和组织生产过程，而且要科学地控制生产运行。

生产作业控制不仅要保证生产过程协调有序地进行，还要保证能够以最少的人力和物力投入完成生产任务，所以生产作业控制是一种协调性和促进性相辅相成的管理活动，是生产与运作管理系统的一个重要组成部分。生产作业控制的目的是提高生产经营管理的有效性，即通过生产作业控制，使企业的生产活动严格按照计划指导进行，满足品种、质量、数量和时间进度等要求，按照既定标准消耗劳动和物化劳动，从而降低成本，取得良好的经济效益。

二、企业运营作业控制的作用

在对企业经营活动的控制中，运营作业控制对企业的持续稳定发展起着至关重要的作用。

NOTE

（一）作业控制是企业运营活动得以持续进行的重要环节

通过对作业控制的组织，合理投入和使用人、财、物等各类资源，可以减少作业过程中的时间中断，在多变的市场环境下保证各生产环节的负荷达到动态平衡，对减少作业过程资源占用、提高产品质量、加快资金周转、实现连续生产具有非常重要的作用。

（二）作业控制是确保作业计划实施的有效措施

作业控制通过收集和传递企业的各种信息，能够有效地反映企业经营活动的实际情况，指导企业及时调整日常经营活动中的各种偏差，保证计划目标的实现。

（三）作业控制是消除瓶颈，保证物流通畅的重要手段

作业控制通过其监督职能，及时发现运营过程中出现的各类瓶颈或者潜在的瓶颈威胁，并运用运营系统的各种原理，加强生产环节上的衔接和协调，保证物流的畅通。

（四）作业控制是解决突发事件，恢复正常运营的重要保证

在企业的运营活动中，不可避免地会发生影响程度不同、危害性不确定的突发性事件，如故障停电、工伤事故、设备的意外损坏、不可抗力导致的被迫停产等。一旦产生突发事件，现场作业控制人员的首要职责就是及时维护现场秩序，分析事故性质，控制事故继续发展，如果属于职责范围能够处理的突发事件，作业控制人员则可以现场指挥排除故障，通过应急调整，尽快恢复正常生产。

三、企业控制的类型

根据控制理论，控制是指实施控制的主体对接受控制的客体的一种主动行动和行为，从而使控制对象按照控制主体的目标和意图去行动，并最终达到预定目标。

根据其范围和性质的不同，企业控制可分为三类：战略控制、管理控制、任务控制。

（一）战略控制

战略是一个企业涉及范围最广和重要性最大的一类计划的总称，它在最高层面指明了企业前进发展的方向。战略控制过程包括根据企业面临威胁、机遇等外部环境的变化，重新审视、确认一些原有的战略目标，进行适当的调整或另行制定等一系列活动。战略控制是在企业高层组织范围内进行的，它与企业高层管理对环境的主观评价密切相关。因为战略控制受到人的主观意识的影响，因此，这类控制本质上应属于非系统化的。

（二）管理控制

管理控制是对战略目标实现总体过程的控制，是企业实现战略目标的保证。管理控制过程涉及企业的所有管理层次和职能部门，与每个员工的工作都存在着关联。管理控制过程就是制定相对固定、统一的工作秩序和管理制度，对各种资源的部门和个人进行正确而有效的组织、计划、协调。

（三）任务控制

任务控制是保证特定任务有效完成的过程。尤其在制造企业中，生产任务的控制和执行一般都有标准化的流程，即将一系列严格的操作程序、工作方法和时间流程固定下来。因此，这类控制任务也完全可以由机器或者机器系统在没有人的情况下完成。比如数控、程控机床、机器人等，就是负责生产任务的控制。

对于劳动性质复杂的服务行业，其任务控制比制造行业的任务控制相对来说更为困难。

对于那些具有创造性、非常规的职业和工种，尤其是健康企业等针对人的服务行业，比如医生、护理员、社工、研究员等专业人员承担的工作任务，这些任务很难通过遵循一定的计划或流程来实现控制目标。对于这类工作任务，只能采用工作指南的方法来达到相对的规范。

一般来说，任何控制中都存在一个作业控制的问题，但在实践过程中，人们习惯于将作业控制和管理控制、任务控制联系起来，本章所研究的企业运营作业控制，基本属于管理控制和任务控制的范畴。

四、企业运营作业控制流程

规范化的程序和标准是实施控制的重要手段，企业运营作业控制的关键就在于此，具体程序如下。

（一）确定标准

标准的确定是运营过程控制的起点，也是在控制结束后重新审视过程的回归点。制定运营控制作业标准的前提，是根据作业计划的要求分配生产任务，确定人员和设备的配置。作业控制的标准不是独立的，而是一系列标准的集合，如制定生产过程中的人力、物力和财力的相关标准，以及产品的质量、数量等控制计划标准（即指标）。

（二）采集信息

控制的作用是检测和监测系统的运营状态，判断其输出和输入的稳定性，保证系统的持续性，最终做出是否控制和如何控制的判断。为了确保操作过程始终处于受控状态，需要建立一个能够动态收集、传输和处理信息的系统。通过这个系统，可以收集和传递经营活动中的各种信息，从而为做出正确的控制决策提供依据。

（三）成果评价

运营成果评价包括运营过程评价和运营结果评价两个方面。由于企业外部环境的变化，以会计标准为基础的传统运营绩效评价体系受到了质疑，矛盾的核心是会计财务评价体系反映的事实过于片面和单一，已不能全面地作为企业的激励和成果的评价依据。为此，理论界和实务界都在进行着不懈的研究。当前，一个重要的发展趋势就是在绩效评价指标体系中将增加非财务指标，如质量、交货速度、柔性等，以进行更为全面的评价。

随着评价体系的不断改进与演变，评价方法也相应地有所改变，多元化的评价方法应运而生。以改革为核心的评价方法，质量、作业时间、资源利用和人力资源的开发"四尺度"评价方法，由企业高层向中层再到作业中心传递的金字塔形的等级制度评价方法，平衡计分测评法等越来越多地被企业应用到生产实践中，特别是平衡计分测评法，更是深得现代企业的青睐。

（四）评价实施

评价实施是指根据评估结果采取具体的改进措施。实施控制的核心内容就是根据评价的结果，及时对运营计划和运营过程中出现的偏差做出及时调整。该项工作的优劣状况是评价的最终结果，而对控制流程具有决定性影响的是对过程的有效改进方法。

五、企业运营作业控制的方法

"图表"形式的控制方法已广泛应用于现代企业中，以实现控制或管理的目标，尤其在生产的控制方面，图表更具有很高的实用价值。图表是一种在资料记录和工作考核上具有迅速、简便和可靠等优点的控制工具，它不仅简洁明了，使人一目了然，而且控制图表的记录可随实际情况的变化而随时改进，便于管理者进行考核和调整。常用的控制图表如下。

（一）直线图（alignment chart）

以直线表示某一因素的变动情况，斜率表示变动快慢的趋势。

（二）曲线图（curve chart）

标记方法是在一个直角坐标系内，以横纵两个坐标代表两种因素的变动，然后依据这两种因素之间的变化关系在坐标轴上标出各点，连成相应的曲线，借此说明最高与最低的工作情形与工作趋势。

（三）实体图表（mechanical chart）

实体图表是利用金属板片、弹簧、栓钉等实物，将上述各种控制图表以一种立体图板的形式呈现，有平置地面或挂墙上两种方式，这种图表内容一目了然，且更换容易，便于重新编排。

（四）甘特图（Gantt chart）

甘特图是一种具有控制功能的作业表，时间用横轴表示，要安排的活动用纵轴表示，图上的线段表示在整个期间计划和实际活动的完成情况差异。甘特图能够直观地表现出任务计划的进行时间、时长，以及实际进展与计划要求之间的对比。这能够帮助管理者很容易搞清一项任务或项目是否完成，还剩下哪些工作要做，并且能够评估工作是提前了还是拖后了，或是计划还在进行中。图 11-3 给出了一个甘特图的示意图，清楚地展现了生产计划中各个"事件"之间在时间上的相互关系。通过示意图，管理者可以很直观地从繁杂的任务计划中挑选出关键性的指标，并加以密切注视。本章将重点介绍甘特图。

甘特图以其创始人亨利·甘特（Henry Gantt, 1861—1919）的名字命名，是绘制在时间线上的条形图，用以表达计划生产和实际生产之间的关系。如图 11-3 所示的示例中，图表左侧列出了完成作业或项目所需的活动。每个活动的计划时间和实际所需时间都会显示出来，因此，管理者可以很容易地判断进度。当涉及的任务不多，任务时间相对较长，一般是几天或几周，而不是几小时，以及任务流程较短或较简单时，甘特图的效果最明显。甘特图的缺点之一：图上的线条是静态的，它们无法显示出任务之间是如何关联的，也就无法根据图片进行任务之间的调整，因为调整了任务的顺序后，很可能会使互相之间有关联的任务无法完成。然而，这些问题可以通过使用另外两种控制技术来解决，它们是关键路径法（CPM）和计划评估和审查技术（PERT）。

为了控制大型项目，运营经理需要随时监控资源、成本、质量和预算的执行情况。他们还必须能够统筹兼顾地把握整个项目所需的许多性质不尽相同的任务之间的相互关系，最终顺利完成这些任务。如果任何任务落后于计划，他们必须能够迅速地发现并修改计划，将资源投入更有需要的任务上。CPM 和 PERT 就是相关的项目管理工具，是在 20 世纪 50 年代为帮助管理者实现这一目标而开发的。在 CPM 中，经理须明确完成项目所需的所有活动，这些活动之间的关系，以及它们之间的完成顺序。然后，需要绘制一张图，图上用箭头来显示任务是如何相互依赖的。通过这些相互关联的活动的最长路径称为关键路径。如果关键路径上的任务没有按时完成，整个项目的进度就会落后于计划。为了更好地理解 CPM 是如何工作的，我们以养老机构建设为例。所有完成养老机构建设到开业运营所需的任务和每个任务的估计时间都已经确定。箭头表示各个步骤及其所需顺序之间的链接。一般来说，在机构的总体建筑完成之前，其他大部分装修、适老化改造工作的任务都无法开展。如果总体建筑要花1年时间，从修建地基到建筑完工，直至机构开业，我们可以用箭头连接的主要任务过程就构成了这个项目的关键路径。它告诉我们，建筑完工至正式开业最快可能的时间是460天，这是所有关键路径任务所需的总时间。那些非关键路径作业可以稍微延迟或提前完成。人员招聘或设置动线的短暂延迟不会延迟开业的进度，因为这些活动并不位于关键路径上，如图11-4所示。

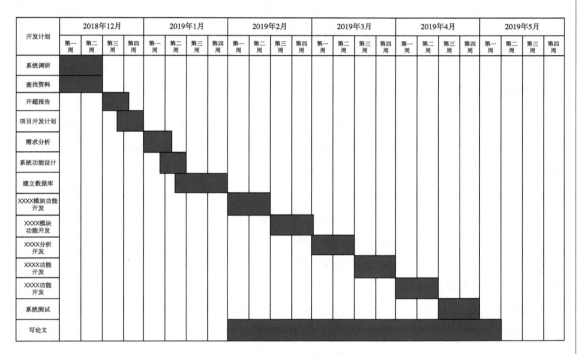

图 11-3 典型的甘特图

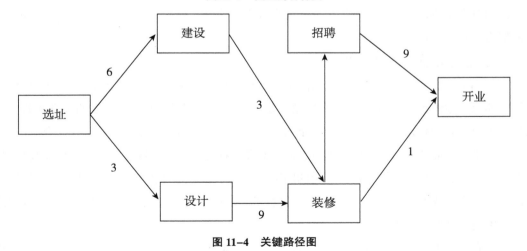

图 11-4 关键路径图

第四节　健康企业质量管理

质量、成本、定位及响应速度，都是决定市场竞争成败的关键要素，而质量是其中最要关注的第一要素，是企业参与市场竞争的必要条件。质量差的产品，无论成本多低，都无法激起人们的购买意愿。一个企业要想打入国际市场，后来居上，首先就要在产品或服务的质量上达到世界领先水平。如果一个企业的产品和服务质量不能满足顾客的要求，就不能实现其在市场中的价值，就是一种无效率或低效的劳动，也不会受到市场的认可，更不可能有真正的高效率、产生超额的利润。

一、质量的定义

"质量"一词大家都很熟悉，但如果你问 10 个人，质量的定义是什么，相信你会得到不止一种答案。对于一个在生活中越是熟悉的概念，人们往往会凭感觉去理解它，但是，感觉一般都隐含着少许偏见和一些先入为主的谬误。

（一）企业角度的质量定义

美国质量管理学家克劳士比（Philip Crosby，1926—2001）认为"质量就是合乎标准"。对生产者来说，质量意味着"保证技术标准的要求"。这种通过技术标准来保证产品质量的实现，在制造业通常以公差、使用寿命、可靠性、稳定性等数据指标来衡量；而在服务业，一般通过制定服务标准来保证质量状况，如服务承诺、服务守则、服务标准、制度规范等。

质量对于生产者来说，是将其现有的生产能力水平、技术标准和预期目标协调的产物。质量标准可以将质量要求具体成便于测量和执行的量化值。质量要"符合标准"，意味着企业的生产经营不再只是依靠个人经验或主观意见，而是将所有的经验、智慧、意见集中起来，制定统一的符合企业自身条件和市场需求的质量标准，达到这样的质量标准是企业质量管理必须不断努力去实现的目标。

（二）顾客角度的质量定义

美国著名质量管理专家朱兰（Joseph M.Juran，1904—2008）认为："产品质量是指产品在使用时能成功地满足用户需要的程度。"这个定义包含了使用要求和满足程度两个方面的含义。质量要求要做到的就是在一定程度上满足人们的使用要求。对于产品的使用，人们会对产品提出一系列要求，而使用时间、使用地点、使用对象、社会环境和市场竞争等因素往往会影响这一系列要求的满足程度，针对这些变化的因素，质量标准也就随之产生不同。因此，质量的概念或标准不是一成不变的，它是动态的、变化的、发展的，它因时、因地、因人而异，随着社会和技术的发展而不断更新和丰富。

产品的质量标准对用户要求的满足程度，主要体现在对产品的性能、经济特性、服务特性、环境特性和心理特性的态度上。因此，可以说质量是一个综合的概念。但是，好的质量并不总由技术特性高来体现，而往往是诸如外观、性能、安全、成本、数量、期限及服务等因素的最佳组合，如此才能称之为最适当的质量标准。因此，对于用户所需要的产品或服务质量水平的判断，是以是否达到了他们预期的购买目标来衡量的。

（三）ISO9000 角度的质量定义

在 ISO9000 系列标准中，质量被定义为："能真实反映和满足实体明确或潜在需要的能力特征总和。"这里所说的实体，是指"能进行独立描述和研究的事物"。包括：①活动或过程。②产品硬软件、流程性材料、服务。③组织、体系或个人。④上述各项的任意组合。

这要求质量需要以合同或法规规定的形式加以明确。另外，潜在需要应加以识别和确定；需要具有时变性，定期重新评估质量要求；需要将特殊性转化为普遍性，通俗地称作性能。由此可见，ISO9000 质量体系标准中质量的定义由两个层次构成。

第一层次是指实体必须满足相关规定或潜在的要求，这种要求可以是在技术规范中加以明确的，也可以是虽未在技术规范中注明，但用户在使用过程中能够满足实际使用需要的。这种需要存在一定的动态性和相对性，它随时间、地点、使用对象和社会环境的不同而异。在此意义上来说，质量即适用性。

第二层次是指需求必须以量化指标来表示，即所谓的质量是实体特征和特性的总和。在实践中，需求必须能够转化成特定的指标，比如可及性、可信性、经济性、时间性及环境适应性等方面，这些特征和特性必须用特定的指标加以量化。在所有量化指标上均符合要求的产品，才能称作合格产品，也就是符合质量要求的产品。在此意义上来说，质量是实体的符合性。

二、质量管理的概念

在 ISO9000 系列标准中，质量管理的定义是："以质量为目的的对组织的协调活动进行指挥和控制。"而我们常用的定义是，质量管理是指对产品质量和影响产品质量的各项生产作业活动进行的一系列科学管理的总称，它的主要内容包括对质量方针和质量目标的制定，为实现质量目标进行的质量计划的实施、开展质量控制和质量保证、进行质量改进等相关活动。现在很多健康企业都在争创达标 ISO9000 系列质量标准，其基本内涵包括以下几点。

（一）质量方针和质量目标的制定

质量方针是指由企业最高管理层正式发布的一个企业的总的质量目标和执行方向。如产品要达到的使用寿命、使用环境、售后服务的总原则等。方针是企业对质量工作的总体要求，是企业开展质量管理工作的指导方案，为制定质量目标提供了基本框架。质量目标是按照质量方针各项要求提出的在质量方面需要努力追求的目标。质量目标是实现质量方针的具体要求，其内涵必须与质量方针和持续质量改进的承诺目标相一致，并且是要可测量的指标，如成品率的上升水平、故障成本占产品总成本的比重等。在实践中，一般通过质量计划规定必要的操作流程和所需资源，使质量方针和目标具体化。

（二）质量计划的实施

质量计划的主要内容是制定质量目标，并依照质量目标规划必要的操作流程和所需资源，从而高效地实现质量目标。具体要求就是编制质量计划，它也是质量计划的成果之一，是质量计划活动过程中产生的书面文件，如某健康企业今年服务的人数计划比去年增加 18%。

（三）开展质量控制和质量保证

质量控制是指为了保障在质量形成全过程中，对质量方针和质量目标、质量计划的实施等诸因素进行控制，其根本目的就是满足质量要求，其职能就是根据质量要求监控产品形成工作，及时消除和解决问题，保证客户满意。质量保证是指组织根据客户或其他相关方的要求，在产品质量形成的全过程中的某些环节，为自身的控制活动提供必要的证据，以获得对方的信任。一方面，质量保证能够保证产品、服务的质量，是企业获得顾客信赖的一种手段。另一方面，企业通过质量保证来进行自我监督，是一种自我管理工具。质量控制和质量保证之间的关系可理解为质量控制是基础，是具体操作过程，质量保证是目的，以获取市场信任，实现产品或服务的市场化推广。

三、质量管理的工具

（一）检查表

检查表又称调查表、统计分析表等。检查表是这些工具中最简单和最常用的手法。使用检查表的目的是系统地收集和整理资料信息、核对情况，并可对数据进行粗略的计算和分析。

（二）排列图法

排列图法是一种找出产品主要质量问题的有效方法。制作排列图的步骤如下。

1. 收集数据　即在一定时期内收集有关产品质量问题的数据，例如，可收集一个月或多个月，甚至半年以上等涉及生产或服务的数据。

2. 数据分层　列成数据表，即将收集到的数据资料根据不同的问题进行分层处理，每一层也可称为一个项目；然后统计各类问题或项目反复出现的次数，即频数；按频数的大小次序，由大到小、由左向右依次列成数据表，作为计算和制图时的基本依据。

3. 数据计算　根据所制成的数据表，分别计算出每类问题在总问题中所占的百分比，然后计算出累计百分比，并在数据表中记录相应的数据。

4. 做排列图，根据数据表中的数据绘图　需要注意的是，应在每一项的右侧标注累积百分率，然后从原点开始，将各点之间连成一线，从而做出如图 11-5 所示的帕累托曲线。

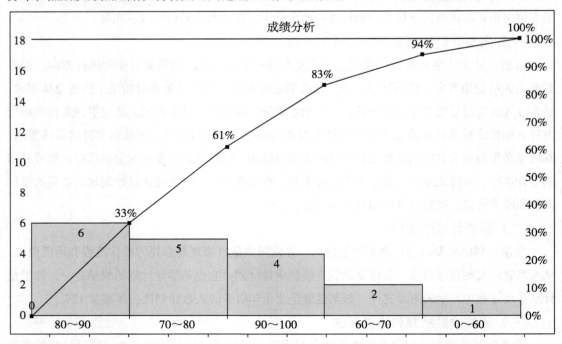

图 11-5　帕累托曲线

（三）因果分析图

因果分析图又叫鱼骨图，如图 11-6 所示，它是寻找、分析质量问题产生原因的一种有效工具。

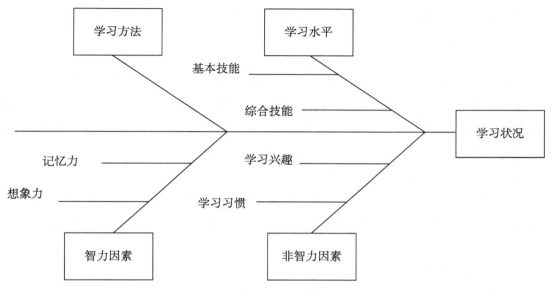

图 11-6　鱼骨图

画因果分析图时，需要注意的是，影响产品质量的主要原因通常需要从五个方面进行分析，分别是人、机器、原材料、加工方法和工作环境。每个大原因又可以进一步具体划分为几个中原因，中原因又可进一步划分为几个小原因，越来越细，直到出现可以进行干预的措施为止。讨论问题时要集思广益，充分发挥技术民主。

（四）分层法

分层法又叫分类法，是一种能够通过对质量问题进行具体分析，找出其影响因素的方法。它根据不同的目的对收集的数据进行分类，并将相同性质和在相同生产条件下收集的数据分组在一起。这样数据所反映的事实能更加明显突出，使问题更容易被发现，进行对症下药。

健康企业中处理数据通常按以下原则进行分类。

1. 时间　可以按不同的班次、不同的日期进行分类。

2. 操作人员　可按员工性别、年龄、学历等进行分类。

3. 使用设备　可按不同的设备型号、所在环境等进行分类。

4. 操作方法　可按不同的技术路径、工作环境、压力等工作条件进行分类。

5. 原材料　可按不同的产地、采购时间、原料成分等进行分类。

6. 其他分类　可按不同的车间、工厂、服务对象、时间、气候条件等进行分类。

总之，分类的目的是把不同性质的问题进行归纳，便于对比分析问题提出原因。所以，分类方法多种多样，并无任何硬性要求。

（五）直方图法

直方图是频数直方图的简称。它是一个使用一系列等宽不等高的矩形来表示数据的图形。矩形的宽度表示数据范围的区间，矩形的高度表示给定区间内的数据个数。

直方图的作用包括：显示质量起伏变化的状态；直观传递质量状况的信息；通过研究有

关过程质量波动状况，能掌握过程的基本情况，从而确定在过程中的哪个部分集中力量进行质量改进工作。

（六）散点图法

散点图法，是通过分析研究两个因素数据之间的关系，来对影响产品相关质量的因素进行控制的一种有效方法。

在生产实践中，一些变量往往是共处于一个统一体中，它们相互联系、相互制约，并在一定条件下相互转化。有些变量之间存在着确定性的关系，可以用函数来表达，这样的关系函数就可以通过在坐标轴上做点连线，形成直观的图像，如圆的面积和它的半径关系；而有些变量之间存在的是相关关系，即这些变量之间存在一定关系，但又不能由一个简单的变量或函数来精确地求出另一个变量的数值，这种关系也可以通过将两种有关的数据列出，用点打在坐标图上，然后对其进行观察。

散点图法在工厂生产中会经常用到，比如棉纱含水率与伸长率的关系，喷漆时的室温与漆料黏度的关系；热处理过程中钢的淬火温度与硬度的关系；零件加工时切削用量与加工质量的关系等。

（七）PDCA 循环

PDCA 循环是美国质量管理专家沃特·休哈特（Walter A.Shewhart，1891—1967）首先提出的，在质量管理活动中，各项工作的基本流程都是按照制订计划、计划实施、检查实施效果，最后将成功经验、流程纳入工作标准，不成功则进入下一个计划、实施、检查循环，并依照新的方法改进、调整、完善，这就是质量管理的基本工作方法，实际上也是企业管理各项工作的一般循环。这种工作方法被称作 PDCA 循环，因由戴明（William Edwards Deming，1900—1993）采纳并推广的，所以又称"戴明环"。

1. PDCA 循环的四个阶段

（1）P 是 Plan 计划阶段　包括方针和目标的确定，以及生产活动流程的规划制定。

（2）D 是 Do 执行阶段　根据设计和布局，执行具体运作，实现计划中的内容。

（3）C 是 Check 检查阶段　检查计划执行的过程和结果，分清哪些对了，哪些错了，明确问题，找出解决方案。

（4）A 是 Act 处理阶段　对循环过程的结果进行处理，对成功的经验加以肯定，并予以推广，对于失败的教训也要总结，引起重视。对于没有解决的问题，应提交给下一个 PDCA 循环中去解决。

2. PDCA 循环的特点

大环和小环相互嵌套、互相促进。如果把整个企业的生产服务工作作为一个大的 PDCA 循环，那么各个部门、各个小组都有各自小的 PDCA 循环，就像一个齿轮系统，大齿轮带动小齿轮，大循环带动小循环，一级带一级，大环引导带动小环，小环反过来促进大环，构成一个有机的运转体系（图 11-7）。

PDCA 循环不是到 A 阶段就结束，而是又要回到 P 阶段开始这样不断地循环，PDCA 循环的转动不是在原地转动，而是每一轮都有新的计划和目标。就像爬台阶一样，往复上升，使质量水平不断提高。

PDCA 循环实际上是有效开展任何工作的一种合乎逻辑顺序的工作制度。在健康服务质量管理中，PDCA 循环得到了广泛应用，并取得了很好的效果，因此，PDCA 循环被称为是质量管理的基本方法。

　　在解决问题过程中，通常都不是一次 PDCA 循环就算全部完成了，而是需要将 PDCA 循环重复多次，直到彻底解决问题。问题就是标准和现状之间的差距，每经历一次循环，都需要巩固取得的成果，在质量上的体现也就是修订和提高质量标准，按照新的更高的标准来和现状进行比较，必然又会发现新的问题，然后又需要进行下一轮的 PDCA 循环，这也是循环必须持续下去的原因和方法。每经历一个循环，质量管理都会更上一层楼。坚持 PDCA 循环，将使质量管理取得新的成绩（图 11-8）。

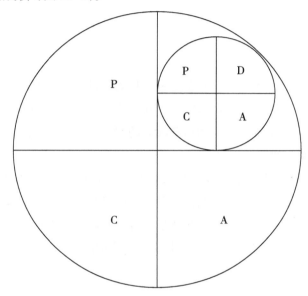

图 11-7　大环套小环

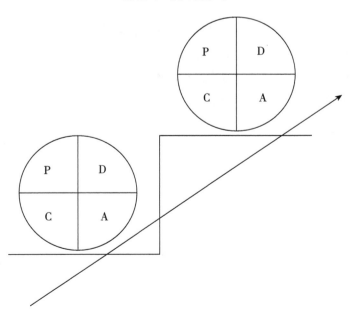

图 11-8　阶梯式上升图

四、质量管理体系

ISO9000 质量保证体系是企业发展壮大的基础。ISO9000 不是指一个标准，而是一类标准的统称，是由 ISO/TC176 质量管理体系技术委员会制定的所有国际标准，是工业生产和国际贸易高度发展的产物，是国际上对质量管理达成共识的结果。1987 年，ISO9000 系列标准正式发布，并提出了一个"第三方认证"的制度。其主要精神：一个企业的产品质量经权威质量认证机构认证符合 ISO9000 标准的要求，就可以获得 ISO9000 认证，而且这个证书在全世界都被认为是有效的。也就是说，当一个企业获得了 ISO9000 证书，其产品将成为国际上"值得信赖"的产品。

本章小结

运营是指对企业（或组织）的运营系统进行规划、设计、组织和控制的过程。管理是将输入转化为输出并创造价值的一系列活动，这些价值体现在商品和服务中。

健康企业运营管理的基本内容包括运营战略的制定、运营系统的规划与设计、运营系统的运行与控制、运营系统的维护与改进。

作业计划主要包括四个层次：总生产计划、主生产计划、物料需求计划和生产作业计划。

生产控制过程包括四个基本环节：标准制定、测量和比较、控制决策和实施。

质量管理是指对产品质量和影响产品质量的各种职能活动进行科学管理，包括制定质量方针和质量目标、质量策划、质量控制和质量保证、质量改进，以及其他为实现质量目标的相关活动。

思考题

1. 如何理解运营管理的含义？运营管理的目标和任务是什么？
2. 什么是运营计划？运营计划的编制方法？
3. 试分析造成作业计划与实施过程中产生偏差的原因。
4. 简述 PDCA 循环的特点和应用范围。

第十二章 健康企业供应链管理

扫一扫，查阅本
章数字资源，含
PPT等

【学习要求】

1. 掌握健康企业供应链管理的相关理论及管理中的相关问题；掌握健康企业供应链设计的内容及步骤，了解供应链设计的内容、原则及相关执行策略。

2. 了解主、客体企业在供应链构建中的作用与构建过程。

3. 熟悉健康企业供应链管理中的几种方法、运用及发展方向、创新路径。

案例导入

GM 乳业全程领"鲜"，持续打造数字化供应链，赋能引领行业高质量发展

2022 年 7 月，为贯彻落实党中央、国务院关于提升产业链供应链现代化水平、维护产业链供应链安全稳定的决策部署，商务部等 8 部门共同开展部署工作，推进第二批全国供应链创新与应用示范城市和示范企业选树与宣传工作。GM 乳业作为中国高端乳品引领者，自然不会错过本次选树与宣传的机会，其围绕三个角度，即供应链发展基础、示范创建工作思路，以及供应链管理与创新，彰显企业核心竞争力，并以数字化供应链发展为出发点，结合生动事例讲解独具一格的"GM"故事，讲述 GM 乳业是如何从白手起家到领跑全国的。经商务部公示，GM 乳业于 2022 年 9 月 14 日荣获"2022 年全国供应链创新与应用示范创建企业"的称号。此后，GM 乳业势头正盛，乘胜追击，又斩获"2022 年上海市供应链创新与应用优秀案例"的殊荣，象征着 GM 乳业数字化供应链工作得到更为广泛的肯定，行业内部竞相效仿。

GM 乳业为推动数字化工作更上一层楼，逐步将现有渠道与管理模式从粗放式延展到精细化、从人工化延展到智能化，特此以零售业务板块为切入点，设立"1+2+3+4"的工作目标，从而为数字化转型奠定基础。"1"即建设一个全产业链大数据平台；"2"即以两网融合，以工业互联网与消费互联网为出发点，相辅相成；"3"即以算法、知识与企业数据为支点，构建三项能力体系；"4"即支撑奶源管理、物流配送、生产制造、零售终端四大领域数字化应用。与此同时，为配合"1+2+3+4"工作目标的有效实施，GM 乳业又推出了辅助性手段——"研、产、供、销、服"五位一体的全产业链数字化运营体系，做到数字化工作有保障、有潜力、有效果。今后，GM 乳业还将以继续做好牧场、工厂、物流的全国性战略布局，打造

NOTE

更具竞争力的供应链体系，进一步提升全产业供应链管控能力。

资料来源：网络。

党的二十大报告指出："要坚持以推动高质量发展为主题，把实施扩大内需战略同深化供给侧结构性改革有机结合起来，增强国内大循环内生动力和可靠性，提升国际循环质量和水平，加快建设现代化经济体系，着力提高全要素生产率。"近年来，习近平总书记在多个场合提及产业链供应链问题。同时，党的二十大报告将"健康中国"作为我国 2035 年发展总体目标的一个重要方面，提出"把保障人民健康放在优先发展的战略位置，完善人民健康促进政策"，并对"推进健康中国建设"做出全面部署。从优化人口发展战略，到实施积极应对人口老龄化国家战略，从深化医药卫生体制改革，到重视心理健康和精神卫生，都充分体现了对人民健康的高度重视，充分彰显了以人民为中心的发展思想。由此可以看出，健康企业的发展前景非常广阔。

新时代，发展需求从高速度转变为高质量，在此背景下，现代生产方式应运而生，对传统生产方式发起了挑战。现代生产方式以健康企业的核心竞争优势为中心，以现代信息技术为桥梁，实现采购、组织生产及销售等全球化目标。在现代生产方式的完善过程中，现代物流作为枢纽将各区域资源整合，使其融为一体，起到了中流砥柱的作用。而与其共生的供应链管理则顺理成章地成为现代生产方式和现代物流发展完善过程中必不可少的模式。因此，供应链管理模式是顺应市场形势的必然结果。供应链管理既可以避免投资所衍生出的建设周期长、风险高等问题，又可以使得产品在成本、质量与经营效率等方面取得优势，从而使得企业快速适应市场需求，增强竞争力，"必须坚持守正创新，紧跟时代步伐，顺应实践发展，不断拓展认识的广度和深度"。总之，推动供应链管理不断发展，是符合与时俱进理念的行为，优化供应链管理能带动现代物流欣欣向荣，从而反哺现代生产力，促进现代生产方式完善健全。

第一节　供应链管理概述

一、供应链管理的概念及内容

（一）供应链管理的概念

供应链管理的概念诞生于 1980 年，是学者迈克尔·波特（Michael E.Porter，1947—）在《竞争优势》一书中提出的"价值链"概念的演变。该理念一经问世，便激起专业领域一番热烈讨论，随后有关供应链管理概念、基本思想等理论在美国开始迅速普及。从 20 世纪 90 年代开始，有关供应链管理的学术组织如雨后春笋，层出不穷，相应著作与论文开始不断涌现。

因为供应链管理包罗万象，涉及领域较多，因此其概念仍在不断丰富，目前学界所统一的概念：供应链由原材料零部件供应商、生产商、批发经销商、客户、运输商等一系列企业组成。供应链管理将整条"链"上的各个企业进行集成化管理，旨在加强各环节企业之间的合作和分工，合理性优化商流、物流、信息流和资金流，从而提高整条"链"的竞争能力。

（二）供应链管理的基本内容

供应链管理主要涉及四个领域：供应、生产计划、物流、需求。由图 12-1 可见，供应链管理是以同步化、集成化生产计划为指导，以各种技术为支持，尤其以互联网为依托，围绕供应、生产作业、物流、满足需求实施。供应链管理主要包括计划、合作、控制从供应商到用户的物料（零部件和成品等）和信息。供应链管理的目标在于提高用户服务水平和降低总的交易成本，并且寻求两个目标之间的平衡。

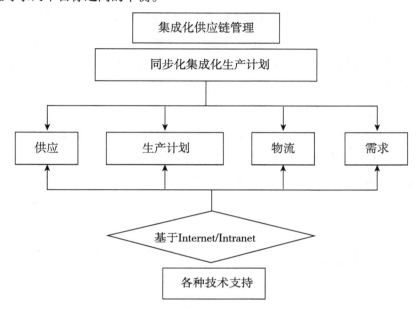

图 12-1　供应链管理涉及的领域

由上图可知，供应链管理在实施过程中所注重的内容，既涵盖常说的物料实体与企业运输问题，又包括以下主要内容。

1. 供应链产品的需求预测和计划。

2. 供应链的设计，即全球节点企业与设备等内容的评价、选择和定位。

3. 企业间资金流管理，以汇率、成本等问题为重点。

4. 战略性供应商和用户合作伙伴关系管理。

5. 基于供应链管理的产品设计与制造管理、生产集成化计划、跟踪和控制。

6. 企业之间与企业内部的物料供应与需求管理。

7. 基于供应链的用户服务和物流管理，包含但不限于运输、库存、包装。

8. 基于 Internet/Intranet 的供应链交互信息管理等。

二、健康企业供应链管理的理念与目标

党的二十大报告明确提出："着力提升产业链供应链韧性和安全水平。"这是以习近平同志为核心的党中央从全局和战略的高度作出的重大决策部署。近年来，我国供应链行业高速发展，智能供应链服务对于企业的作用和战略意义已经逐步由"锦上添花"转变为"不可或缺"，越来越多的企业已经迫切地需要对自身的产业链和供应链进行系统性的整合管理和优化。因此，健康企业供应链管理更加值得我们关注。

（一）供应链管理的理念

供应链管理的理念包括以下三个方面的内容。

1. 面向顾客理念　顾客价值是供应链管理的核心，以顾客需求为中心，产品生产按照顾客实际需求进行计划，而非脱离实际进行预测计划。

2. 双赢和多赢理念　供应链管理模式中，从原材料购买、加工至消费者成功购买的所有环节并非单一孤立的，而是合为一体的。故企业在经营行为中不能单纯考虑自己的利益，而应尽力做到整体收益最大化，每一个环节都是如此，则供应链管理的整体收益将达到最大化。

3. 管理手段、技术现代化　现代化管理手段可以更加科学、更加客观地做出顶层设计，统筹兼顾所获信息，而技术的现代化也可保证管理与实施过程的高效率，如信息系统，可使每个环节快速地处理信息，及时根据市场需求做出调整与反馈。

（二）供应链管理的目标

随着供应链管理思想、理念不断发展与推广，健康企业对其接受程度愈来愈深，已经意识到加强健康企业供应链管理对自身的长远发展具有重要意义。当今时代，市场经济已步入高质量发展阶段，健康企业以追逐利益最大化为基本目标。因此，供应链管理目标也应该与时俱进，具体内容见表 12-1。

表 12-1　健康企业供应链管理目标

供应链 管理目标	提供完整的产品组合，以适应扩大的市场需求
	缩短供给与需求的距离，以适应市场需求的不确定性
	缩短从生产到消费的周期，以适应市场需求的多样化
	降低供应链整体的物流成本和费用，提高供应链整体的运作效率

三、供应链管理中的几个关键问题

（一）配送网络的重构

党的二十大报告提出，"开辟发展新领域新赛道，不断塑造发展新动能新优势"，要打破不同部门、不同地区的条块分割，建设全国物流信息网，发挥集约化、系统化的优势，降本增效。因此，我们要优先加强配送网络重构，因为它直接影响着产品从生产者到消费者的整个流程。配送网络重构是指采用一个或几个制造工厂生产的产品来服务一组或几组在地理位置上分散的渠道商时，当原有的需求模式发生改变，或外在条件发生变化后，需要对配送网络进行调整。在"健康企业"的概念下，供应链管理应强调可持续发展、环境友好性和社会责任，同时要保持对经济效益的关注。在这样的背景下，配送网络的重构变得至关重要。配送网络的重构是重新设计和优化配送网络的结构和运作方式，以更有效地实现企业的目标。这包括调整仓库的位置和数量、优化运输路线、改进配送方式，或使用先进的信息技术来提高配送效率。重构配送网络的目标是实现最高的服务水平，同时最大限度地降低成本。

（二）供应链的鲁棒性问题

供应链鲁棒性是供应链管理中不可小觑的风险管理，其内涵是指在受到内部运作和外部突发事件等不确定性因素的干扰下，健康企业的运转持续性与收益最大化能得到应有的保证。

例如，在日本福岛大地震的影响下，丰田汽车受到重创，其旗下绝大多数工厂面临停产窘境，一时难以选择应对风险的最佳模式。这一案例告诉我们，供应链的鲁棒性问题不可忽略。因此，在供应链设计与管理中，必须兼顾专一性与鲁棒性。

（三）供应链集成与战略伙伴

健康企业在合作过程中，一定会有差异之处，存在相互矛盾、难以调节的预定目标。加之供应链本身所具有的动态性，因此，想要融合集成供应链并非一件易事。有挑战才有动力，供应链集成能够对节点健康企业的销售业绩和市场份额产生显著影响，信息共享又是集成供应链的关键所在，因此，健康企业纷纷将目光聚焦于"信息共享"上。什么信息应该共享，又该如何共享，在不同节点健康企业间实施什么层次的集成，选择何种类型的伙伴关系等，就成了最核心的问题。健康企业需要明确信息分享的内容与手段，从而制定策略，完成供应链的设计和作业。与此同时，在这一过程中，选择恰当的时间节点和志同道合的战略伙伴，就显得尤为重要。

（四）配送战略问题

配送战略问题主要探讨战略配送方式的最优选择，如今最为流行的方式有三种，即经典配送战略、直接运输战略和直接转运战略。选择何种战略，布置多少数量的转运点，都需要健康企业根据自身实际情况与供应链管理模式来择优选择。

经典配送战略以中央仓库为枢纽，在其中保留库存；直接运输战略则追求简易流程，将货物运输归纳为点对点的一条配给线，由供应商直接运往终端渠道；直接转运战略则指终端渠道由中央仓库供应货物，但中央仓库不承担保留库存的责任，只扮演供应过程的调节者和外部供应商订货的转运站，同经典配送战略、直接运输战略大有不同。

（五）库存控制问题

库存控制问题需要考虑终端渠道特定产品应该持有的库存量，终端渠道库存周转率的大小，终端渠道订货量与预计需求量的预测值，保管成本和最小化库存订购，终端渠道的目标完成程度的预估等。因此，在健康企业管理过程中，对库存控制问题需要精心思考。

（六）信息技术和决策支持系统

供应链管理基本问题的解决均与信息技术息息相关。解决供应链管理的基本问题在于传递、分析和利用数据的方式是什么，明晰网络的影响和电子商务的作用，均衡考虑信息技术和决策支持系统对健康企业市场竞争优势的作用，上述问题都需要信息技术加持方能迎刃而解。因此，信息技术是促成有效供应链管理的关键因素，可谓名副其实。

（七）产品设计

深得顾客青睐的产品设计，能在供应链管理中起到锦上添花的作用。因此，健康企业需要时刻分析市场情况，客观地分析确定性产品设计能否弥补顾客需求的不确定性，科学地选取产品设计来节约物流成本，缩短供应链周期。

（八）顾客价值的衡量

顾客价值的概念需要先行明晰，其内涵不是指顾客对于健康企业发展的贡献，恰恰相反，其本质上是衡量健康企业对其顾客贡献多少的数值。该数值大小的确定，取决于健康企业所生产的货物、提供的服务，以及造成的无形影响。近几年，该数值成为具有权威性的指标，日渐取代质量和顾客满意度等评价因素。

第二节　供应链的设计与构建

党的二十大报告明确提出："建设现代化产业体系，坚持把发展经济的着力点放在实体经济上，推进新型工业化，加快建设制造强国、质量强国、航天强国、交通强国、网络强国、数字中国。"这些都离不开物流业高质量的发展和供应链的强大，精益供应链是推进质量强国的关键保障，因此，要加强供应链的设计与构建，以适应国家战略和新时代的需要。供应链设计以用户需求为核心，以新观念、新手段和新思想为总抓手，从整体方面考虑，构建健康企业的蓝图和服务体系。其意义深远：其一，提高供应链整体运营速度，缩短周期；其二，降低成本，减少库存，精准把握生产与供销的数量，尽可能契合实际所需数额；其三，促进健康企业组织与管理模式的重组，从而提高用户服务水平，提高健康企业竞争力。

一、供应链的设计

（一）供应链的设计内容

在战略层面，供应链的设计内容主要包括网络结构设计、供应链的成员及合作伙伴选择，以及供应链运行的基本规则设计。

1. 网络结构设计　供应链网络结构包括三个方面，即供应链成员、供应链间工序连接方式和网络结构变量。考虑到网络的复杂性与资源分配的合理性，健康企业有必要整体性完善网络结构设计。

2. 供应链的成员及合作伙伴选择　一条供应链的构成主体是从原产地到消费地这一过程中涉及的多个供应链成员，唯有科学合理地选择供应链的成员及合作伙伴，才能实现供应链每个主体共赢互惠。

3. 供应链运行的基本规则设计　一条供应链的构成主体涉及多个成员及合作伙伴，因此，要建立相互信任机制。该机制的建立需要"软硬兼施"，既要鼓励全行业内部营造文明互信的氛围，又要设立共同监督平台，制定供应链运行的基本规则。后者则是战略层面供应链设计的重点内容。

（二）供应链的设计原则

为保障供应链的设计能够最大化落实，健康企业在设计过程中应遵循一些基本原则。

1. 动态性原则　动态性即不确定性，在供应链中随处可见。由于不确定性的存在，需求信息常发生扭曲，为了减少信息在传递过程中的失真与模糊，健康企业需要预先考虑各种动态因素，提高预测的精度和时效性，从而未雨绸缪，增加透明性，减少不必要的中间环节，提高预测的精度和时效性，降低不确定性。

2. 简洁性原则　简洁性是供应链设计的一个重要原则。供应链中的环节错综复杂，为了保障供应链的灵活性与高效性，亟须将供应链的每个节点简化。健康企业履行简洁性原则，能实现业务流程的快速组合。例如，健康企业选择供应商时当遵循少而精的原则，选择诚信可靠、优质互赢的供应商建立战略伙伴关系，从而避免增加采购成本，实施 JIT 采购法和 JIT 生产。生产系统的设计更是应以精益思想为指导，从精益的制造模式到精益的供应链，是健康企业努力追求的目标。

3. 自上而下和自下而上相结合的设计原则　在系统建模设计方法中，存在两种设计方法，即自上而下和自下而上。前者是从全局走向局部的方法，本质是系统分解的过程；后者是从局部走向全局的方法，本质是集成的过程。两种设计方法均有不足之处，因此，取其精华、弃其糟粕是最佳选择。以往健康企业在设计供应链系统时，依赖顶层设计，主管高层做出决定后，下层部门认真贯彻即可。而如今，健康企业贯彻落实自上而下和自下而上相结合的设计原则，在主管高层做出战略规划与决策的基础上，广泛调研市场需求，听取基层部门对健康企业发展的建议。这样制定的规划决策，不仅科学客观，更易于为下层部门接受与实施。

4. 互补性原则　为实现资源最大化利用，供应链的各个节点需要遵循强强联合的原则。为了联合强劲的队友，或被其他强劲队友青睐，每个健康企业都应该立足于提升自身竞争力，精进核心业务，就像一个个独立制造岛，各自发展，再连成一片，值得一提的是，这些个性化十足的独立制造岛，通过自我组织、自我优化，变得各有所长，相互配合起来便可以实现"1+1 > 2"的效果。

5. 创新性原则　"创新是第一动力。"党的二十大报告强调，坚持创新在我国现代化建设全局中的核心地位，并对加快实施创新驱动发展战略进行部署。我国坚持贯彻创新发展战略，健康企业在系统设计方面也应贯彻落实创新性原则。要建立创新性系统，就需要健康企业打破固有思维，另辟蹊径，用新的角度、新的视野审视原有的管理模式和体系，根据市场情况适时进行颠覆性设计。

6. 战略性原则　要"推进健康中国建设""把保障人民健康放在优先发展的战略位置，完善人民健康促进政策"。健康企业战略发展过程中考虑战略性，有益于制定步步为营的策略，建立稳定的供应链体系模型。除此之外，在战略性原则下，健康企业目光也会长远，其未来计划与当下行为更具预见性。

（三）供应链的设计策略

1. 基于产品的供应链设计策略

（1）产品生命周期对供应链设计的影响　产品生命周期是指产品由进入市场到被市场淘汰的整个过程，通常分为引入、成长、成熟和衰退四个阶段。

处于不同发展阶段，健康企业的服务方案和存货预计均会有所不同，唯有明确产品生命周期所处阶段，分析市场机会、行业竞争形势和企业内部发展情况，才能明确供应链设计的要求。

（2）产品特点对供应链设计的影响　不同的产品需要契合不同功能的供应链，才能事半功倍。健康企业需要设置与产品特点相一致的供应链，才能更好地满足市场需求。换言之，低边际利润、有稳定需求的功能性产品的供应链设计，就不同于高边际利润、不稳定需求的革新性产品（表12-2）。

表 12-2　两种不同类型产品需求上的比较

需求特征	功能性产品	革新性产品
产品寿命周期 / 年	> 2	1 ～ 3
边际贡献 /%	5 ～ 20	20 ～ 60

续表

需求特征	功能性产品	革新性产品
产品多样性	低（每目录 10 ～ 20 种）	高（每目录上千种）
预测的平均边际利润率 /%	10	40 ～ 100
平均缺货率 /%	1 ～ 2	10 ～ 40
季末降价率 /%	0	10 ～ 25
按订单生产的提前期	6 个月 ～ 1 年	1 天 ～ 2 周

正因为产品具有差异性，因此，需要匹配不同类型的供应链，以满足管理需求。

功能性产品兼具可预测性与稳定性，以满足客户基本需求为目的，柴米油盐、衣服、家电等产品均属此类。该类产品寿命周期长，但边际利润较低，无法应用高成本的供应链，因此，在设计供应链时，要尽可能减少物理功能的成本。

革新性产品与功能性产品恰恰相反，其具备不可预测性与动态性，以满足客户个性化需求为目的，定制家具、计算机、流行音乐等产品均属此类。该类产品寿命周期短，但边际利润高。故供应链设计需要重视客户需求，快速响应，从而争取最大消费群体，获得最大利益。

（3）其他因素对供应链设计的影响　健康企业生产产品的需求预测、产品自身的多样性、投入产品进入市场的提前期，以及市场服务标准等因素，也是影响供应链设计的重要问题。

2. 基于多代理的集成供应链设计策略　当今时代，随着人工智能的日益发展，供应链的核心从"人工处理"转变为"信息处理"，基于多代理的集成供应链模式演变为涵盖两个世界的"三维集成"模式，其中两个世界指的是横向集成与纵向集成。横向集成包含实体世界的"人 – 人""组织 – 组织"集成和软体世界的信息集成两部分，纵向集成则包含实体世界与软体世界的"人 – 机"集成。

用于基于多代理集成供应链的建模方法主要有基于信息流的建模方法、基于过程优化的建模方法、基于案例分析的建模方法，以及基于商业规则的建模方法这几种。基于多代理的集成供应链动态建模方法如图 12-2 所示。

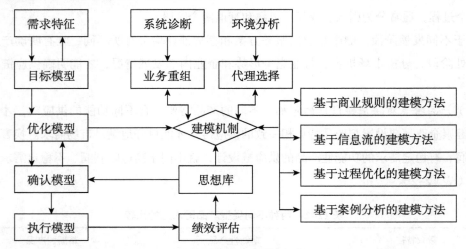

图 12-2　基于多代理的集成供应链动态建模方法

（四）供应链的设计步骤

不同的供应链虽然各具特色，但在设计过程上存在异曲同工之处。以生命周期法为依据进行归类，可以将供应链设计的过程划分为以下八个步骤。即分析核心健康企业的现状、分析核心健康企业所处的市场竞争环境、明确供应链设计的目标、分析组成供应链的各类资源要素、提出供应链的设计框架、评价供应链设计方案的可行性、调整新的供应链及检验已设计的供应链，如图 12-3 所示。

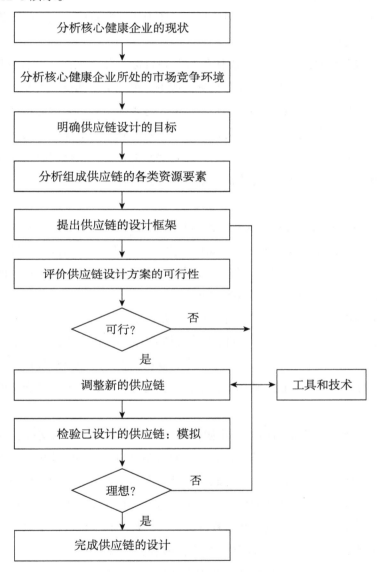

图 12-3　供应链的设计步骤

1. 分析核心健康企业的现状　本阶段任务为定方向，找优劣。该阶段无需将过多关注度放置于供应链设计的评价标准之上，而是注重供应链设计的定位，侧重分析健康企业的管理现状。若健康企业尚未建立系统化的供应链管理体系，则需要明确企业现状与市场需求，找准目标；若健康企业已然具备供应链管理体系雏形，则要对其进行推敲衡量，发现运作过程中的问题与端倪，尽可能挖掘现有供应链的优势。与此同时，思考前瞻性问题，并罗列供应链设计的影响因素。

2. 分析核心健康企业所处的市场竞争环境 本阶段任务为广泛调查，夯实基础。健康企业以客户、生产商、竞争对手等市场主体为调查对象，进一步了解市场上各项产品与服务的细分情况、供货商的价格行情、零售商的市场拓展能力与服务水平、行业内部准则、竞争对手的优势与实力，以及宏观政策、市场大环境可能产生的作用和影响等。对已有产品和需求产品的服务要求是什么：以核心健康企业为研究对象，了解健康企业内部发展现状；以市场竞争环境为调查对象，厘清市场火热产品的共性、优质服务的种类，发掘亟待开发的供应链。本阶段所获取的工作成果是此后探讨研究市场抗风险性、竞争对手博弈策略、供应商的优先级排列，以及客户市场的发展趋势分析的基础。

3. 明确供应链设计的目标 本阶段任务为明确目标，分清主次。明确供应链设计目标，需时刻以产品高质量、服务高效率、库存投资低成本、单位费用低投入为原则；需时刻以内容广泛性为追求，全面考虑开发新产品、调整老产品、进入新市场、拓展老市场、提高客户满意程度、建立战略合作伙伴联盟等内容。另外，值得注意的是，考虑多项原则与内容，自然会衍生出多个目标，但不免有少许目标是冲突的，此时要全面考虑，根据健康企业发展现状、产品周期阶段、市场现状等标准分清目标主次，哪些是首要目标，哪些是主要目标，最大限度地避免目标间的冲突。

4. 分析组成供应链的各类资源要素 本阶段任务为分析资源，规避风险。健康企业应将同供应链相关的各类资源进行分析整合，如供应商、生产商、消费者、合作伙伴、竞争对手、原材料、产品、市场等。在分析整合资源的过程中，也能洞察影响供应链设计的潜在因素，对未知风险进行思考，给出预见性规避风险的方案。

5. 提出供应链的设计框架 本阶段任务为确认框架，完善标准。健康企业在该阶段需要明确供应链信息流、资金流、物流与价值流的具体流向，确定供应链上的业务流程和管理流程，从而构建供应链的基本框架。在这个框架中，囊括诸多组成成员，如供应商、运输商、零售商及客户等，对其选择影响整个结构的科学性与完善性，因此，要选择合适的评价指标与客观的选择标准。

6. 评价供应链设计方案的可行性 本阶段任务为求实求真，辅以支持。当供应链设计框架初见雏形后，便进入可行性检测环节，健康企业需要对预先规划的技术、功能、运营、管理等部分的可行性进行分析和验证。在此基础上，结合产品和服务的特点、核心健康企业的实际情况，为供应链技术、工具的选择提供科学参考。这一步是在罗列供应链设计策略基础上进行的方案决策过程，若方案可行，则后续流程继续进行；若方案不可行，则需要重新完善设计。

7. 检验已设计的供应链 本阶段任务为模拟检验，查缺补漏。供应链设计完成并不是整体流程的最终结束，还需要检测供应链。利用模拟程序，可最大程度还原供应链运行环境，试运行供应链设计。反复检测无误后，供应链便可投入实施，否则将返回第五步重新进行设计。

二、供应链的构建

众所周知，高效运行机制有益于供应链管理的绩效更上一层楼，但实际上，仍有一种事半功倍的方式被众人忽略，即建立高效、精简的供应链。供应链的构成虽不是一成不变的，但在实际经营中，不能随意改变供应链上的节点企业。因此，作为供应链管理的一项重要环节，无论是理论研究人员，还是健康企业实际管理人员，都非常重视供应链的构建问题。

（一）供应链中健康企业的角色分类

供应链上的每一个健康企业并不是孤立存在的，而是相互协调合作的团体，它们相辅相成，构成有机统一体。在供应链这个有机统一体中，健康企业各自发挥着不同的作用，彰显着独特的价值，这种独特性决定了健康企业扮演着不同的角色。构建供应链的过程便是寻找合适角色的过程，强强联手、优势互补，诸如此类的原则深受健康企业青睐。

1.供应链成员健康企业类别　按照健康企业在供应链中的地位、重要程度，可以将健康企业划分为供应链管理的主体健康企业和客体健康企业。

（1）主体健康企业　在供应链管理中占主导地位、对供应链的业务起主导作用的便是主体健康企业，是在本行业中具有较强实力和行业地位，或者拥有决定性资源的节点企业。

（2）客体健康企业　指在供应链中扮演被动响应角色的健康企业。

2.供应链成员健康企业群体类别　根据供应链上主体健康企业的个数，可将供应链上的健康企业群体划分为卫星式健康企业群体和团队合作式健康企业群体。

（1）卫星式健康企业群体　卫星式健康企业群体中只有一个主体健康企业，供应链的表现形式为以主体健康企业为核心的卫星式，如图 12-4 所示。

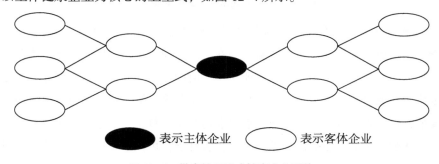

表示主体企业　　　　表示客体企业

图 12-4　供应链卫星式健康企业群体

卫星式健康企业群体具备两大特点，一是稳定性，唯一主体健康企业对于全盘供应链的运作具有决定权与控制能力，决策过程中产生歧义的可能性降低，以避免出现尾大不掉、决策不通、执行不力等情况。二是互促性，主体健康企业往往实力雄厚，市场话语权大，因此，诸多客体健康企业纷纷依附于主体健康企业，从而获得开辟新市场、创新产品、利用新资源的机会，提高自身市场竞争力。因为主体健康企业强势占据核心地位，所以在供应链的权利、利润分配上通常会向主体健康企业倾斜，这又进一步激发了主体健康企业的合作意愿，带动了客体健康企业与其共同发展的积极性。

与此同时，卫星式健康企业群体也存在着相应的问题，即革新效率低。主体健康企业因实力与地位的优势，能够掌握客体健康企业未曾了解的信息资源，因此具有市场前瞻性的主体健康企业在技术改造、流程重组、结构调整等方面才会投入大量人力、物力、财力。但客体健康企业对供应链改进革新的意愿并不强烈，常怀守株待兔的心理与"等、靠"的思想，需要依附主体健康企业带动自身发展，由于效率低下和响应迟缓，使得诸多客体健康企业难以匹配主体健康企业的合作需求，失去合作机会，而主体健康企业也需重新寻找互赢互利的合作伙伴，影响进度。因此，卫星式健康企业群体需要主体健康企业多加推动鼓励，客体健康企业自觉追求进步，才能达到最优效果。

（2）团队合作式健康企业群体　顾名思义，团队合作的模式规定了整个群体中不止一个主体健康企业，而是诸多主体健康企业相互勾连成为整体，以其为主线，以客体健康企业为旁支，共同构成团队合作式健康企业群，如图 12-5 所示。

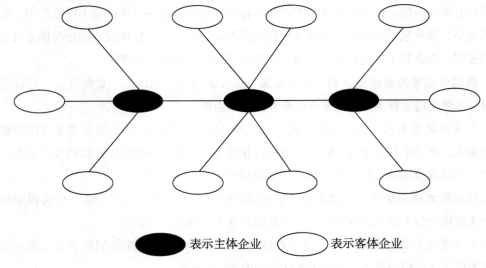

表示主体企业 ⬭ 表示客体企业

图 12-5 供应链团队合作式健康企业群体

团队合作式健康企业群体的最大优势便是"优势互补""强强联合"，组建强大力量，占领市场份额，给健康企业带来了巨大收益。但在决策方面，主体健康企业势均力敌，难免有冲突与摩擦，加大了合作难度，为达成一致所付出的时间成本要高，倘若出现矛盾难以调和的情况，主体健康企业的合作便会分崩离析，从而使得整条供应链破裂，不仅主体健康企业发展延缓，更重要的是依附性极强的客体健康企业也会遭受重大打击。不过，在推动供应链继续发展方面，作为主线的主体健康企业的前瞻性意识比较强烈，可以群策群力，对供应链整体的带动性也更强。

（二）健康企业在供应链构建中的作用

1. 主体健康企业在供应链构建中的作用　主体健康企业因其主导地位，在供应链构建中扮演引导者角色。主体健康企业需分析供应链外部环境，引导客体健康企业配合自身构建稳固合理的组织架构；需建立健全管理模式，引导客体健康企业适应供应链管理的要求，在意识层面保证供应链的有效运作；需完善激励机制，引导客体健康企业的管理者与全体员工统一思想、转变价值取向。

主体健康企业在供应链构建中的作用如图 12-6 所示。

2. 客体健康企业在供应链构建中的作用　客体健康企业虽不具备主导性，处于被管理的地位，但也不能忽视其作用。客体健康企业所彰显出来的作用更多的是协调性，虽然一条供应链上主体健康企业为主导，但数量上客体健康企业占比较大，任何一个节点的健康企业都需要保证运行质量，才能使得整体效应最大化，如同木桶效应。

具体而言，客体健康企业具备两点优势。一是优势互补，主体健康企业虽然具备资源、信息、地位等方面的绝对优势，但一定在部分领域有所纰漏，而术业有专攻，主体健康企业集中精力在最擅长的领域从事业务，不擅长的业务则由客体健康企业协同完成，能够使得供应链整体实力毫无短板；二是人才互动与技术创新，客体健康企业之所以具备融入供应链的资格，必然代表其拥有相应的实力，其中人才与科技便是关键性因素，主客体健康企业的人才相互交流，必然能够见贤思齐，集思广益，创新思考，从而促进整体人才建设与科技发展欣欣向荣。

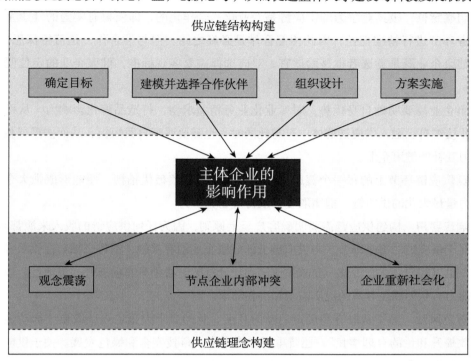

图 12-6　主体企业在供应链构建中的作用

（三）供应链构建的关键因素

供应链构建的关键因素分为运作数据产品、计划模式、战术方案和战略目标四部分，如图 12-7 所示。其中，运作数据产品是最基础层级的因素，计划模式、战术方案则是中等层级的因素，而战略目标则是对供应链模型进行整体评估与控制的高层级因素。四项关键因素排列方式呈现金字塔形，共同构成了供应链模型。

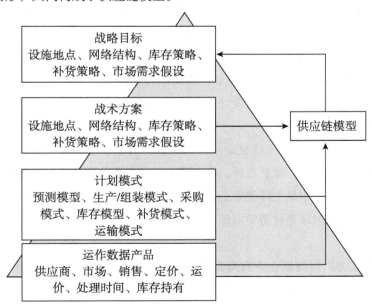

图 12-7　供应链构建的关键因素

（四）供应链构建的原则

1. 明确定位　极具竞争力的供应链是专业化、合作化的，即便再有实力的健康企业也无法对所有环节进行精准把控，因此相互合作是必经之路。但与谁合作，是值得深思的问题。每一个健康企业既是竞选者也是面试官，双向选择需要客观标准，健康企业的定位便是最佳标准。

健康企业需要明确自身优势，对专业化业务精益求精，打造品牌化影响力，从而让其他健康企业接纳自己融入供应链群体中，与此同时，也需要明晰自我短板，从而按需寻找与自身业务能力互补的健康企业。

一旦供应链环节上的每一个健康企业明确定位，寻找最优拍档，便能形成强大合力，从而构建力量最大化的供应链，抱团取暖，取得市场竞争力。

2. 响应客户　构建供应链需要明确客户至上原则，因为任何供应链的收入来源都是客户。客户贯穿于供应链的每个环节，与供应链上的健康企业均有接触，销售产品与提供服务均从客户开始，也以客户终止，因此，要求供应链在设计框架时必须具有动态性、灵活性，以及快速响应的能力，从而满足客户的现实需求和潜在需求。

3. 防范风险　为了从既有高度走向新的高度，党的二十大报告强调既要"推动经济实现质的有效提升和量的合理增长"，还要重视经济安全、科技安全和绿色发展。关于供应链，党的二十大报告中有两处强调，都与安全相关，可见供应链对于国家安全的重要性，要求"着力提升产业链供应链韧性"。由于自然和非自然因素影响，供应链在运作过程中存在不确定性。因此，在设计供应链结构时，需要预想思考各种风险因素，制定相应防范手段。最具代表性的防范风险措施便是库存控制。库存是保险，是对抗不确定性的一项措施。为了达到为客户服务的目标，必须保障安全库存，即使上游过程出现问题，也不会影响客户服务。

（五）供应链构建的基本步骤

供应链是有机系统，信息流、资金流贯穿其中，供应商、分销商等诸多节点健康企业星罗棋布，不仅种类繁多，数量也非常庞大，横纵交织，在战略、资源、能力等方面相互依赖，最终形成"供应－生产－销售"网，即供应链网。

构建供应链网是一个循序渐进的过程，需要结合供应链上每一环的特点布局罗列，故此需要设定基本步骤，方便健康企业在设计与构建供应链时，有章可循，步步为营。供应链的构建过程主要包括以下七个步骤。

1. 明确角色定位　现代供应链复杂性与交叉性并存，供应链节点健康企业往往由多个、多类型的健康企业成员构成。除此之外，存在同一健康企业分别处于多条供应链的情况，如同一健康企业在一条供应链中是主体健康企业，位于核心地位，但在另一条供应链中可能位于边缘化位置。因此，各个健康企业需要明确自身角色定位，才能找准发力方向，在供应链中起到锦上添花的作用。

2. 确定核心能力　以健康企业自身发展情况为基础，对比市场需求、供应链其他节点健康企业的优势情况等因素，明确核心业务范围与特色化能力，把非核心业务外包给其他健康企业，确保核心业务良好、高效运营。

3. 选择供应链　供应链的种类繁多、特点各异，供应链并非成员众多或负责领域范围广阔便是最优，唯有以健康企业产品和服务的特性为出发点，选择并确定适合本健康企业的个性化供应链，才能发挥供应链应有的作用，调动健康企业能动性，促进各节点健康企业互利共赢。目前，广受健康企业青睐的供应链有两种，即快速反应型供应链与效率型供应链，所参考的因素有服务对象物流特性、功能型产品、创新型产品等。

4. 调整发展战略　发展战略是健康企业进军市场、研发产品、提供服务的方向标，但发展战略的制定绝不是毫无依据的，需要参考健康企业的发展情况与供应链角色定位。如果昔日制定宏伟计划的健康企业在供应链的融合中失去核心地位，就需要将计划搁置或者细化完善，与此同时，转变角色定位，配合有实力的核心健康企业，完成整体供应链的战略目标。

如果健康企业经营者有坚持实施原有战略的计划，则需要权衡健康企业自身优劣情况，寻找与市场运行和顾客需求相契合的支撑点，积极配合供应链的有效运作，参与供应链协调策略、供应链评价体系等的制定，从而控制成本，减少风险。与此同时，仍需加强自己的核心业务，稳固自己的地位，抓住机会，开辟新的供应链。

若健康企业发现自身实力足以成为核心健康企业，则可以把握供应链主动权，整合价值链上的各项资源，选择合适的健康企业作为合作伙伴，协调安排，各司其职，建立以自己为中心的供应链。若健康企业发现自身实力难以支持核心健康企业的地位，则应调整战略与全体员工的价值取向，从而完成既定任务。

5. 设计供应链　核心健康企业供应链设计主要考虑以下几点。

（1）选择合作伙伴，签订合作协议　供应链由各节点企业组成，协同合作的目的在于互利共赢，或者可以说是每个健康企业都在谋求自身利益的最大化，因此选择合适的合作伙伴尤为重要。优秀的合作伙伴既可以提供经济实惠又可靠优质的产品与服务，还能够满足交流沟通的需求。合作伙伴确立后便需要重视合作协议的签订，并对合作方的合作范围、协作服务的质量要求等有详细的协定，以避免纠纷发生。在此过程中，要积极配合供应链的有效运作，参与供应链协调策略、供应链评价体系等内容的制定，与核心健康企业形成紧密战略联盟，从供应链中分得利益，在满足供应链服务要求的基础上使成本最小化。

（2）制定供应链战略　供应链战略需要节点上各个健康企业共同商议，唯有以整体利益为出发点制定的供应链战略，才能做到相对公平，从而明确整体供应链战略与目标，达成共识，形成高效率的团体，从而提高供应链整体竞争力。同时，要加强自己的核心业务，稳固自己的地位，抓住机会，开辟新的供应链。

6. 完善供应链评价体系　供应链应建立健全可量化的评价标准，从而及时发现节点健康企业的运行问题，并通过方法、技术进行测试，不断调整与优化评价体系，做到与时俱进。

7. 动态调整　无论是否成为供应链的核心健康企业，随着健康企业核心竞争力的发展与市场竞争的变化，健康企业都须重新明确自身在供应链中的定位，制定相应的供应链发展战略，从而不断地优化供应链。

综上所述，供应链构建的步骤是环环相扣的，最终形成一个闭环，它为供应链上的成员企业如何进行供应链构建与决策提供了基本参考，如图12-8所示。

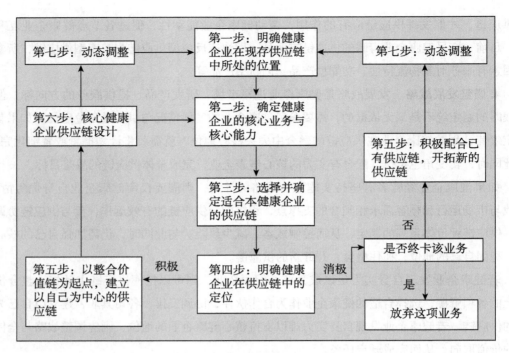

图 12-8　供应链构建的基本步骤

按照基本步骤搭建供应链框架后，为进一步提高整条供应链的实际效益与管理效率，供应链上的健康企业需要明确角色定位，找准自身优势，明晰痛点难点，从而发挥积极作用，合作弥补短板。

第三节　供应链管理的方法与创新

"增强维护国家安全能力，坚定维护重要产业链供应链安全。"供应链是经济运行的重要基础，而管理是供应链的第一核心要务，决定着供应链是否健康、安全、稳定发挥作用。众所周知，供应链管理的复杂程度远胜于健康企业，特别是地域分布方面尤甚，究其缘由，与利益主体差异化息息相关。因此，供应链管理需要现代信息技术加持，从而提高管理效率，保障运行稳定度。与供应链管理相关的信息技术有销售时点系统（POS）、自动补货（CAO）、预先发货通知（ASN）以及电子数据交换系统（EDI）等，它们被或多或少地运用于快速反应和有效客户反应等供应链管理方法中。而在实践过程中，又促进了信息技术的创新发展。

一、供应链管理的方法

常见的供应链管理方法如下。

（一）快速反应（quick response，QR）

1.快速反应的概念　快速反应是指物流健康企业响应用户需求的速度。物流健康企业打破以往储备产品的理念，改为储备各种灵活性、普遍性的要素。当多品种、小批量的买方用户提出个性化十足的需求时，物流健康企业可以以最快速度调配要素，及时组装，从而生产或提供符合要求的产品或服务。

快速反应将零售商和供应商联系在一起，通过共享 POS 信息，实时监测市场趋势，收集产品与服务信息，预测客户未来化需求，从而为开发新产品提供参考，以便及时响应消费者的需求。

2. 快速反应的来源　快速反应来源于美国纺织服装业，是特定供应链管理方法的衍生产物。20 世纪 70 年代末期，美国纺织服装市场迅速拓展，货物进口急剧增加，进口商品占纺织服装业总销售量高达 40%。市场发展欣欣向荣的同时，为健康企业带来了主动风险和负担，对此美国政府采取相应措施提升健康企业生产效率，减少纺织服装进口量。然而，廉价进口纺织品的市场占有率仍在不断上升，而本地生产的纺织品市场占有率却在连续下降。

为解决此困惑，经销商成立了"用国货为荣委员会"，委托零售业咨询公司 KS 调查纺织服装市场情况。KS 公司以零售业者和纺织服装生产厂家合作情况为主线，做了详细的铺垫调查，搜集信息资源，创新性建立快速反应系统，从而实现销售额增长和客户服务最大化。

3. 快速反应实施的三个阶段

（1）快速反应的初期阶段　对所有的商品单元条码化，利用 EDI 传输订购单文档和发票文档。

（2）快速反应的发展阶段　增加内部业务处理功能，采用 EDI 传输更多的文档，如发货通知和收货通知等。

（3）快速反应的成熟阶段　与贸易伙伴密切合作，采用更高级的策略，如联合补库系统等，对客户的需求做出迅速反应。

4. 实施快速反应必备的五个条件

（1）重组经营架构　①健康企业要提高现代经营意识。积极同供应链各方合作伙伴联系，明晰供应链发展方向，集思广益，调动各方资源，提高经营效率。这一举措突破了传统经营意识，不再依赖健康企业自身单打独斗。②充分发挥垂直型快速反应系统作用，以其为依托，开展各项经营活动。③以 POS 数据为媒介，分享并交换销售信息和成本信息，从而做到资源利用的最大化，提高整体供应链的经营效率，以便快速响应用户需求。④明确垂直型快速反应系统内各个健康企业之间的分工协作范围和形式，消除重复作业，建立有效的分工协作框架。⑤优化处理传统的方式，利用信息技术实现事务作业的自动化与无纸化。

（2）与供应链各方建立战略伙伴关系　积极寻找战略合作伙伴，与志同道合的合作伙伴建立分工和协作关系。能够相互扶持，降低经营风险，避免缺货、大幅度降价的现象发生。

（3）缩短生产周期，减少商品库存　引入 JIT 组织生产方式，缩短商品生产周期，进行多品种、少批量生产和多频度、少数量配送服务，既提高顾客服务水平，又减少库存风险。

（4）开发和应用现代信息处理技术　信息处理技术包括商品条码技术、物流条码技术、电子订货系统、EDI 系统、预先发货清单技术和电子支付系统等。

（5）完善商业信息保密机制　实现销售信息、库存信息、生产信息和成本信息等与合作伙伴交流分享，并在此基础上要求各方合作，更好地发现问题、分析问题和解决问题。

5. 应用快速反应系统的效果　具体效果情况见表 12-3。

表 12-3　应用快速反应系统的效果

对象商品	实施快速反应的企业	零售业者的快速反应效果
休闲裤	零售商：WalMart 服装生产厂家：Semiloe 面料生产厂家：Milliken	销售额：增加 31% 商品周转率：提高 30%
衬衫	零售商：J.C.Penney 服装生产厂家：Oxford 面料生产厂家：Burlinton	销售额：增加 59% 商品周转率：提高 90% 需求预测误差：减少 50%

之所以通过对快速反应系统进行有效运用可以获得上述突出效果，原因如下。

（1）销售额大幅增加　①能够对运营发展成本进行有效控制，进而调整售价，用较低的售价来吸引更多消费者选购，扩大销售额。②在实际应用过程当中会有效降低商品库存风险，而且在商品销售过程当中定价低，由此可以明显扩大销售额。③可以防止出现缺货问题，有效抓住各种销售机会。④能够方便快捷明确畅销型的商品，在此基础之上确保这些畅销品种类齐全和供应持续，由此促进销售额的大幅上升。

（2）商品周转率大幅提高　通过对快速反应系统进行合理使用，能够有效地减少商品库存，维持畅销品库存保持在正常状态，提高商品周转速度。

（3）需求预测误差大幅减小　在考量了预测误差和库存周期间的关联后发现，季节开始前 26 周进货会让需求预测误差达到约 40%。季节开始前 16 周进货的话，可以把误差控制在约 20%。在接近季节时进货的话，可以把误差控制在约 10%。

（二）有效客户反应（efficient consumer response，ECR）

1. 有效客户反应的概念　有效客户反应是有效的供应链管理策略，产生于 1992 年的美国食品杂货业。在整个管理体系当中，批发商、零售商和厂家是重要的供应链成员，成员之间彼此协作，力求用更低成本与更优服务来满足广大消费者的实际需求。有效客户反应的重要原则是满足客户需求和最大化降低物流费，这样能够有助于保证反应的准确性和及时性，使最终提供的物品或者是形成的业务流程处在最优水平。

2. 有效客户反应产生的背景　有效客户反应的出现和 20 世纪现代信息技术迅猛发展及商业竞争越来越激烈有关。20 世纪八九十年代后，美国食品杂货业的厂家与零售商之间的关系，从过去厂家占支配地位变成了以零售商为主导的关系。在供应链体系的内部，厂家和零售商为了占据主导权，积极争夺各自在零售店铺货架空间的份额，也是因为这种激烈竞争的存在，导致供应链的每一个环节成本日益上涨，带动了整个供应链成本的提高。

站在零售商视角进行分析，新零售业态产生、食品杂货业竞争越来越激烈等一系列情况的存在，促使其积极探寻全新管理方案和解决策略。站在厂家视角进行分析，为了拓展销售渠道，提高销售效果，选用降价这种方法，无疑会降低厂家收益。厂家希望和零售商形成联盟，密切关注彼此之间的关系，从而达到双赢效果。

另外，从消费者的角度来看，过度竞争使消费者的需求被忽视，如高质量、新鲜、服务好和价格合理等。许多健康企业通过诱导型广告和促销来吸引消费者转移品牌。

对此，美国食品市场营销协会（Food Marketing Institute）联合相关公司开展了一系列针对供应链的调查研究和归纳总结工作，获得了对供应链进行管理改革的全面细致的报告，提出有效客户反应这一概念。这个概念得到了厂家和零售商的积极采纳，并且在实践当中拓展应用。

有效客户反应体现了以消费者为中心的理念，也把厂家和零售商以往的竞争与对立关系转变为合作共赢关系，形成了供需一体化，受到的关注度还在持续增加。

3. 应用有效客户反应遵守的五个基本原则　要对有效客户反应进行应用与推广，最先要做的就是联合供应链之中的厂家、零售商、分销商，对供应链业务流程进行改进提高，保证流程设置的科学性。之后用低成本推动业务流程自动化，用这样的方式来降低供应链成本和时间。只有运用这种方式才可以满足广大客户的信息需求和产品需求。

ECR 应用原则：①用低成本为供应链客户带来高性能、高质量和种类丰富的现货产品与优质便利服务。②发挥商业巨头的带动作用，起到带动作用的商业巨头，要利用互利双赢经营联盟模式满足利益需求。③要用及时准确的信息来制定有效的市场决策、后勤决策和生产决策。④产品要用最大增值过程完成流通，保证客户随时得到所需产品。⑤使用共同抑制的激励机制和业绩考核机制。

4. 实施有效客户反应的四大因素

（1）快速产品引进　运用最有效的方式进行新产品的研发工作，确定科学化的生产计划，从而有效控制成本。

（2）快速商店分类　积极利用多样化手段，比如二次包装的方式来提升货物分销效果，提高空间使用率和库存的应用效果。

（3）快速促销　在仓储建设、物流运输、综合管理和生产效率提高等方面加强建设，从而有效减少仓储费，优化库存，提高贸易和促销效率。

（4）快速补充　基于需求导向，采用计算机辅助和自动持续补充的方式进行货物定制，使整个补充系统的成本和时间维持最优关系。

5. 有效客户反应的实施方法

（1）为开展创新改革活动提供良好环境与氛围　对于大部分组织而言，扭转对客户或者是供应商内部认知的过程是非常困难的，也就是要把认知态度从敌对变成同盟，远比有效客户反应应用当中的其他环节要有难度，而且要花费更多时间。为了提供一个最优质的环境与改革气氛，最开始应该做好内部教育工作，积极改进通信设施和相关技术方法，当然也有必要对新的回收系统和工作方案进行合理运用。

（2）对同盟伙伴进行有效选取　对于大部分初步应用有效客户反应的组织机构而言，可以先建立几个初期同盟，一般情况下为 2～4 个。每个同盟最先应该组织一次会议活动，邀请来自不同职能区域的同盟代表，针对如何对有效客户反应进行启动，展开热烈探讨。

（3）对信息技术投资项目进行有效开发建设　在有效客户反应的实际应用过程中，虽然在信息技术投资不大的情形之下就可得到不少效益，但拥有高信息技术能力的企业和其他企业相比，在竞争当中更有优势。

6. 有效客户反应与快速反应比较

（1）差异　一是产品属性不同。有效客户反应所面向的重点是食品杂货业，把降低供应链当中不同环节的成本和提升整体效率作为重要目标。快速反应则面向的是纺织行业和一般商品，把针对客户需求给出迅速反应和迅速完成捕获作为重要目标。出现这种情况的主要原因，是纺织服装业和食品杂货业所经营的产品有着差异化特征。例如，纺织服装业的产品大部分是创新类产品，产品寿命周期短，所以订购过多或者是过少的话，都会带来大损失。食品杂货业所经营的产品大部分是功能类产品，产品寿命长，所以不管订购多少，最终带来的损失都是比较小的。

二是侧重点不同。快速反应把关注点放在缩短交货提前期这一方面，目的是对客户需求进行迅速响应，保证供应效率。有效客户反应则把更多的关注点放在减少甚至是完全消除供应链浪费的情况，保证整个供应链运转的效果。

三是管理方法不同。快速反应通常是利用信息技术来满足迅速补发的要求，利用联合开发的方式来尽可能缩短产品上市所需时间。有效客户反应主要运用的是迅速引入新产品和开展有效的促销与商品管理工作来保证管理效果。

四是适用行业不同。快速反应更加适用于可替代性差、单位价值高、季节性突出、购买率相对较低的行业。有效客户反应更加适用于有可替代性、产品单位价值低、购买率高、毛利低的行业。

五是改革重点不同。快速反应改革把侧重点放在提高订货和捕获速度上，这样做的重要目的在于最大化消除缺货问题，且在只有商品需求的情况下才进行采购。有效客户反应把改革的侧重点放在降低成本和提升效率方面。

（2）共同特征　两种反应存在的共性是超越健康企业间的界限，利用合作的方式实现物流效率化目标。具体表现：贸易伙伴之间共享商业信息；订货与出货利用 EDI 完成，实现信息化与智能化；商品供应商涉足零售行业，着力提升物流服务水平。

二、供应链管理的创新

供应链管理的出现和现代生产的产生与发展息息相关，如今已经成为一种现代化流通方式，当然随着供应链管理的持续优化，反过来又可以加快现代生产的发展速度。党的二十大报告提出，必须坚持守正创新，紧跟时代步伐，顺应实践发展，不断拓展认识的广度和深度。近年来，我国供应链行业高速发展，智能供应链服务对于企业的作用和战略意义已经逐步由"锦上添花"转变为"不可或缺"，越来越多的企业已经迫切地需要对自身的产业链和供应链进行系统性的整合管理和优化。现代化生产把优势理念作为有效根据，将现代信息科技作为重要手段，把健康企业核心竞争优势作为核心，着力推进全球化的采购、生产与销售。对此，现代物流日益演变，成为现代生产方式相互连接的桥梁和纽带。供应链管理和现代物流存在共生关系，因此，日益演变为现代生产与物流的强有力工具。

流通方式过去叫零售与批发。在全面发展电子商务的大背景下，批发通常叫 B to B，而零售通常叫 C to C 或者是 B to C。传统意义上的批发在商品流通当中所占份额极大，在配置社会资源方面发挥着突出作用。事实上，在流通方式革命当中，一直以来的愿望是商圈稳定，并对稳定商圈的路径进行积极探索。

供应链管理的产生和应用，无疑给我们带来了这种有效路径与方法，因此供应链管理是对现代流通方式的一种改革创新，也是新的利润来源。在整个供应链体系当中，上游和下游的健康企业建立战略同盟，形成相对稳定的关系，这些同盟之间对信息进行交流共享，建立良好的双赢关系，得到最优化的社会资源配置，控制总体成本，防止企业恶性竞争，带动了每个健康企业和综合供应链效益的提升，更促进了全社会的健康发展。

（一）打造专属生态系统

对健康企业而言，供应链管理无疑是至关重要的管理内容，它通过持续创新，促进行业内可持续发展，共同建立一个和谐稳定的生态系统。整个生态系统包括健康企业、供应商、消费者与中间商，在供应链体系的运行过程当中，实现共同利益的最大化，提升效益水平，依托生态系统的合理循环和自我关联功能，打造一个安全有效的生态圈，具体情况见图12-9。

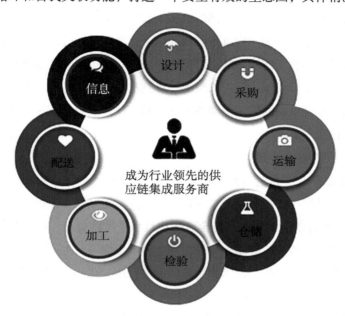

图12-9　供应链效率效益生态圈

（二）向数字化、信息化转型

党的二十大报告提出："加快发展数字经济，促进数字经济和实体经济深度融合。"健康企业要加快建设绿色现代数智供应链，推动供应链由企业级向行业级转变，不断提升供应链的发展支撑力、行业带动力和风险防控力，以优质高效的物资采购和供应服务推动健康产业链供应链高质量发展。

在新时代，健康企业要跟上数字化时代的潮流。要积极适应时代环境，必须重视供应链管理数字化建设，并对数字化策略进行科学设计与应用，提高对业务流程创新的重视程度，通过不断更新与优化来提高数字化建设的成效。从本质上看，数字化发展推动健康企业管理和运营方式的变革，要避免出现本末倒置的问题。其一，健康企业的管理层必须抓好顶层设计工作，从整体上进行科学领导，执行层需要对有关业务进行改进调整，持续消除内部部门间的信息壁垒，增强企业外部的沟通协作，让每个工作流程融会贯通，保证数字化工具应用过程当中的信息真实可靠，去掉错误和落后的数据信息，把数字化工具的优势价值发挥到最大水平。其二，大数据使用与业务流程有着密不可分的关系，做好大数据使用，不单单是数据部门工作人员和信息部门工作人员的职责，也是企业内所有员工要积极参与的工作。如果健康企业目前仍旧有业务流程不合理的情况存在，那么业务数据的质量也就无法得到保障。与此同时，如果健康企业的每个业务数据都是无效的，或是存在数据信息缺失的问题，那么健康企业也就不能够恰当使用数字化工具给出的一系列信息，不管健康企业使用怎样的数字化工具，都很难达到应有的效果，还有可能影响企业的数字化转型和可持续的发展管理。

健康企业在落实供应链管理当中，为了充分提升数字化转型建设的成效，可以选择合理的数字化技术，开展数字化转型的工作，并对对应数字工具进行合理使用。目前的数字化技术有很多，主要涉及人工智能技术、大数据技术、区块链技术、互联网技术等。数字化工具的特征非常鲜明，其中一个非常明显的表现就是针对性强，该特点主要是指针对性的系统工具，如 ERP 系统、供应链管理系统、物流管理系统等。健康企业在推进传统工作的过程中，也利用传统需求预测工具，能够获得内部与外部的诸多大数据信息。当然，健康企业还会应用机器等进行有关数据的剖析与学习，进而构成不同特征因子，之后再结合差异化算法模型，把需求准确预测出来，有效减少预测工作当中的不确定性和风险。在数字化转型建设的进程中，健康企业可依托加权混合机器学习模型展开需求预测，得到准确可靠的信息，从而减少需求预测的误差。目前整个市场上相对成熟的需求预测系统并不多，这就需要健康企业从自身实际出发，积极开发与企业发展相适应的系统。

（三）全球化、联盟化管理

党的二十大报告提出："推进高水平对外开放，稳步扩大规则、规制、管理、标准等制度型开放，加快建设贸易强国，推动共建'一带一路'高质量发展，维护多元稳定的国际经济格局和经贸关系。"在此背景下，中国经济全球化建设水平持续提高，供应链管理也逐步显现出全球化特征。在全球化环境下，健康企业需要在世界范围内进行生产资源的优化配置，积极找寻优质原材料和分销产品，对生产技术和生产标准进行统一化建设，开展统一运作工作，为全球化供应链管理的全面落实打下基础。

供应链管理联盟化的含义是供应链成员突破单个健康企业绩效的界限，加强彼此的协调沟通和统一建设，从而建设出最为理想化的运行联盟结构。联盟化战略是未来供应链管理的一个重要发展趋势，而形成这种趋势的动因，主要来自两个方面：第一，要用联盟化经营的方式解决流通渠道不同阶段经济主体间存在的利益矛盾与冲突；第二，要用联盟化战略来避免不同规模健康企业由于管理封闭而出现的非经济性问题。

未来健康企业联盟化建设主要有三种形式，分别是横向、纵向与通过第三方联盟化。横向联盟化是指相同产业或者不同产业的健康企业间，针对供应链管理建立协调统一运作与经营的工作机制；纵向联盟化的含义，是在流通渠道差异化阶段，健康企业之间彼此协调，建立合作性与联盟化供应链管理系统，以便提高管理效率和综合效益；通过第三方实现联盟化，是指健康企业供应链管理外包给专门的第三方来统一运作，比较来说这种方式更加方便、快捷与安全，也更容易发挥专业集成优势。

（四）建立网状物流体系

通过构建健康企业供应链物流体系，可以为企业顺利开展物流、仓储、配送等工作带来强有力的支持，并日益构建出专属运作模式。这种创新方式虽和过去供应链管理模式差别不大，但能够大幅度提高健康企业运营发展的效率。JD 物流体系就是一个非常经典的案例，其中对消费者吸引最大的是当日送达模式。通过构建自营物流中心，大幅度扩大覆盖范围，依托供应链管理系统智能化建设，实现对线上与线下物流的统一管理，使得买卖双方和生产工厂能够依托云仓进行便捷互动交流。哪怕订单量非常庞大，也可以通过发挥智能供应链管理的优势，进行订单的准确有效配送，提高了企业的行业竞争优势。

（五）订单驱动与技术驱动

订单和技术驱动之下的健康企业供应链管理是未来企业发展的重要趋势。伴随经济和科技的长足进步，商品类别日益增多，消费者需求也在不断提高和变化，这无疑给健康企业供应链运行模式提出了更高要求。健康企业可立足实际对供应链管理体系进行优化，比方说对流程进行梳理与细化，对整个管理架构进行改进等。未来供应链管理的中间环节会越来越少，效率会越来越高，所以也越来越需要优秀人才的辅助，这就需要健康企业加强人才建设，提高对人才的吸引力。

案例导入

JZT 医药集团股份有限公司依靠技术让服务更卓越，让营销网络覆盖更广

JZT 医药集团股份有限公司是我国最大的民营医药分销企业，重点经营的产品是中西医药和医疗器械，服务的主要对象是医疗机构、药店和批发型企业，同时还注重为广大客户带来多种增值服务，如物流服务、信息服务等。同时，该公司还是目前医药商业领域唯一一个拥有自主知识产权和独立规划集成现代医药物流中心能力的医药分销类企业。

JZT 有着全国性营销网络和丰富多样的上下游资源，还在我国的大部分区域中心城市和省会城市建设了 31 家省级子公司、94 家地区配送中心，形成了一个覆盖全国超过 95% 行政区域的营销网络体系。目前 JZT 公司所经营的品种品规超过 31 万，有超过 7000 家的上游供货商和超过 10 万家的下游顾客，本身更是掌握了超过 240 种药品的区域或全国的总代资格或总经销资格，为满足客户的多样需求提供了有效保证。

JZT 有着强大的物流存储能力，高达 1000 万件，出货效率为每小时 1 万件，出库准确率高达 99.99%，同时还自主拥有超过 1000 台的配送类车辆。该公司的理念和宗旨是技术让服务更卓越，高度重视科学技术的运用，加强信息技术与现代物流技术的研发与使用，如今已经完成了 125 座现代医药物流中心的建设工作，广泛应用有自主知识产权的仓储管理系统、设备管理系统、药品监管码采集系统、物流系统等，共有 218 项计算机软件著作权，是当之无愧的中国物流改革开放 30 年旗帜企业。

JZT 把医药分销定位成唯一一个核心业务，其他业务则提供支撑和保障作用，也通过构建覆盖全国的营销网络，从而显著提高了公司的经营质量。

资料来源：网络。

本章小结

本章首先介绍了供应链管理的概念、内容、理念、目标和健康企业供应链管理当中需要注意的几个关键性问题；其次对健康企业供应链设计的内容、原则、策略、步骤进行了分析，对健康企业供应链构建的关键因素、原则、基本步骤进行了阐述。同时，在上述基础上，对健康企业供应链管理的方法——快速反应（quick response，QR）和有效客户反应（efficient consumer response，ECR）进行了研究，提出了健康企业供应链管理的创新路径及未来发展的路径与方向。

思考题

1. 谈一谈你对供应链的概念、原则、思想与目标的理解。
2. 健康企业供应链的设计有哪些步骤？并画出流程图说明。
3. 健康企业供应链构建的基本步骤有哪些？并画出流程图说明。
4. 简述健康企业供应链管理的方法与发展趋势。

主要参考文献

1. F. 泰勒，韩放译 . 科学管理原理［M］. 北京：团结出版社，1999.

2. 陈莸，倪德玲 . 最经典的管理思想［M］. 北京：经济科学出版社，2003.

3. 陈伟，陈克 . 现代管理理论［M］. 哈尔滨：哈尔滨工程大学出版社，2003.

4. 陈芹 . 突破桎梏——中小企业自主创新的理论、策略与实践［M］. 成都：西南财经大学出版社，2008.

5. 孙宗虎 . 化工医药企业人力资源规范化管理实务［M］. 北京：化学工业出版社，2009.

6. 范霍恩 . 财务管理与政策［M］. 大连：东北财经大学出版社，2011.

7. 田川流 . 艺术管理学概论［M］. 南京：南京东南大学出版社，2011.

8. 田虹 . 企业社会责任效应［M］. 北京：经济科学出版社，2011.

9. 兰登·莫里斯著，林均烨等译 . 持久创新：创新原则、创新战略和创新方法的权威性指南［M］. 北京：经济科学出版社，2011.

10. 刘凤君，李敬强 . 企业·社会责任·品牌影响力［M］. 北京：经济科学出版社，2012.

11. 康丽，张燕 . 企业战略管理［M］. 南京：东南大学出版社，2012.

12. 程薇 . 卫生财务管理［M］. 北京：人民卫生出版社，2013.

13. 马仁杰，王荣科，左雪梅 . 管理学原理［M］. 北京：人民邮电出版社，2013.

14. 刘吉发，金栋昌，陈怀平 . 文化管理学导论［M］. 北京：中国人民大学出版社，2013.

15. 鄢一龙 . 目标治理［M］. 北京：中国人民大学出版社，2013.

16. 冯巧根 . 成本管理与控制［M］. 北京：中国人民大学出版社，2014.

17. 朱国云 . 组织理论［M］. 南京：南京大学出版社，2014.

18. 张圣亮 . 服务营销与管理［M］. 北京：人民邮电出版社，2015.

19. 张相斌，林萍，张冲 . 供应链管理［M］. 北京：人民邮电出版社，2015.

20. 梁栩凌，尹洁林 . 人力资源管理［M］. 北京：机械工业出版社，2015.

21. 徐怀伏 . 医药组织人力资源管理［M］. 北京：中国医药科技出版社，2015.

22. 朱民田，石岩，刘莱 . 医药企业管理［M］. 北京：科学出版社，2016.

23. 安贺新 . 服务营销［M］. 2 版 . 上海：上海财经大学出版社，2016.

24. 陈玉文 . 医药市场营销学［M］. 北京：人民卫生出版社，2016.

25. 何荣宣 . 现代企业管理［M］. 北京：北京理工大学出版社，2016.

26. 马忠 . 公司财务管理学［M］. 2 版 . 北京：机械工业出版社，2016.

27. 单国旗，程繁银 . 人力资源管理学［M］. 北京：科学出版社，2017.

28. 曹世奎 . 医药人力资源管理［M］. 2 版 . 北京：中国中医药出版社，2017.

29. 申俊龙，王高玲 . 中医药管理学［M］. 北京：科学出版社，2017.

30. 黄建春.管理学［M］.重庆：重庆大学出版社，2017.

31. 吴健安，聂元坤.市场营销学［M］.6版.北京：高等教育出版社，2017.

32. 任滨.服务营销［M］.2版.北京：北京大学出版社，2017.

33. 许庆瑞，张军.企业自主创新能力演化规律与提升机制［M］.北京：科学出版社，2017.

34. 方振邦，邬定国.人力资源管理［M］.北京：人民邮电出版社，2017.

35. ［法］亨利·法约尔著，王莲乔、吕衍、胡苏云译.工业管理与一般管理［M］.成都：四川人民出版社，2017.

36. 胡春森，董倩文.企业文化［M］.武汉：华中科技大学出版社，2018.

37. 胡晓明，许婷，刘小峰.公司治理与内部控制［M］.北京：人民邮电出版社，2018.

38. 罗先菊.新常态下贵州大健康产业发展研究［M］.南昌：江西科学技术出版社，2018.

39. 柳荣.采购与供应链管理［M］.北京：人民邮电出版社，2018.

40. 李海峰，张莹.管理学［M］.北京：人民邮电出版社，2018.

41. 拉姆什·沙尔达，杜尔森·德伦，埃弗雷姆·特班.商务智能与分析：决策支持系统［M］.10版.北京：机械工业出版社，2018.

42. 宋华.智慧供应链金融［M］.北京：中国人民大学出版社，2019.

43. 王磊，王成飞.企业运营管理［M］.北京：清华大学出版社，2019.

44. 宿恺，袁峰.企业管理学［M］.北京：机械工业出版社，2019.

45. 沙莎，叶培结，万弋琳.健康服务与管理导论［M］.合肥：安徽大学出版社，2019.

46. 姚军，刘世征.健康管理职业导论［M］.北京：人民卫生出版社，2019.

47. 申芳芳.美容业经营与管理［M］.北京：人民卫生出版社，2019.

48. 赖文燕，蔡影妮.现代企业管理［M］.南京：南京大学出版社：2019.

49. 郑俊生.企业战略管理［M］.2版.北京：北京理工大学出版社，2020.

50. 李艺，陈文冬，徐星星.企业战略管理［M］.成都：电子科技大学出版社，2020.

51. 贾旭东.现代企业管理［M］.2版.北京：中国人民大学出版社，2020.

52. 丁堇.企业组织结构变革——基于合法性逻辑的思考［M］.南京：南京大学出版社，2020.

53. 杨少杰.企业组织演变［M］.北京：中国法制出版社，2020.

54. 杨大光，曹煜.健康企业管理［M］.北京：人民卫生出版社，2020.

55. 周三多，陈传明，龙静.管理学原理［M］.南京：南京大学出版社，2020.

56. 马士华.供应链管理［M］.北京：机械工业出版社，2020.

57. 柯平，高洁.信息管理概论［M］.2版.北京：科学出版社，2020.

58. 埃弗雷姆·特班，朱迪·怀特塞德，戴维·金，等.电子商务与社交商务导论［M］.4版.北京：机械工业出版社，2020.

59. 乐美龙.供应链管理［M］.上海：上海交通大学出版社，2021.

60. 武留信.中国健康管理与健康产业发展报告［M］.北京：社会科学文献出版社，2021.

61. 王化成，刘俊彦，荆新.财务管理学［M］.9版.北京：中国人民大学出版社，2021.

62. 蔡建华.生产与运作管理［M］.南京：南京大学出版社，2021.

63. 赵曙明 . 人力资源管理总论［M］. 南京：南京大学出版社，2021.

64. 王高玲，申俊龙，钱学技 . 健康管理模式与路径的新思维［M］. 南京：南京大学出版社，2021.

65. 马烈光，章德林 . 中医养生学［M］.4 版 . 北京：中国中医药出版社，2021.

66. 曹书民，张丽花，田华 . 企业文化［M］. 北京：北京理工大学出版社，2021.

67. 王陇德 . 健康管理师基础知识［M］.2 版 . 北京：人民卫生出版社，2022.

68. 张杨 . 服务创新过程中的知识转移机制研究［D］. 武汉理工大学，2009.

69. 王睿 . 中小企业技术创新体系研究［D］. 山东大学，2010.

70. 王崤 . 运动健康管理商业模式构建研究［D］. 河北师范大学，2018.

71. 吴雄军 . 供应链管理视角下的 A 公司采购管理优化研究［D］. 云南财经大学，2021.

72. 刘辉，蒋水冰 . 始成方圆——韦伯的行政组织理论［J］.IT 经理世界，1999（7）：66-67.

73. 徐小强 . 泰勒科学管理理论在管理史上的地位及其评价［J］. 管理与财富，2007（1）：38.

74. 石晓梅 . 企业计划管理概述［J］. 时代金融，2008（4）：106-107.

75. 李哲，迟芬芬，胡颖，等 . 中医健康服务行业法律监管存在的问题与对策［J］. 中医药管理杂志，2015，23（13）：6-8.

76. 峗怡 . 中医养生保健服务机构监管问题研究［J］. 中国卫生政策研究，2017，10（7）：47-52.

77. 李霜，李涛，任军，等 . 我国健康企业建设思路与内容框架［J］. 中国职业医学，2018，45（6）：665-668.

78. 孟晓伟，姚东明，胡振宇 . 中医药健康旅游发展现状与对策研究［J］. 江西中医药大学学报，2018，30（1）：96-99.

79. 曹明倩，周业勤 . "健康养老"的政策内涵建构与路径选择［J］. 广西社会科学，2018（9）：158-161.

80. 贾晓波，康永 . 中医药现代化发展应处理好传承和创新的关系［J］. 世界科学技术——中医药现代化，2019，21（1）：8-13.

81. 李霜 .《健康企业建设评估技术指南》解读［J］. 劳动保护，2020（9）：68-70.

82. 韩丹，高红霞，侯贵林 . 政策工具视角下《健康中国行动（2019—2030 年）》政策分析［J］. 医学与社会，2020，33（11）：20-24.

83. 孙彦彦，任军，李霜 . 健康企业建设推进策略比较［J］. 中国职业医学，2021，48（2）：171-176.

84. 胡梅玲 . 健康养老模式的创新路径研究［J］. 健康中国观察，2021（12）：92-95.

85. 吕一星，徐乐，罗昊宇 . 我国健康旅游服务机构发展现状及对策研究［J］. 中国初级卫生保健，2021，35（8）：1-4，8.

86. 赵红艳 . 大健康产业界定及其统计分类［J］. 合作经济与科技，2021（7）：30-34.

87. 杨玲，鲁荣东，张玫晓 . 中国大健康产业发展布局分析［J］. 卫生经济研究，2022，39（6）：4-7.

88. 耿敏 . 健康管理学的发展现状与展望［J］. 产业与科技论坛，2022，21（17）：67-68.

89. 徐静，张倩楠，张佶 . 中药材标准化种植的实施建议研究［J］. 中国标准化，2022（19）：158-162.

90. 张鸽，谭利红，王海椒，等 . 政府激励企业参与健康企业建设的策略探讨［J］. 职业卫生与应急救援，2022，40（6）：731-734.

91. 王秀峰 . "建成健康中国"的内涵与保障机制——基于对党的二十大精神的学习与思考［J］. 卫生经济研究，2023，40（3）：1-5，11.